# Der
# Kinderarzt

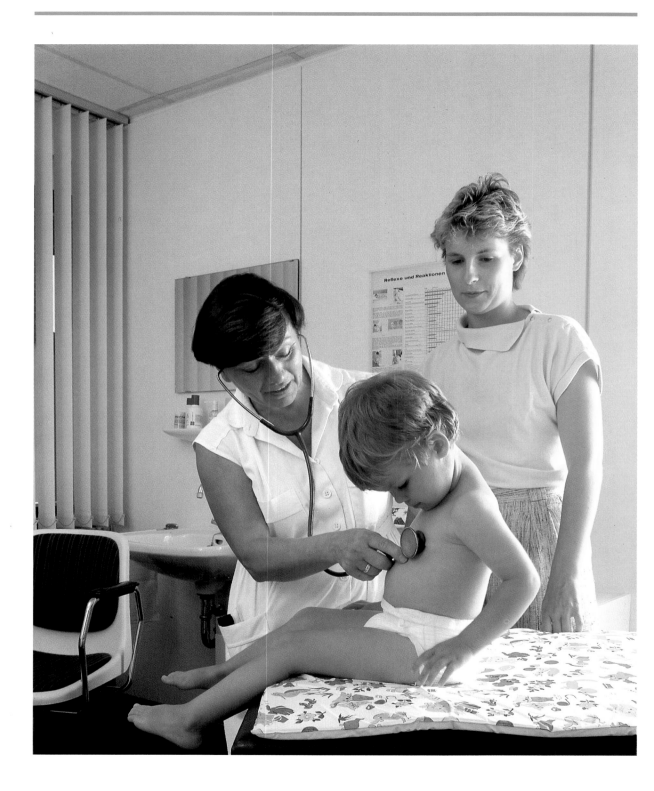

# Der Kinderarzt

## So bleibt Ihr Kind gesund

### Die wichtigsten Kinderkrankheiten und wie man sie erkennt

**von Dr. med. Wolfgang Callensee**

Buch und Zeit Verlagsgesellschaft mbH · Köln

In gleicher Ausstattung ist erschienen:
„Das große Babybuch"

ISBN 3-8166-9762-3

Titelbild: Ehrhardt Foto-Design, München
Umschlaggestaltung: Peter Udo Pinzer
Fotos: Dr. Wolfgang Callensee, Mainz, außer Foto Seite 1: AOK/WDV Wirtschaftsdienst, Frankfurt/Main-Erbelding
Zeichnungen: Gisela Häring, Frankfurt/Main; Gerhard Scholz, Dornburg
Redaktion: Herta Winkler
Herstellung: Fromm Verlagsservice GmbH, Idstein
Die Ratschläge in diesem Buch sind von Autor und Verlag sorgfältig erwogen und geprüft, dennoch kann eine Garantie nicht übernommen werden. Eine Haftung des Autors bzw. des Verlags und seiner Beauftragten für Personen-, Sach- und Vermögensschäden ist ausgeschlossen.
Gesamtkonzeption: Buch und Zeit Verlagsgesellschaft mbH, D-Köln

19999976294X7 2635 4453 6271

# Inhaltsverzeichnis

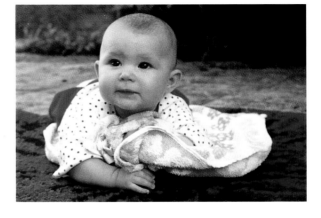

# Vorwort und Anleitung zur Benutzung des Buches

Das vorliegende Buch wendet sich in erster Linie an Eltern, aber auch an alle anderen Personen, die mit Kindern zu tun haben und die Informationen über deren Entwicklung und Hilfe bei Beschwerden und Krankheiten suchen.

Es ist selbstverständlich, daß ein solches Buch kein Ersatz für die Beratung durch einen Arzt sein kann. Dazu ist das Gebiet der Kinderheilkunde zu umfangreich. Nur in seltenen Fällen wird es möglich sein, daß Sie als Eltern aufgrund der Lektüre eine richtige Diagnose (Krankheitsbezeichnung) stellen können. Die Gefahr für den Laien, sich zu irren, ist sehr groß. Deshalb möchte ich immer dazu raten, im Zweifelsfall lieber einmal mehr einen Arzt um Rat zu fragen, als sich auf ein Buch zu verlassen. Der Leser wird sich nun fragen, welche Informationen ihm das Studium dieses Buches bringt. Um das zu erläutern, will ich kurz auf den Inhalt eingehen.

Im ersten Abschnitt werden Hinweise auf einfache Untersuchungen und einige wichtige technische Untersuchungsmethoden gegeben.

Der Abschnitt „Wissenswertes über Vererbung" soll einige Kenntnisse über die Vererbungslehre und die Erbkrankheiten vermitteln.

Anschließend wird die Entwicklung des Kindes besprochen, und zwar in körperlicher, geistiger und seelischer Hinsicht. Weiterhin wird auf die besonderen Bedürfnisse des Säuglings eingegangen.

Im nächsten Abschnitt geht es um soziale Hilfen und im darauffolgenden um die Vorsorgeuntersuchungen für Kinder vom Zeitpunkt der Geburt bis zum sechsten Lebensjahr.

Im Abschnitt über Impfungen wird sowohl auf die sogenannten Standardimpfungen als auch auf spezielle Impfungen, beispielsweise vor Reisen in tropische Länder, eingegangen.

Ein wichtiger Abschnitt befaßt sich mit Symptomen (Krankheitszeichen) und Diagnosen (Benennung der Krankheiten), die anhand der Symptome gestellt werden. Symptome, die bei Kindern häufig vorkommen, werden besprochen, zum Beispiel Fieber, Kopfschmerzen, Bauchschmerzen, Erbrechen, Durchfall und Husten. Außerdem werden die Krankheiten beschrieben, an die man beim Auftreten dieser Symptome in erster Linie denken muß.

In den folgenden Abschnitten wird dann über häufige Krankheiten berichtet, zum Beispiel über Allergien, Infektionskrankheiten, Atemwegs-, Herz-, Hauterkrankungen und andere.

Der nächste Abschnitt befaßt sich ausführlich mit Unfällen, Vergiftungen, Verbrennungen, Drogenabhängigkeit und Erster Hilfe.

Es folgen eine Zusammenstellung von psychosomatischen Erkrankungen bei Kindern und eine Stellungnahme zu einer angemessenen Behandlung.

Das Buch wird mit einem Glossar (Erklärung der Fachausdrücke) und einem alphabetischen Register wichtiger Textstellen abgeschlossen. Ich empfehle bei der Suche nach bestimmten Beschwerden, Befunden oder Krankheiten, das Register zu benutzen. Ich habe Wert darauf gelegt, dieses möglichst vollständig zu erstellen. Zu vielen Stichworten sind mehrere Seitenangaben gemacht worden.

Im Text sind auch die Fachbezeichnungen angeführt, weil diese Leute nicht nur in der ärztlichen Praxis, sondern auch in der Presse und im Fernsehen verwendet werden. Die entsprechenden Fachausdrücke werden regelmäßig im Text erläutert. Sie finden außerdem alle Fremdwörter im Glossar.

Zusammenfassend ist festzustellen, daß in diesem Buch nur ein begrenzter Einblick in das heutige Wissen über Gesundheit und Krankheit des Kindes vermittelt werden kann. Ich habe mich deshalb bemüht, aus meinen Erfahrungen als Kinderarzt heraus die richtige Auswahl zu treffen. Häufige Krankheiten oder Behandlungsmethoden wurden etwas eingehender dargestellt, um das Verständnis zu vertiefen, weniger Wichtiges dagegen nur kurz erwähnt oder ganz weggelassen.

Wolfgang Callensee                    September 1993

# Die Wahl des Kinderarztes

Wer ein Kind hat, sollte auch einen Kinderarzt haben. Wie wichtig ein solcher Partner und Berater in allen Gesundheitsfragen ist, zeigt sich keineswegs nur bei akuten Krankheitserscheinungen, sondern auch in gesunden Tagen, nämlich wenn die regelmäßigen Vorsorgeuntersuchungen, die nicht mehr in der Geburtsklinik vorgenommen werden, fällig sind (auf diese Vorsorgeuntersuchungen wird später noch ausführlich eingegangen).

Da der Kinderarzt im Idealfall das Aufwachsen des Kindes über Jahre begleitet, sollten sich die Eltern diesen wichtigen Berater sorgfältig aussuchen. Ein Kinderarzt oder eine Kinderärztin soll der Ansprechpartner in allen Fragen der körperlichen und seelischen Gesundheit des Kindes sein. Daher versteht es sich von selbst, daß hier ein besonderes Vertrauensverhältnis geschaffen werden muß, und zwar einerseits zwischen Eltern und Arzt und andererseits zwischen Kind und Arzt.

Bei letzterem kommt auch den Eltern eine wichtige Rolle zu. Sie müssen dem Kind deutlich machen, daß sie mit dem, was der Arzt tut, einverstanden sind, daß der Arzt es gut mit dem Kind meint, daß er ihm nicht weh tun will und – falls eine schmerzhafte Behandlung unumgänglich sein sollte – daß sie dem Kind helfen wird.

Niemals darf man dem Kind mit dem Arzt drohen, und immer sollte man ihm, soweit vom Alter her machbar, so verständlich wie möglich erklären, was der Arzt tun wird und warum. Hierbei ist natürlich dieser auch selbst gefragt: Ein guter Kinderarzt ist freundlich und geduldig mit dem Kind und bemüht sich seinerseits, guten Kontakt zum Kind herzustellen und das Vertrauen seiner kleinen Patienten zu gewinnen.

Ein wichtiges Kriterium für die Wahl des geeigneten Arztes ist jedoch auch, daß seine Praxis einigermaßen in der Nähe liegt, so daß man ihn im Notfall schnell erreichen kann.

Erkundigen Sie sich in der Praxis des Kinderarztes am besten gleich nach den Sprechzeiten und ob der Arzt auch nachts oder am Wochenende in Notfällen zur Verfügung steht beziehungsweise wer ihn dann vertritt, und bewahren Sie diese Angaben mit der Telefonnummer in der Nähe des Telefons auf.

## Wann muß man mit dem Kind zum Arzt?

Vor allem beim ersten Kind fällt es den Eltern oft schwer, die Äußerungen des Säuglings und des Kleinkindes richtig zu deuten. Weint das Baby, weil es Hunger hat, Langeweile, weil es naß ist oder weil es vielleicht Schmerzen hat? Quengelt das Kleinkind, weil es übermüdet ist, weil es mehr Aufmerksamkeit auf sich ziehen möchte oder weil es krank ist? Grundsätzlich gilt, daß man immer den Arzt befragen sollte, wenn man den Verdacht hat, daß mit dem Kind irgend etwas nicht in Ordnung sein könnte. Manchmal genügt schon ein Telefonanruf, bei dem der Arzt einen Rat geben kann, in anderen Fällen wird er die Eltern bitten, das Kind in die Sprechstunde zu bringen. So ist gewährleistet, daß im Fall einer Erkrankung geholfen werden kann.

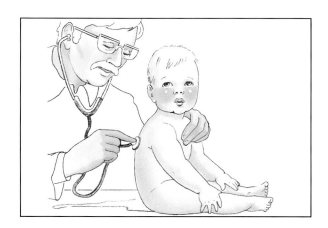

# Die ärztliche Untersuchung

Die Ärzte des Altertums hatten nur ihren Verstand, ihre Sinnesorgane und ihre Erfahrung zur Verfügung, wenn sie den Patienten untersuchten und versucht haben, eine Diagnose zu stellen. Ihre Methoden und Mittel wurden im Laufe der Zeit verfeinert und verbessert, doch erst seit den letzten 50 Jahren stehen dem Arzt eine Fülle von leistungsfähigen Methoden zur Verfügung, die die Möglichkeiten der Diagnostik entscheidend verbessert und eine Reihe von neuen Erkenntnissen erbracht haben. Dazu gehören zum Beispiel Ultraschall, Kernspintomographie, Endoskopie und zahlreiche Laboruntersuchungen.

Die neueren technischen Methoden haben es möglich gemacht, eine große Zahl schwerer Krankheiten zu diagnostizieren und zu behandeln, die früher keinerlei Linderung durch die Medizin erfahren konnten. Ein Beispiel sind die verschiedenen Formen von angeborenen Herzfehlern. Sie waren bis in die 50er Jahre keiner Behandlung zugänglich, wogegen heute auch in komplizierteren Fällen fast immer operiert werden kann. Die meisten Kinder haben nach der Operation ein gesundes Herz.

Viele Kritiker sprechen oft abfällig von der „Apparatemedizin" und stellen ihr die „Ganzheitsmedizin" gegenüber. Dabei vergessen sie, daß ohne Analyse, das heißt ohne Untersuchung von Teilgebieten des Körpers, eine „Ganzheitsdiagnose" nicht möglich ist. Um eine Lungen- und Rippenfellentzündung sicher diagnostizieren zu können, muß ich die Lungen abhören und perkutieren, ich benötige aber auch ein Röntgenbild. Erst dann ist eine exakte Diagnose und eine entsprechende Therapie möglich. Die richtige Teildiagnose ist die Voraussetzung, dem ganzen Menschen gerecht zu werden. Richtig ist jedoch auch, daß jeder Einsatz der medizinischen Geräte einer sehr strengen Indikation bedarf, das heißt, er muß ärztlich begründet sein. Daher sollte man über den aufwendigen und auch teuren Untersuchungsmöglichkeiten mit Hilfe von Geräten nicht vergessen, daß es einfache Untersuchungsverfahren gibt, die altbewährt sind und seit Jahrhunderten gepflegt

werden. Sie sind für die große Mehrheit der Patienten wichtiger als die komplizierten Geräte, und sie schaffen darüber hinaus auch erst die diagnostischen Voraussetzungen für den Einsatz dieser Verfahren.

## Untersuchungsmethoden

### Anamnese
Die Anamnese (Erhebung der Vorgeschichte) steht an erster Stelle jeder ärztlichen Untersuchung. Alle Angaben, die mit dem Krankheitsgeschehen in Beziehung stehen können, sind wichtig. Es seien hier nur einige genannt: Schmerzen, Fieber, Husten, Stimmung, Schlaf und so weiter. Bei psychischen Symptomen wie Angst oder Unruhe ist die Anamnese durch ein ausführliches Gespräch zu ergänzen.

### Inspektion
Die Inspektion (genaues Anschauen) kann dem Arzt viele Hinweise geben, die zusammen mit der Anamnese oft genügen, um eine Diagnose stellen zu können, zum Beispiel bei einem Hautausschlag, der auf Masern oder Röteln hinweist.

Auch bei Kindern sind Verhalten, Sprechweise, Bewegung, Körpergröße und Körperfülle, Hautfarbe und vieles andere aufschlußreich.

### Palpation
Die Palpation, das heißt das Betasten, das Anfassen, ist eine wichtige Untersuchungsmethode zum Beispiel bei vergrößerten Drüsen, bei Beschwerden im Bauch, zum Erkennen von Größe und Beschaffenheit der Leber, der Milz und anderer Organe.

### Perkussion
Die Perkussion, das Beklopfen, wird üblicherweise an der Lunge, aber auch am Bauch vorgenommen. Sie läßt mitunter Schlüsse zu auf Erkrankungen wie Lungenentzündung oder Rippenfellentzündung.

**Auskultation**

Die Auskultation, das Abhören, ist eine wichtige Maßnahme bei der Untersuchung von Herz und Lungen. Mit Hilfe eines Stethoskops (Hörrohrs) können beispielsweise Hinweise auf Herzklappenfehler oder Lungenerkrankungen (zum Beispiel Lungenentzündung oder chronische Lungenleiden) gewonnen werden.

**Andere Geräte und Untersuchungsmethoden**

Außer dem bereits erwähnten Stethoskop benutzt der Arzt bei Bedarf eine Reihe weiterer einfacher Untersuchungsgeräte, zum Beispiel den Ohren-, den Augen- oder den Nasenspiegel. Zur Prüfung der Funktionen des Nervensystems und des Bewegungsapparates stehen ihm darüber hinaus spezielle Verfahren zur Verfügung.

**Psychologische Testverfahren**

Solche Tests werden in fast jeder Kinderarztpraxis angewandt. Es gibt unterschiedliche Tests für Säuglinge, Kleinkinder, Schulkinder und Jugendliche. Sie dienen dazu, den geistigen Entwicklungsstand des Kindes festzustellen, und können zum Beispiel bei Schulschwierigkeiten wertvolle Hinweise geben. Bei vielen dieser Testverfahren wird das Ergebnis in einem sogenannten Intelligenzquotienten (I.Q.) zusammengefaßt.

# Laboruntersuchungen

Laboruntersuchungen sind die häufigsten technischen Untersuchungen in der ärztlichen Praxis. Im folgenden seien einige Beispiele häufiger Laboruntersuchungen genannt.

**Urinuntersuchungen**

Sie dienen in erster Linie der Erkennung von Infekten der Harnwege, aber auch zur Prüfung der Nierenfunktion und zur Erkennung von Stoffwechselkrankheiten (zum Beispiel Diabetes mellitus = Zuckerkrankheit). Je nach Bedarf wird der Urin dabei auf Aussehen, Geruch, auf seinen Säuregehalt, auf das Vorhandensein von Substanzen wie Eiweiß oder Zucker und anderen geprüft.

**Blutuntersuchungen**

Das Blutbild und die Blutsenkung (BSG) geben Hinweise auf entzündliche Veränderungen und Erkrankungen des Blutes.

**Weitere Laboruntersuchungen**

Leber- und Nierenfunktionsproben lassen Rückschlüsse darauf zu, ob die Funktion dieser Organe normal oder eingeschränkt ist.

Die endokrinen Organe (Drüsen mit innerer Sekretion) lassen sich heute sehr genau auf ihre Funktion untersuchen. Das gilt zum Beispiel für die Hirnanhangdrüse, die Schilddrüse, die Nebennierenrinde, die Bauchspeicheldrüse und die männlichen und weiblichen Geschlechtsdrüsen.

# Apparative Untersuchungsverfahren

**Elektroenzephalogramm**

Das Elektroenzephalogramm (EEG) ist die Aufzeichnung der Hirnstromkurve. Es ist eine Untersuchung, die nur bei besonderer Indikation angewandt wird. Das EEG ermöglicht das Erkennen von Krampfpotentialen und Herdbefunden. Letztere können Hinweise geben auf den Sitz einer Entzündung oder eines Hirntumors. Das EEG wird hauptsächlich bei der Kontrolle von Krampfleiden angewandt. Es wird mitunter erwartet, das EEG könne Auskunft über die intellektuelle Entwicklung des Kindes geben. Das ist jedoch nicht möglich.

**Elektrokardiogramm**

Das Elektrokardiogramm (EKG) ist die Aufzeichnung der Herzstromkurve. Es zeichnet den Ablauf der Herzerregung, die über den ganzen Herzmuskel verläuft, auf. Man bezeichnet dieses System als Reizleitungssystem. Mit dem EKG kann man eine Reihe besonderer Befunde am Herzen registrieren:

- Lage des Herzens,
- Kammer- und Vorhofhypertrophie(-vergrößerung) bei Herzfehlern,
- Rhythmusstörungen, das heißt Unregelmäßigkeiten in der Herzschlagfolge,

- Störungen des Blutsalzgehalts, besonders von Kalium und Calcium,
- Herzbeutelerguß, Herzbeutelentzündung (Perikarditis),
- Unterfunktion der Schilddrüse

Das Elektrokardiogramm kann durch ein Phonokardiogramm ergänzt werden, das gleichzeitig angefertigt wird. Dabei werden mit Hilfe eines Mikrofons die Herztöne registriert.

Auch mit Hilfe von Ultraschall (siehe unten) kann das Herz untersucht werden; dieses Verfahren nennt man Echokardiographie.

Das einfache Elektrokardiogramm kann durch ein Langzeit-Elektrokardiogramm ergänzt werden. Dabei wird die Herzstromkurve 24 Stunden oder länger aufgezeichnet; der Patient trägt also das Gerät mit sich herum. Auf diese Weise kann man auch Störungen erfassen, die nur gelgentlich auftreten.

### Röntgenuntersuchung

Das Röntgen ist das älteste bildgebende Verfahren zur Untersuchung des Organismus. Die Organe des Körpers werden von den kurzwelligen elektromagnetischen Röntgenstrahlen unterschiedlich stark durchdrungen. Am häufigsten wird das Verfahren an Lungen und Knochen angewandt; Hohlorgane wie Darm, Harnwege oder Gefäße müssen mit einem Kontrastmittel gefüllt werden, damit sie auf dem Röntgenbild erscheinen.

Da die Röntgenstrahlen den Organismus belasten und bei zu hoher Dosierung das Gewebe schädigen können, wird der Arzt eine Röntgenuntersuchung nur dann anordnen, wenn andere Methoden nicht geeignet sind.

### Kernspintomographie (nuclear magnetic resonance, NMR).

Das englische Wort Spin bedeutet Drall, NMR heißt magnetische Kernresonanz. Es handelt sich dabei wie beim Computertomogramm um ein computergestützes bildgebendes Verfahren. Dabei macht man sich zunutze, daß manche Atome einen Spin (Drehbewegung) aufweisen. Auf diese Weise lassen sich hervorragende Bilder von inneren Organen machen. Bei dem Verfahren ist von Vorteil, daß der Organismus nicht durch Röntgenstrahlen belastet wird.

### Ultraschalluntersuchung

Das Ultraschallverfahren Sonographie bedient sich der Schallwellen, die oberhalb der menschlichen Hörgrenze liegen. Ein Schallkopf wird auf den Körper gesetzt. Die Schallwellen dringen in den Organismus ein und werden je nach Organ verschieden gut reflektiert. Das Verfahren eignet sich zur Untersuchung der Hüftgelenke des Säuglings, der Harnwege, zur Suche nach Gallensteinen. Die Strahlen sind im Gegensatz zu den Röntgenstrahlen für den Körper unschädlich.

### Farb-Doppler-Sonographie

Die Farb-Doppler-Sonographie ist eine besonders elegante Methode zur Diagnostik in der Kardiologie (Herzheilkunde). Sie beruht auf dem Doppler-Prinzip, das wir alle von schnell näher kommenden und sich schnell entfernenden Schallquellen, beispielsweise Flugzeugen, kennen. Das Geräusch näher kommender Flugzeuge wird höher, das sich entfernender allmählich tiefer. Nach dem selben Prinzip ändern die Erythrozyten (roten Blutkörperchen) im strömenden Blut ihre Farbe: Sie verschiebt sich mit Strömungsgeschwindigkeit und -richtung. Auf diese Weise lassen sich bei angeborenen Herzfehlern Scheidewanddefekte und Klappenveränderungen gut beurteilen.

Die Herzuntersuchung und Beurteilung vor einer Operation wird heute vorwiegend mit Hilfe einer Farb-Doppler-Sonographie vorgenommen.

### Szintigraphie

Bei der Szintigraphie werden radioaktive Substanzen in den Körper injiziert, die sich in dem Organ, das betrachtet werden soll, ansammeln und Strahlen aussenden, die mit Hilfe eines Scanners sichtbar gemacht werden und das Organ abbilden.

# Wissenswertes über Vererbung

Die Lehre von der menschlichen Vererbung nennt man Humangenetik. Die Forschungen auf diesem Gebiet haben in den letzten Jahren große Fortschritte erbracht und gewähren uns erstaunliche Einblicke in die Gesetzmäßigkeiten der Vererbung. So kann heute bereits im ersten embryonalen Entwicklungsstadium durch bestimmte Untersuchungen festgestellt werden, ob das Kind an einer Erbkrankheit leidet oder nicht. Um das Zustandekommen solcher Erbkrankheiten verständlich zu machen, haben ich im folgenden Abschnitt die grundlegenden Vorgänge der menschlichen Vererbung skizziert. Natürlich kann dieses komplexe Thema im Rahmen dieses Buches nur angerissen werden; wer sich speziell dafür interessiert, sollte auf entsprechende Fachliteratur zurückgreifen.

Der Augustinerpater Gregor Mendel (1822 – 1884) war der erste, der die Gesetzmäßigkeiten der Vererbung exakt formuliert hat. Mendel verwandte für seine Forschungen unter anderem Erbsen mit gelben und solche mit grünen Samen. Wenn er diese untereinander kreuzte, so waren in der nächsten Generation der ersten Filialgeneration (= erste Tochtergeneration) alle Erbsen gleich, und zwar gelb. In der nächsten, der zweiten Filialgeneration, traten dann in einem ganz bestimmten Verhältnis grüne und gelbe Samen auf. Er nannte das gelbe Merkmal, welches das grüne überdeckte, dominant und das grüne, das unterdrückt wurde, rezessiv.

Was Mendel an Erbsen erforscht hat, gilt generell für die Vererbung aller Lebewesen, also auch für den Menschen. Spätere Forschungen haben ergeben, daß die Träger des Erbgutes, die sogenannten Gene, in den Chromosomen, kleinen Körperchen im Kern jeder Körperzelle, liegen. Der Mensch besitzt 46 Chromosomen, die jeweils paarweise vorkommen. Bei 22 Paaren sind jeweils beide Teile eines Paares gleich; man nennt diese 22 Paare Autosomen. Das 23. Paar bilden die Geschlechtschromosomen, die sogenannten Gonosomen. Bei einer Frau sind auch die beiden Gonosomen gleich, nämlich X und X; beim Mann hingegen sind sie verschie-

den, und zwar X und Y. Die Chromosomen kommen deshalb doppelt vor, damit jedes Kind von jedem Elternteil je eine Erbanlage erhält. So ist gewährleistet, daß das Kind nicht nur die Erbanlagen der Eltern, sondern auch die seiner Großeltern und weiterer Vorfahren bekommt.

Die Chromosomen haben eine ganz bestimmte Struktur, die man mikroskopisch in der Teilungsphase an einzelnen Körperzellen erkennen kann. Mit wachsendem Alter der Eltern, insbesondere der Mutter, können sich die Chromosomen verändern; man nennt das Chromosomen-Aberrationen (Abweichungen). Ältere Paare haben ein erhöhtes Risiko, Kinder mit Aberrationen zu bekommen, und diese Kinder können erhebliche Schäden in der körperlichen und geistigen Entwicklung aufweisen. Am bekanntesten ist das Down-Syndrom (Mongolismus beziehungsweise die Trisomie 21). Statt zweier sind hier drei Chromosomen des Chromosoms Nr. 21 vorhanden.

Die Beobachtung, daß die Zahl der chromosomalen Aberrationen, insbesondere die des Down-Syndroms, mit dem Alter zunimmt, hat zu der Empfehlung geführt, daß bei Schwangeren, die älter als 35 Jahre sind, eine Untersuchung des Kindes in der frühen Schwangerschaft durchgeführt wird. Heute gewinnt man die Chromosomen des Zellkerns auf zweierlei Weise: einmal durch Fruchtwasseruntersuchung mittels Punktion der Fruchtwasserhöhle (Amniozentese) und zweitens durch eine sogenannte Chorionzottenbiopsie. Dabei wird die Zottenhaut des Mutterkuchens (Chorion) untersucht. Die Amniozentese ist ab der 15., die Chorionzottenbiopsie ab der 8. Schwangerschaftswoche möglich.

Mit Hilfe der genannten Methoden lassen sich Veränderungen an den Chromosomen (chromosomale Aberrationen) der Leibesfrucht erkennen. Veränderungen an den Genen sind mit diesen Methoden nicht feststellbar. Zwischen der 18. und der 22. Schwangerschaftswoche läßt sich eine Fetoskopie durchführen, mit deren Hilfe äußere Mißbildungen zu erkennen sind.

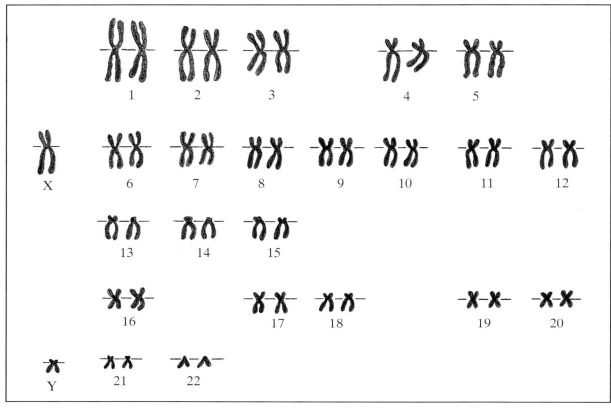

*Menschlicher Chromosomensatz*

# Die Erbgänge

Die von Mendel beschriebene dominante und rezessive Vererbung folgt einem einfachen Modus, den wir heute als monogen bezeichnen. Das heißt, daß die Vererbung an eine Erbeinheit, also ein Gen, gebunden ist. Zu dieser monogenen Vererbung rechnen wir neben der dominanten und rezessiven noch eine dritte Art, die geschlechtsgebundene.
Neben den monogenen Vererbungsarten gibt es die polygenen oder multifaktoriellen. Sie sind nicht an ein Gen, sondern an mehrere gebunden und werden außerdem durch die Umwelt, wie soziale Gegebenheiten, beeinflußt. Typische Beispiele für diese Art der Vererbung sind Diabetes (Zuckerkrankheit), Asthma, Ekzem und Heuschnupfen. Man kann also die folgenden Erbgänge unterscheiden:

Monogener Erbgang:
- autosomal-dominanter Erbgang
- autosomal-rezessiver Erbgang
- geschlechtsgebundener Erbgang (X-chromosomal-rezessiv)

Polygene oder multifaktorielle Erbgänge

# Monogene Vererbung

Die einfachen monogenen Vererbungsweisen sind, wie bereits ausgeführt wurde, an ein Gen, daß heißt an eine Erbeinheit, gebunden. Es sind bis heute insgesamt über 1 500 monogene Erbleiden bekannt geworden.
Bei der monogenen Vererbung unterscheidet man zwischen dem Phänotyp, dem Erscheinungsbild des

Individuums, und dem Genotyp, seiner Erbanlage. Der Phänotyp zeigt, ob ein Mensch eine bestimmte Erbkrankheit hat oder ob er gesund ist. Man kann dem Erscheinungsbild jedoch nicht unbedingt ansehen, wie der Genotyp beschaffen ist.

Wie wir gesehen haben, ist der Chromosomensatz doppelt angelegt, und damit sind auch die Gene doppelt vorhanden. Die beiden zusammengehörigen Teile eines Gens bezeichnet man als Allele. Der Genotyp in bezug auf eine Erbkrankheit gibt an, wie das Erbgut des Individuums beschaffen ist, reinerbig (homozygot) oder mischerbig (heterozygot).

Als reinerbig in bezug auf eine Eigenschaft oder Krankheit bezeichnen wir Individuen, bei denen beide Allele das gleiche Merkmal tragen, zum Beispiel g/g oder k/k (g = gesund, k = krank). Mischerbig sind diejenigen Individuen, bei denen diese Allele verschieden sind: g/k.

## Autosomal-rezessive Vererbung

Beim autosomal-rezessiven Vererbungsmodus tritt nur dann die Erkrankung auf, wenn das kranke Allel doppelt vorliegt: k/k. Der Erkrankte ist also in bezug auf das kranke Gen reinerbig, das bedeutet, beide Eltern sind Überträger der Krankheit und sind in bezug auf die Krankheit mischerbig (k/g). Finden sich zwei mischerbige Partner, so werden nach den Gesetzen der Wahrscheinlichkeitsrechnung ihre Kinder zu dreiviertel gesund und zu einem Viertel krank sein. Zwei von diesen drei Kindern, die nach dem Erscheinungsbild (Phänotyp) gesund sind, sind jedoch Überträger der Krankheit, ohne dies zu wissen. Für eine kleine Familie mit wenigen Kindern, treffen diese Zahlenverhältnisse natürlich nicht zu. Sie geben nur die Wahrscheinlichkeit an, mit welcher Häufigkeit entsprechende Erkrankungen auftreten können.

Für viele mögliche Überträger von rezessiven Erkrankungen ist es wichtig zu wissen, ob sie als Überträger in Frage kommen oder nicht. Es gelingt der genetischen Forschung allmählich, durch sogenannte Heterozygotentests die Überträger herauszufinden.

Die autosomal-rezessiven Erbkrankheiten begegnen uns in der Praxis relativ häufig. Hier sind vor allem die Stoffwechselkrankheiten zu nennen, wie

beispielsweise die Phenylketonurie. Die häufigste Krankheit aus dieser Gruppe ist die Mukoviszidose, die etwa einmal auf 2 000 Personen in der Bevölkerung vorkommt. Bei dieser Erkrankung liegen schwere fortschreitende Lungenveränderungen vor und eine Funktionsstörung der Bauchspeicheldrüse mit Verdauungs- und Gedeihstörungen. Nach der Mukoviszidose und der Phenylketonurie wird bei jedem Neugeborenen mittels eines Screeningtests gefahndet.

Eine besondere Form der rezessiven Erbkrankheit ist die Thallassämie, die Mittelmeeranämie. Bei ihr sind im Gegensatz zu den meisten anderen rezessiven Erkrankungen die mischerbigen Überträger erkennbar. Die mischerbige Form ist eine relativ leichte Form einer Blutarmut, die in der Regel keiner Behandlung bedarf. Sie wird deshalb als Minorform bezeichnet. Die reinerbige Form verursacht dagegen eine schwere Blutarmut, die dauernder Behandlung, insbesondere mit Bluttransfusionen, bedarf. Sie wird als Majorform bezeichnet. Treffen zwei Partner zusammen, die beide an der Minorform leiden, so werden ihre Kinder nach der Wahrscheinlichkeit der Mendelschen Regeln zu einem Viertel reinerbig gesund, zu zwei Vierteln mischerbig an der Minorform leiden und zu einem Viertel reinerbig an der Majorform erkrankt sein.

## Autosomal-dominante Vererbung

Bei der autosomal-dominanten Vererbung liegen die Verhältnisse anders. Die Krankheit tritt bereits auf, wenn der Betroffene ein krankes Allel hat. Er ist also in bezug auf die Krankheit mischerbig: k/g. Ist von beiden Eltern ein Partner krank, der andere gesund, so ist zu erwarten, daß die Hälfte der Kinder die Krankheit vom kranken Elternteil erben. Im Gegensatz zum rezessiven Erbgang ist beim dominanten ersichtlich, wer Träger des kranken Gens ist, da dieser auch phänotypisch als krank zu erkennen ist.

Aus der großen Zahl der autosomal-dominant übertragbaren Erbkrankheiten sollen zwei genannt werden: Bei der Syndaktylie sind der dritte und vierte Finger zusammengewachsen. Dies ist eine relativ harmlose Fehlbildung, die kaum auffällt und die man operieren kann. Weiterhin soll die Achondroplasie (früher Chondrodysplasie) erwähnt werden; ihre Häufigkeit ist 1 : 50 000. Es handelt sich dabei um eine Erkrankung des Knorpel- und Skelettsystems. Die Betroffenen haben sehr kurze, stark gekrümmte Gliedmaßen und erreichen eine Erwachsengröße von nur 135 cm. Ihre Intelligenz ist normal.

Die meisten autosomal-dominanten Krankheiten liegen unter einer Häufigkeit von 1 : 10 000. Die schweren Formen dieser Erbkrankheiten werden oft nicht weitergegeben, weil die Erkrankten keinen Partner finden. Bei den dominant vererbten Krankheiten sind morphologische Anomalien häufig, das heißt solche, die die körperliche Gestalt betreffen.

Eine weitere Besonderheit der dominanten Erbkrankheiten ist ihre eingeschränkte Penetranz. Das bedeutet, daß das Erscheinungsbild der Krankheit sich nicht immer ausprägen muß. Viele der beobachteten Fälle sind Neumutationen. Mutieren heißt sich verändern, eine Mutation ist also eine Veränderung des Erbgutes. Man spricht bei den Mutationen auch von Erbsprüngen. Sie sind ein wesentlicher Faktor bei der Veränderung der Erbsubstanz in negativer, aber auch positiver Richtung. Mutationen erzeugen nicht nur Erbkrankheiten, sie tragen auch zur Weiterentwicklung der Art bei. Die positiven Mutationen sind allerdings sehr selten.

### Geschlechtsgebundene Vererbung

Der geschlechtsgebundene Erbgang ist durch ein krankes X-Chromosom bedingt. Frauen, die zwei X-Chromosomen besitzen, von denen eines krank ist, sind phänotypisch gesund, weil das gesunde das kranke überdeckt. Männer, die ein X- und ein Y-Chromosom haben, zeigen dann sichtbare Krankheitserscheinungen, wenn das X-Chromosom krank ist. Das schwächere Y-Chromosom wird nämlich durch das kranke X-Chromosom überdeckt.

Phänotypisch gesunde Frauen mit einem mischerbigen Genotyp, also einem kranken und einem gesunden X, können an ihren Sohn das kranke X weitergeben. Dieser erkrankt dann. Auch seine Schwestern können das kranke X-Chromosom besitzten und an die nächste Generation weitergeben; sie selbst erkranken jedoch nicht.

Die beiden bekanntesten Krankheiten mit ge-schlechtsgebundenem Erbgang sind die Hämophilie, die Bluterkrankheit, und die Rot-Grün-Blindheit, von der etwa 8 Prozent der Männer betroffen sind.

## Polygene oder multifaktorielle Vererbung

Die multifaktorielle Vererbung soll am Beispiel atopischer Erkrankungen verdeutlicht werden. Wie oben dargestellt, unterscheidet sich die multifaktorielle oder polygene Vererbung von der monogenen dadurch, daß die Vererbung nicht an ein, sondern an mehrere Gene (Erbeinheiten) gebunden ist. Außerdem sind Umwelteinflüsse für die Ausprägung dieser Krankheiten von Bedeutung.

Unter atopischen Erkrankungen versteht man solche, bei denen eine Neigung zu allergischen Reaktionen in den Familien besteht. Die Krankheitsformen der Atopie sind Asthma, Heuschnupfen und Ekzem (Neurodermitis).

Die atopischen Erkrankungen sind die Gruppe von Erbkrankheiten mit der größten Häufigkeit in der Bevölkerung. Sie wird auf 10 bis 15 Prozent geschätzt. Die Konkordanz, das heißt das gleichzeitige Auftreten der Atopien, liegt bei zweieiigen Zwillingen bei etwa 38 Prozent, bei eineiigen Zwillingen bei 58 Prozent. Da das Erbgut bei eineiigen Zwillingen identisch ist, wäre bei einer monogenen Vererbung zu erwarten, daß eineiige Zwillingen in ihrem Krankheitszustand nahezu in 100 Prozent übereinstimmen. Da dies nicht der Fall ist, spricht dies für eine multifaktorielle Vererbung der atopischen Krankheiten.

Folgende Umweltfaktoren können den Ausbruch von Asthma, eines Ekzems oder von Heuschnupfen begünstigen:

▣ Häufige Infekte der Luftwege („Erkältungskrankheiten"),

▣ ungünstige Großwetterlagen (Inversionslagen),

▣ allergische Einflüsse: Pollenflug, Hausstaub, Schimmelpilze, feuchte Räume, Landwirtschaft, Tierhaltung etc.

▣ seelische Belastung, Streß.

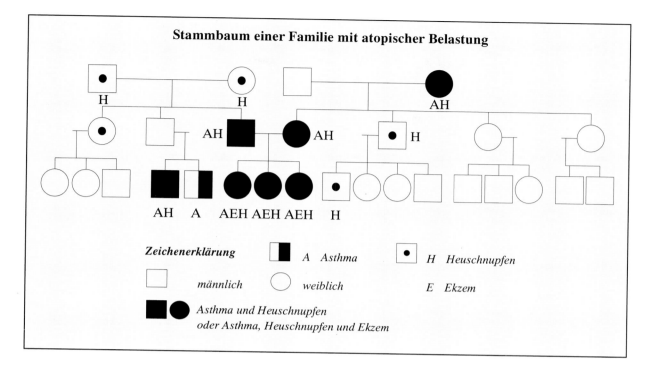

**Stammbaum einer Familie mit atopischer Belastung**

*Zeichenerklärung* — A Asthma — H Heuschnupfen

männlich — weiblich — E Ekzem

Asthma und Heuschnupfen
oder Asthma, Heuschnupfen und Ekzem

Die genannten Umwelteinflüsse sind jedoch nur als Auslöser oder Verstärker zu betrachten. Ohne eine ererbte Bereitschaft kommt es nicht zu einem Ausbruch der genannten atopischen Erkrankungen.

Ein Stammbaum (siehe oben) aus meiner Praxis, auf dem drei Generationen, Großeltern, Eltern und Kinder, dargestellt sind, soll die Art der multifaktoriellen Vererbung an einem Beispiel zeigen.

Von den vier Großeltern sind drei an Heuschnupfen erkrankt, und eine Großmutter leidet zusätzlich an Asthma. Die Eltern haben beide Asthma und Heuschnupfen. Wenn beide Eltern an atopischen Erkrankungen leiden, so ist die Wahrscheinlichkeit sehr groß, daß auch die Kinder betroffen sind. Dies zeigt sich auch in unserem Fall: Alle drei Schwestern sind an Asthma, Heuschnupfen und Ekzem erkrankt.

## Praktische Ergebnisse der Humangenetik

Wird ein Kind mit einer auffälligen körperlichen Gestalt, einer Funktionsstörung oder einer geistigen Behinderung geboren, so ist damit noch nichts über das Zustandekommen dieser Schwächen gesagt. An Erblichkeit, das heißt an eine genetische Ursache, wird dabei wahrscheinlich zu häufig gedacht. Die jüngste Vergangenheit im Deutschland der Nazizeit belegt das. Erblichkeit ist nämlich nicht die einzige Ursache einer körperlichen oder geistigen Anomalie, die ein Kind mit auf die Welt bringt. Es können eine große Anzahl äußerer Einflüsse Veränderungen in den Keimzellen oder der wachsenden Frucht bewirken.

Die Leibesfrucht der ersten acht Wochen wird als Embryo bezeichnet. In der Zeit danach bis zur Geburt heißt sie Fötus. Während der Embryonalzeit bilden sich die Organe aus (Organogenese). In der Fötalperiode erfolgt eine Differenzierung der Gewebe.

# Embryopathien

Störungen, die den wachsenden Embryo treffen, führen zu Fehlbildungen an einem oder mehreren Organen. Jedes Organ hat besonders sensible Phasen während seines Wachstums. Die Art der Fehlbildung hängt also davon ab, zu welchem Zeitpunkt der Schwangerschaft Mutter und Embryo geschädigt werden. Eine Rötelnerkrankung der Mutter in der dritten bis achten Schwangerschaftswoche beispielsweise kann einen angeborenen Herzfehler verursachen. Meist finden sich bei Röteln noch andere Störungen: an den Ohren, an den Augen und am Zentralnervensystem. Diese Kombination ist typisch für eine Rötelnembryopathie. Ebenso wie eine Infektion kann ein Gift den wachsenden Embryo schädigen. Das Schlafmittel Thalidomid (Contergan), das Schwangere eingenommen hatten, löste in den 60er Jahren eine Welle von Fehlbildungen aus, die hauptsächlich die Gliedmaßen bis zu deren völligem Verlust betrafen. Diese Thalidomidembryopathie konnte nach einigen Monaten intensiver Suche geklärt werden, so daß Thalidomid aus dem Handel genommen wurde.

Bei reichlichem Alkoholgenuß der Mutter kann das Kind ebenfalls geschädigt werden. Die Alkoholembryopathie ist gekennzeichnet durch Kleinwuchs, auffallende Gesichtsform und geistige Behinderung. Bei einem Genußmittel ist es kaum möglich, es aus dem Handel zu nehmen.

### Zusammenfassung der Ursachen von Fehlbildungen

▪ Primäre Fehlbildungen sind erblich oder genetisch bedingt. Beispiele: Zystennieren, Osteogenesis (Knochenbrüchigkeit). Sind die Betroffenen fehlgebildet, klein und geistig behindert, so ist an eine Chromosomenanomalie zu denken. Beispiel: Down-Syndrom (Mongolismus).

▪ Sekundäre Fehlbildungen sind solche, die in den ersten Monaten der Schwangerschaft verursacht werden. Hier sind vor allem die Embryopathien durch Infektionen und durch (Toxine) zu nennen. Beispiele für Embryopathien durch Infektionen: Röteln, Varizellen, Toxoplasmose, Zytomegalie. Beispiele für Embryopathien durch toxische Stoffe: Alkohol, Antiepileptika, Zytostatika, Thalidomid, Quecksilber, eventuell weibliche Sexualhormone.

▪ Dysplasien sind meist erbliche Gewebsdefekte. Sie führen erst im Laufe der ersten Lebensjahre zu sichtbaren Erscheinungen, Beispiele: Tumoren, Recklinghausen-Erkrankung.

▪ Deformationen sind Verformungen von Körperteilen, die meist in der Fötalzeit durch äußere Einflüsse, zum Beispiel zu wenig Fruchtwasser, zustandekommen. Beispiele: Gelenkfehlstellungen, isolierter Klumpfuß.

# Genetische Beratung

In jeder größeren Stadt sind heute Spezialinstitute oder Beratungsstellen für eine genetische Beratung eingerichtet.

Nur bei einem Teil der Fehlbildungen und chronischen Krankheiten ist mit einer Wiederholung bei weiteren Kindern zu rechnen. Bei den Embryopathien und Deformationen ist das Wiederholungsrisiko gering.

Trotzdem sollten sich Eltern, die Kinder mit Fehlbildungen haben, eingehend genetisch beraten lassen, wenn sie sich weitere Kinder wünschen. Die Beratung kann ihnen einen großen Teil der Unsicherheit nehmen, die der Laie auf diesem schwer zu überschauenden Gebiet hat.

Jeder Mensch wird seine eigene Einstellung zum Risiko haben, ein behindertes oder krankes Kind zu bekommen. Ich möchte das am Beispiel des Down-Syndroms zeigen. Das Risiko für ältere Mütter jenseits des 35. bis 40. Lebensjahres, ein Kind mit einem Down-Syndrom zu bekommen, liegt bei 1 : 100, es ist also viermal so hoch wie bei jüngeren Müttern. Das hat dazu geführt, daß bei den meisten schwangeren Frauen über 35 Jahren eine pränatale Diagnostik durchgeführt wird. Viele ältere Frauen nehmen das Risiko jedoch bewußt in Kauf und verzichten auf eine vorgeburtliche Untersuchung.

# Die Entwicklung des Kindes

Körperliche, seelische und geistige Entwicklung sind nicht voneinander zu trennen. jeder, der in seiner Umgebung einmal einen Säugling beobachten konnte, wird das bestätigen. Das Kind schaut erst ungezielt, nimmt dann Wochen Blickkontakt mit dem Gegenüber auf und lacht schließlich auf Zuspruch. Es benutzt seine Arme und Beine erst ungezielt und greift in den folgenden Monaten dann immer sicherer nach Gegenständen. Es setzt auch bald schon seine Stimme ein, um sich bemerkbar zu machen.

## Bau und Wachstum des kindlichen Körpers

Das Kind ist kein kleiner Erwachsener, weder in körperlicher noch in geistig-seelischer Hinsicht. Die körperlichen Unterschiede zum Erwachsenen sind offensichtlich, dagegen wird oft vergessen, daß das Kind auch in geistig-seelischer Hinsicht mehr als der Erwachsene die Hilfe anderer Menschen braucht und erst allmählich lernen muß, sich selbständig in dieser Welt zu bewegen.

Über das normale Wachstum des Kleinkindes kann man sich anhand des gelben Vorsorgeheftes orientieren, das für jedes Kind nach der Entbindung ausgestellt wird. Dort findet man Kurven über Längenwachstum, Gewichtszunahme und Kopfumfang in den ersten fünf Lebensjahren. Man bezeichnet diese Kurven auch als Somatogramme. Jede der Kurven besteht aus drei Kurvenpaaren, die die sogenannte 3er, 50er und 97er Perzentile angeben. Die 50er Perzentile gibt den Durchschnittswert aller Kinder einer bestimmten Altersgruppe an. Dreijährige haben, wie sich am Somatogramm ablesen läßt, eine Durchschnittsgröße von 96 cm. Als normal groß werden Kinder angesehen, dessen Körpergröße zwischen der 3er und 97er Perzentile liegt, das heißt zwischen 90 und 103 cm. Kinder, deren Größe

oberhalb der 97er Perzentile liegt, das betrifft 3 Prozent einer Altersgruppe, werden als auffällig groß angesehen. Die 3 Prozent der Dreijährigen, die unterhalb der 3er Perzentile liegen, gelten als auffällig klein. Es handelt sich bei diesen Wertungen der Körpergröße nur um eine statistische Aussage. Diese ausgeprägt großen beziehungsweise kleinen Kinder sind nicht notwendigerweise krank; ihre auffällige Größe kann aber Hinweis auf eine Skelettanomalie, eine hormonelle, ernährungsbedingte oder andere Störung sein. Häufig liegt ein familiärer Groß- oder Kleinwuchs vor. Auf alle Fälle ist es angebracht, den Arzt über das auffällige Längenwachstum zu befragen.

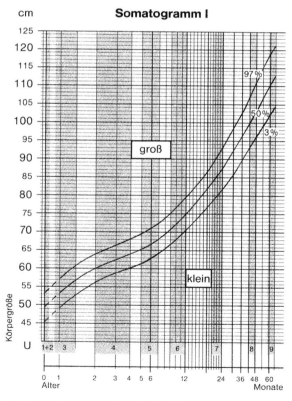

Größenwachstum des Kleinkindes (Somatogramm I aus dem Vorsorgeheft)

Die Gewichtskurve (Somatogramm II in den Vorsorgeheften) ist ähnlich konstruiert. Das Gewicht wird allerdings nicht auf das Alter, sondern auf die Körpergröße eines Kindes bezogen, was selbstverständlich sein dürfte. Ein großes Kind kann mehr wiegen, ohne dick zu wirken, als ein kleines.

## Schädel- und Hirnwachstum

Einen auffälligen Unterschied zwischen Kind und Erwachsenem zeigen die Körperproportionen. Das Verhältnis der Höhe des Kopfes zur Gesamtlänge beim Säugling beträgt 1 : 4, bei Erwachsenen 1 : 8. Die Größe des Kopfes läßt sich an einem einfachen Test gut demonstrieren: Wenn ein Kleinkind einen Arm über den Kopf legt, so kann es mit der Hand nicht das Ohr der Gegenseite greifen. Das gelingt erst im Alter von sechs bis sieben Jahren.

Der Erwachsene empfindet den relativ großen Kopf des Kleinkindes als niedlich und beschützenswert. Diese Empfindung ist uns offenbar angeboren. Der Erfolg von Walt Disneys Tierfiguren beispielsweise beruht wesentlich darauf, daß er für sie kindliche Proportionen mit großem Kopf gewählt hat. Das Wachstum des knöchernen Schädels ist durch das Wachstum des Hirns bedingt. Bereits Ende des dritten Lebensjahres hat das Hirngewicht des Kindes 80 Prozent vom Hirngewicht des Erwachsenen erreicht. Ein Hirnwachstum ist nur möglich, solange die Schädelnähte noch offen sind.

### Vorzeitiger Verschluß der Schädelnähte (Turmschädel)

Ein sehr seltenes erbliches Krankheitsbild, der Turmschädel oder Morbus Crouzon, zeigt sehr deutlich die Abhängigkeit des Hirnwachstums vom knöchernen Schädel. Bei dieser Krankheit liegt ein vorzeitiger Verschluß der Schädelnähte, eine sogenannte prämature Synostose, vor. Diese läßt dem notwendigen Wachstum des Gehirns keinen Spielraum, was zu schweren Schädigungen, beispielsweise zu geistiger Behinderung und Erblindung führt. Seit etwa 40 Jahren kann man bei rechtzeitiger Diagnosestellung mit einer Operation das vorzeitige Zusammenwachsen der Schädelnähte verhindern und damit ein ungestörtes Hirnwachstum ermöglichen.

## Die Entwicklung der Beine und Füße

Die Beine und Füße des Kleinkindes haben ihre Besonderheiten und werden oft nur deshalb als behandlungsbedürftig angesehen, weil sie nicht der Norm des Erwachsenen entsprechen. Der Kinderarzt wird wegen der Form der Beine und wegen der Fußstellung häufig um Rat gefragt. Der Säugling hat immer ein mehr oder weniger ausgeprägtes O-Bein. Diese O-Stellung betrifft vorwiegend die Unterschenkel. Im Laufe der ersten Lebensjahre nehmen die Beine eine gerade Form an.

Häufig zeigt das Kleinkind beim Laufen eine Einwärtsdrehung der Füße, ohne daß das Gehen behindert ist. Das Kind läuft, wie der Volksmund sagt, „über den großen Onkel". Dieser Einwärtsgang bildet sich in der Regel in den ersten acht Lebensjahren ohne besondere Maßnahmen zurück. Allerdings ist auch bei Erwachsenen die Fußstellung sehr unterschiedlich. Stellungen mit leichter Einwärtsdrehung, Parallelstellung und mäßiger Auswärtsdrehung der Füße sind als normal anzusehen.

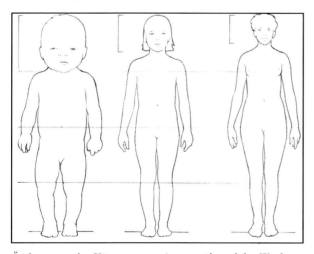

*Änderungen der Körperproportionen während des Wachstums*

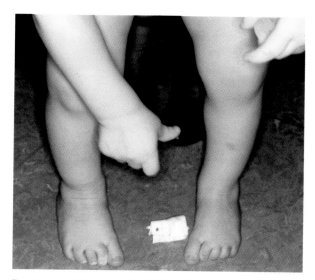

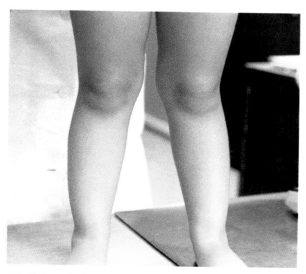

*Der Innenrotationsgang beim Kleinkind ist nicht krankhaft*

Im Alter von vier bis sechs Jahren haben viele Kinder eine X-Bein-Stellung, die zunächst etwas zunimmt, sich aber nach dem siebten Lebensjahr wieder normalisiert. Schwergewichtige Menschen haben neben einem X-Bein häufig auch eine starke Auswärtsdrehung der Füße.

Das Fußgewölbe ist in den ersten Lebensjahren durch die auf der Fußsohle liegenden Fettpolster nicht sichtbar. Es liegt also kein Plattfuß vor, der einer Stützung bedarf.

Der kindliche Fuß ist immer ein Knickfuß. Nur starke Ausprägungen bedürfen der Behandlung. Die beiden Abbildungen zeigen, daß der beim normalen Stehen sichtbare Knickfuß im Zehenstand verschwindet. Die Muskeln tragen den Fuß. Stützende Einlagen sind nicht erforderlich, sie behindern eher, als daß sie nützen.

Alle genannten Befunde am Skelett der Beine sind physiologisch, das heißt normal. Sie sind natürliche Durchgangsphasen während des Wachstums und bedürfen in der Regel keiner Behandlung. Das Gehen und Laufen wird dadurch nicht beeinträchtigt. Leider ist es immer noch üblich, an den Kinderfüßen durch Einlagen, Schienen und Gymnastik zu manipulieren, wo normales Laufen, Spielen, Springen und Klettern zur gesunden Entwicklung am besten wäre.

*Die X-Bein-Stellung ist beim Kind eine häufig normale Durchgangsphase. Übergewichtige Kinder können das X-Bein jedoch bis ins Erwachsenenalter behalten*

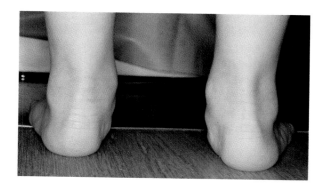

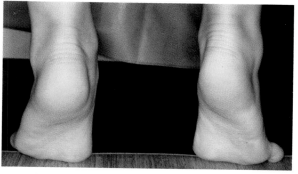

*Normaler Knickfuß beim Kleinkind (oben). Beim Zehenspitzenstand gleicht sich die Knickfußstellung aus (unten)*

## Krankhafte Anomalien des Skelettsystems

Es gibt jedoch eine Reihe von schwerwiegenden Veränderungen an Füßen und Beinen, die dringend der orthopädischen Behandlung bedürfen. Dazu sind der Klumpfuß und die Hüftgelenksdysplasie oder -luxation (Verrenkung) zu zählen. Beide Anomalien müssen so früh wie möglich behandelt werden, dann sind die Ergebnisse gut. Seit man die Ultraschalluntersuchung der Hüfte bei allen Neugeborenen durchführt, wird die Hüftluxation auch rechtzeitig entdeckt. In früheren Jahren dagegen kamen immer wieder Kinder zu spät zur Behandlung.

### Rachitis

Erwähnt werden muß die Rachitis (englische Krankheit), die früher die häufigste Erkrankung des Skelettsystems war. Sie kann zu Schädeldeformierungen, zu starken O-Beinen und zu Verdickungen anderer Knochen führen. Durch Veränderung im Calciumhaushalt kann es zu schweren Anfällen mit Stimmritzenkrampf und Krämpfen der Körpermuskulatur kommen. Diese Anfälle bezeichnet man als Tetanie. Sie können lebensgefährliche Erstickungsanfälle auslösen.

Die Rachitis ist heute selten, da allen Kindern eine Rachitisprophylaxe (Rachitisvorbeugung) angeboten wird. Diese ist nur beim jungen Kind erforderlich und sollte ein bis zwei Jahre durchgeführt werden. Sie ist besonders in der sonnenarmen Jahreszeit angezeigt. Die Rachitisprophylaxe wird in der Regel pro Tag mit einer Tablette von 500 Einheiten Vitamin D durchgeführt, und man kombiniert sie meist mit der Fluor-Kariesprophylaxe der Zähne. Die Dosis ist so gewählt, daß keine Nebenwirkungen zu erwarten sind. Entsprechende Tabletten sind im Handel und werden vom Arzt verordnet, wie D-Fluoretten oder Fluor-Vigantoletten.

Leider gibt es Eltern, die aus den verschiedensten Gründen diese wertvolle, unschädliche Prophylaxe für ihre Kinder ablehnen. Deren Risiko, an einer Rachitis zu erkranken, ist dann natürlich wesentlich erhöht.

### Auffälligkeiten der Wirbelsäule

Behandlungsbedürftige Verbiegungen der Wirbelsäule sind selten. Eine Skoliose ist eine S-förmige seitliche Verkrümmung, meist verbunden mit einer Kyphose, das heißt einer buckelförmigen Verkrümmung nach hinten. Wir sprechen dann von einer Kyphoskoliose. Verkrümmungen der Wirbelsäule bedürfen immer ärztlich-orthopädischer Überwachung. Leichtere Formen werden mit Gymnastik behandelt. Bei schweren Ausprägungen lassen sich in seltenen Fällen Operationen nicht vermeiden.

### Weitere Krankheiten des Skelettsystems

Die Ursachen der Krankheiten des Skelettsystems sind vielfältig; einige wichtige davon sollen genannt werden. Die häufigste ist die bereits erwähnte Rachitis. Mitunter liegen angeborene Anomalien vor, die relativ häufig an den Rippen und Wirbelkörpern vorkommen. Sie sind häufig mit Kleinwuchs verbunden.

Aseptische Knochennekrosen sind Störungen an den Wachstumszonen des Skelettsystems. Sie können etwa an 20 verschiedenen Stellen auftreten und werden in der Vorpubertät und Pubertät beobachtet, wenn sich das Knochenwachstum dem Abschluß nähert. Diese Wachstumsstörungen heilen mit Fortschreiten der Reifung des Skelettsystems von allein wieder aus.

Beim Morbus Perthes beispielsweise ist das Hüftgelenk betroffen. Dies muß über viele Monate durch Schienen entlastet werden, damit es nicht zu Verformungen kommt. Die Perthes-Krankheit am Hüftgelenk und der Morbus Schlatter am Kniegelenk sind die beiden am häufigsten vorkommenden aseptischen Nekrosen.

# Motorische Entwicklung

Unter motorischer Entwicklung versteht man die Fähigkeit, den Kopf zu heben, zu greifen, sich umzudrehen, zu krabbeln, zu laufen. Diese Entwicklung des Säuglings geht rasch vor sich. Die Fortschritte sind bei verschiedenen Kindern allerdings sehr unterschiedlich ausgeprägt. Mütter, die bei ihrem Kind bemerken, daß die Motorik gestört ist, sollten den Kinderarzt aufsuchen. Oft ist die Angst unbegründet, mitunter kann aber eine ernstzunehmende Entwicklungsstörung vorliegen.

Auch für den erfahrenen Kinderarzt ist es oft besonders in den ersten vier bis sechs Lebensmonaten nicht leicht, sich bei einer Erstuntersuchung zu entscheiden, wie eine Entwicklungsverzögerung zu bewerten ist, so daß er zu häufigeren Kontrolluntersuchungen raten wird.

Für die Praxis haben sich sogenannte Meilensteine bewährt, wie sie zum Beispiel von dem Kinderneurologen Michaelis zusammengestellt worden sind. Die Meilensteine geben das Alter an, in dem gewisse wichtige Fertigkeiten beherrscht werden sollen. Wenn das nicht zutrifft, ist das Kind als auffällig zu betrachten und sollte genauer untersucht werden. Die Zeitpunkte der Meilensteine sind so gewählt, daß die überwiegende Zahl der Kinder das geforderte Merkmal erfüllen. Es handelt sich also um keine schwierigen Anforderungen.

Blinzelreflex reagiert, schreckhaft zusammenzuckt oder den Kopf in die Geräuschrichtung wendet.

Schon wenn Ihr Baby 14 Tage alt ist, sollten Sie versuchen, Blickkontakt mit ihm aufzunehmen. In der Regel gelingt das bald, schon im ersten Monat. Bald wird es auch auf Blickkontakt lächeln. Der Blickkontakt ist neben dem Körperkontakt mit Streicheln und Schmusen sicher die wichtigste Maßnahme, um die seelische und geistige Entwicklung des Säuglings zu fördern.

Nicht zu trennen von der geistigen Entwicklung ist die Entwicklung der Sprache. Sie wird angeregt durch das Erzählen und Singen, was jede Mutter und jeder Vater mit ihrem Kinde tut. Fehlende oder verzögerte Sprachentwicklung findet sich bei Kindern mit geistiger Behinderung oder einer Hörstörung. Die folgende Tabelle zeigt Meilensteine der Sprachentwicklung, zusammengestellt nach Michaelis. Falls Kinder hinter den genannten Meilensteinen zurückbleiben, sollten sie genau untersucht werden.

### Meilensteine der motorischen Entwicklung (Auszüge)

| | | |
|---|---|---|
| 1. | Monat | In schwebender Bauchlage kann der Kopf gehalten werden |
| 3. | Monat | Sicheres Kopfheben in Bauchlage |
| 6. | Monat | Sichere Kopfkontrolle bei jedem Lage- und Haltungswechsel |
| 9. | Monat | Sicheres freies Sitzen, Fortbewegung in Bauchlage |
| 12. | Monat | Stehen mit Festhalten |
| 18. | Monat | Freies und sicheres Gehen |

### Meilensteine der Sprachentwicklung

| | | |
|---|---|---|
| 1. | Monat | Kurze gutturale Laute: rr, ch-ch |
| 3. | Monat | Spontanes Vokalisieren: a-a, e-e |
| 6. | Monat | Vokalisieren auf Ansprechen (Kind antwortet) |
| 9. | Monat | Silbenketten: wa-wa-wa, ra-ra-ra |
| 12. | Monat | Doppelsilben: mama, dada, papa |
| 24. | Monat | Einwortsätze: ada |
| 3. | Jahr | Mehrwortsätze: ada gehn, ich lieb, Papa Garten, Mama, komm schnell |

# Geistige und sprachliche Entwicklung

Schon in den ersten vier Lebenswochen läßt sich an der Mimik und am Blickkontakt bei einem Säugling ablesen, daß er geistig gesund ist. Wichtige Sinnesorgane sind Augen und Ohren. Man kann beobachten, daß das Kind auf laute Geräusche mit einem

Viele Kinder erreichen schon früher die angegebenen Fähigkeiten, zum Beispiel können schon viele Zweijährige Zweiwortsätze bilden.

## Sprachstörungen

Im Kleinkindesalter treten relativ häufig Sprachstörungen auf, die der Beachtung bedürfen. Zum Teil bilden sie sich ohne besondere Maßnahmen zurück.

### Stottern

Das Stottern ist eine häufige Störung des Redeflusses mit plötzlich auftretenden Unterbrechungen. Es kommt vor allem bei Kleinkindern vor. Meist werden die Anfangssilben eines Wortes wiederholt. Dieses kann dann nur unter großer Anstrengung zu Ende gebracht werden. Bis heute ist die Ursache nicht sicher geklärt. Man vermutet erbliche, aber auch umweltbedingte Einflüsse. Einiges spricht dafür, daß die Erwartungshaltung der Eltern an das Sprachvermögen des Kindes noch nicht dessen Fähigkeit, sich auszudrücken, entspricht. Da viele Kinder das Stottern spontan verlieren, sprechen wir auch von Entwicklungsstottern. Beim Stottern sollte man dem Kind Zeit lassen, sich auszudrücken, man sollte in Ruhe zuhören und das Gesagte nicht korrigieren. Sprachübungen sind fehl am Platze.

### Stammeln

Das Stammeln oder die Dyslalie ist, wenn diese Sprachstörung nicht über das fünfte Lebensjahr hinausgeht, eine Durchgangsphase in der Sprachentwicklung. Von universellem Stammeln spricht man, wenn fast alle Buchstaben falsch gesprochen werden und die Sprache unverständlich ist. Bei einem multiplen Stammeln werden mäßig viele Buchstaben falsch gesprochen. Bei der partiellen Dyslalie sind es wenige, zum Beispiel talter Taffee, loter Loller. Für Fünf- bis Sechsjährige ist ein Sigmatismus (Lispeln), das heißt ein Stammeln der S-Laute, noch normal, Beispiele: Sule, Smetterling. Das Lispeln, das heißt Anstoßen bei den S-Lauten mit der Zunge, wird oft ein Leben lang beibehalten.

Kinder mit Stammelfehlern sollten einer Hörprüfung unterzogen werden. Beim Sigmatismus, dem Lispeln, liegt öfter eine angeborene Hochtonschwerhörigkeit vor. Das Kind hört die S-Laute nicht und kann sie deshalb auch nicht richtig sprechen.

Besteht eine Dyslalie (Stammelfehler) über das fünfte Lebensjahr hinaus, so sind eingehende Untersuchungen und eine Behandlung erforderlich.

Es hat sich gezeigt, daß Kinder, die Stammelfehler lange beibehalten, später im schulischen Bereich Schwierigkeiten mit dem Lesen und der Rechtschreibung (Legasthenie) haben.

# Seelische Entwicklung

### Das Schreien des Kindes

Weinen und Schreien setzen Kinder am Anfang unbewußt, später sehr gezielt ein. Das Schreien beim jungen Säugling kann vieles bedeuten: Rufen nach Kontakt, Schmerz, Hunger, Müdigkeit, Frieren und andere. Jungen Eltern fällt es nicht immer leicht, das Schreien richtig zu deuten. Oft wird an Hunger oder Schmerz gedacht, wenn das Kind in Wirklichkeit den Wunsch nach Gesellschaft hat. Es will hochgenommen, gestreichelt werden oder erwartet beruhigende Worte.

### Kontaktbedürfnis des Säuglings

Der Säugling ist auf besonders intensiven Kontakt mit der Mutter oder einer anderen Bezugsperson angewiesen. Um sich von dieser engen Bindung zu entlasten, hat der Mensch im Laufe seiner kulturellen Entwicklung versucht, Ersatzmittel in der Säuglings- und Kinderpflege zu finden. Dies geschieht aus wirklicher und vermeintlicher Not, zum Teil aber auch aus Bequemlichkeit. Als Beispiele für diese Mutterersatzmittel seien genannt: die Wiege, der Sauger, der Schnuller, das Findelhaus, die Kinderkrippe, der „Beruhigungstee" in der Nuckelflasche.

Einige dieser Hilfsmittel sind nicht immer entbehrlich. Es ist aber sicher sinnvoll, sich ihrer mit Kritik zu bedienen, denn sie haben neben den gewünschten Vorteilen auch erhebliche Nachteile.

In der Verhaltensbiologie bezeichnet man derartige Hilfsmittel als Attrappe. Man versteht darunter einen Gegenstand, der eine Instinkthandlung auslöst, ohne der biologisch normale Reizauslöser zu sein. Bekannt geworden sind Attrappenversuche mit kleinen Rhesusaffen, die als Mutterersatz eine „Drahtmutter" bekommen haben. Attrappen können danach tatsächlich im weitesten Sinne Mutterersatz sein oder Teilfunktionen der Mutter übernehmen.

### Der Mensch, ein Tragling

Das Kontaktbedürfnis des jungen Kindes ist aus der stammesgeschichtlichen Entwicklung des Menschen zu erklären. Was das Selbständigkeitsverhalten von jungen Tieren anlangt, so kann man verschiedene Gruppen unterscheiden: Bekannt sind die Nestflüchter und die Nesthocker. Nestflüchter sind zum Beispiel Pferde oder Giraffen: Sie können sofort nach der Geburt aufstehen und sich bewegen. Nesthocker, wie Hunde und Katzen, kommen mit verschlossenen Augen und Gehörgängen auf die Welt und können einige Zeit das Nest nicht verlassen. Es gibt noch eine dritte Gruppe, die als Traglinge bezeichnet werden. Hierbei handelt es sich um solche Neugeborenen, die darauf angewiesen sind, bei der Mutter zu bleiben. Sie werden getragen oder halten sich selbst am Fell fest. Hierzu gehören die Primaten, das heißt die Affen und der Mensch.

## Die Dreimonatskolik

Das Bedürfnis des menschlichen Säuglings, häufig getragen zu werden, zeigt sich in einem Symptomenbild, das im deutschen Sprachgebiet als Dreimonatskolik bezeichnet wird. Das Kind protestiert sehr oft gegen das Ablegen in das Bettchen oder in die Wiege durch heftiges, langandauerndes, für die Umgebung schwer erklärbares und ertragbares Schreien. Das Schreien wird zwischen der zweiten Lebenswoche und dem vollendeten dritten Lebensmonat besonders ausgeprägt beobachtet. Dies ist die Zeit, in der die Beziehung zwischen Mutter und Kind sich noch auf vorsprachlichem Niveau bewegt und deshalb leicht zu Mißverständnissen führt. Erst wenn die Mutter im Umgang mit dem Kind sicherer wird und der Säugling zunehmend sich anderer Kommunikationsmittel als Schreien bedienen kann, wie Blickkontakt, Lächeln und Lallen, wird die Verständigung eindeutiger und problemloser. Der Kinderpsychologe R. A. Spitz nennt die vorsprachliche Kommunikation den „Dialog". Das Wort „Dreimonatskolik" spricht für eine Fehldeutung dieses Schreiens. Man nimmt fälschlicherweise Schmerzen als Ursache an. Die Folge sind fehlerhafte therapeutische Überlegungen wie die Verordnung von Schmerz- und Beruhigungsmitteln oder „Blähungstropfen".

In Wirklichkeit handelt es sich bei der Dreimonatskolik um einen Kontaktschrei, der das Bedürfnis nach Körperkontakt mit der Bezugsperson zum Ausdruck bringt. Körperkontakt ist notwendig, damit das Kind sich angstfrei fühlen kann. Nur dann ist eine gesicherte Persönlichkeitsentwicklung möglich. Fehlt der notwendige beruhigende Körperkontakt über längere Zeit, so ist die Entwicklung des Kindes gefährdet.

In vielen Massenpflegeeinrichtungen wie Kinderheimen, Kinderkrippen, Kinderkliniken werden die Dreimonatskoliken nicht beobachtet, weil der Ruf nach Kontakt ungehört bleibt oder nicht beantwortet wird. Die Kinder resignieren, verkümmern und können schwere seelische und körperliche Störungen erleiden.

Die Dreimontaskoliken sind für viele Eltern ein Problem. Es ist für sie nicht immer leicht, durch angemessenes Verhalten dem Wunsch des Kindes nach Kontakt gerecht zu werden. Eine gelassene, liebevolle Zuwendung kann hier helfen.

## Enge Mutter-Kind-Bindungen in anderen Kulturen

W. Schiefenhövel berichtet über eindrucksvolle Forschungsergebnisse bei Eingeborenen in Melanesien. Diese zeigen Verhaltensweisen, die dem Bedürfnis des jungen Kindes nach menschlichem Kontakt gerecht werden. Ich zitiere ihn wörtlich: „Neugeborenen und Säuglingen erfüllt man nahezu jedes Bedürfnis; mit 18 Monaten, spätestens nach der Geburt des nächsten Geschwisters, nach zwei bis drei Jahren also, zielt die Erziehung zunehmend auf Selbständigkeit und Einordnung in die soziale Umgebung. Der enge Kontakt zwischen Mutter und Kind schon im Wochenbett fördert den Milchfluß und das Stillen sowie die körperliche, geistige und emotionale Entwicklung." Die Verhaltensweisen der Eingeborenen würde man in unserem Kulturkreis als Verwöhnung ansehen. Tatsächlich sind sie das Gegenteil: Die Kinder können angstfrei aufwachsen und erlangen relativ früh Selbstvertrauen und Selbständigkeit.

## Das Tragetuch

Der Wunsch des jungen Säuglings, aufgenommen und getragen zu werden, kann für die Bezugsperson zu einer „süßen Last" werden. Wahrscheinlich eines der ältesten guten Beispiele für eine sogenannte Attrappe in der Geschichte der Menschheit ist das Tragetuch, mit dem sich die Mutter das Kind auf den

Rücken oder auch vor die Brust bindet, dadurch die Arme frei hat und ihrer Arbeit unbehindert nachgehen kann.

Dieses ist in den letzten Jahren auch bei uns wieder in Mode gekommen. Das Tragetuch ist zu befürworten, weil der für das Kind wichtige Körperkontakt erhalten bleibt und Arme und Hände der Bezugsperson nicht an das Kind gefesselt sind. Befürchtungen, daß das Benutzen des Tragetuchs zu Haltungsschäden führen kann, sind dann unberechtigt, wenn man es wie auch andere derartige Hilfsmittel mit Verstand benutzt.

### Kinderkrippen

Kinderkrippen sind Aufbewahrungsstätten vom Säuglingsalter bis zu drei Jahren. Immer wieder hat sich in der Kulturgeschichte des Säuglings gezeigt, daß Massenpflege kein Ersatz für häuslich-mütterliche Betreuung sein kann. Wenn wir in unserer Zeit auch Infektionen und Ernährungsstörungen besser beherrschen können als in den vergangenen Jahrhunderten, so bestehen für die heutige Krippenpflege trotzdem gravierende Nachteile. Gegen diese Institutionen sprechen die mangelnde Zuwendung, die der Säugling erfahren kann, es fehlt die regelmäßige Anwesenheit einiger weniger Bezugspersonen. Viele der Kinder erleiden deshalb, in ihrer körperlichen, geistigen und seelischen Entwicklung, Schaden.

Ich möchte betonen, daß diese Mängel nicht an dem guten Willen des Pflegepersonals liegen, sondern im System begründet sind. Der junge Säugling braucht zu seiner Entwicklung einen kleinen Personenkreis, den er kennenlernen muß und auf den er sich verläßt.

Es spricht für ein falsches Denken, wenn heute Krippenplätze als eine „Errungenschaft" bezeichnet werden und sie jeder vermeintlichen Nachfrage gerecht werden müssen. Statt dessen wäre es notwendig, Möglichkeiten zu schaffen, daß Säuglinge in häuslicher Pflege von ihrer Mutter oder auch dem Vater groß gezogen und gestillt werden. Die derzeitig häufig empfohlene frühzeitige Fremdbetreuung junger Kinder geht einseitig zu deren Lasten. Sie ist nur eine Lösung für Notfälle.

### Kindergärten

Kindergärten dagegen sind eine bewährte Einrichtung für Kleinkinder zwischen drei und sechs Jahren. In diesem Alter ist das Kind so weit selbständig, daß ihm eine stundenweise Trennung von zu Hause zugemutet werden kann. Kindergärten bieten den Kindern Gelegenheit, sich an andere Kinder in der Gemeinschaft zu gewöhnen. Sie lernen, sich mit Gleichaltrigen auseinanderzusetzen, und bekommen viele Anregungen zum spielerischen Lernen. Kindergärten bedeuten auch eine Entlastung für die Eltern, die ihre Kinder in guter Obhut wissen, wenn sie anderen Beschäftigungen nachgehen.

Kindergärten haben allerdings für alle Kinder einen Nachteil. Sie sind Ausgangsherd zahlreicher Infekte und Infektionskrankheiten. Etwa zwölf solcher, zum Teil fieberhafter Infekte macht üblicherweise jedes Kindergartenkind im Jahr durch. Es gibt keine Möglichkeit, diese Infekte zu vermeiden. Auch das Verabreichen von sogenannten Immunmodulatoren kann daran nichts ändern.

Trotzdem ist der Kindergartenbesuch für jedes Kind ein großer Gewinn, weil er seine persönliche Entwicklung wesentlich fördert.

# Soziale Hilfen für das Kind

Eine der wichtigsten Aufgaben im Rahmen der allgemeinen Gesundheitsvorsorge erfüllt die Sozialpädiatrie. Seit 1970 ist das Fach Sozialmedizin Inhalt der ärztlichen Prüfungsordnung. In Deutschland gibt es in einer ganzen Reihe großer Städte sozialpädiatrische Zentren, insgesamt inzwischen etwa 80. Jeder Kinderarzt sieht es heute als eine wesentliche Aufgabe an, sozialmedizinisch tätig zu sein und sich um die Belange der Gesundheitsvorsorge intensiv zu kümmern. Dies ist gerade für die ersten Lebensjahre besonders wichtig, weil in dieser Zeit durch Früherkennung viele Krankheiten verhindert und manche Verschlimmerungen vermieden werden können.

In den letzten 20 bis 30 Jahren haben sowohl der Staat als auch eine ganze Reihe privater Gruppen sich für die Belange von Behinderten eingesetzt und die Rechte dieser Minderheiten vertreten.

## Das Bundessozialhilfegesetz

Das Bundessozialhilfegesetz (BSHG) ist 1962 in Kraft getreten. Zur Zeit ist eine Erweiterung, das Sozialgesetzbuch, in Vorbereitung. In diesem Gesetz hat der Begriff Sozialhilfe die alte Bezeichnung Fürsorge abgelöst. Das bedeutet, daß die alte „Armenfürsorge" durch eine ganze Reihe neuer Leistungen in besonderen Lebenslagen ergänzt wurde, die jetzt auch einen völlig anderen Charakter haben. Solche Leistungen sind unter anderem:

■ Ausbildungsbeihilfen für Schule und Beruf (§§ 31-35 BSHG),
■ vorbeugende Gesundheitshilfe (Vorsorgeuntersuchungen § 36),
■ Hilfe bei Schwangerschaft und Sterilisation (§§ 37, 37a)
■ Hilfe zur Familienplanung (§ 37b)
■ Eingliederungshilfe für Behinderte (§§ 39-47),
■ Hilfe für werdende Mütter (§ 38),
■ Tuberkulosehilfe (§§ 48-66),
■ Blindenhilfe (§ 67),
■ Hilfe zur Pflege (§§ 68, 69).

## Das Schwerbehindertengesetz

Im „Schwerbehindertengesetz" wurde 1974 festgelegt, daß schwerbehinderte Menschen in Arbeit, Beruf und auch Schule eingegliedert werden sollen und müssen. Das Gesetz schließt diejenigen Personen in das Gesetz ein, die „körperlich, seelisch oder geistig behindert sind und infolge ihrer Behinderung in ihrer Erwerbsfähigkeit um wenigstens 50 vom Hundert gemindert sind…"

MdE ist die Abkürzung für Minderung der Erwerbsfähigkeit im Sinne dieses Gesetzes. Der Begriff der MdE darf nicht mit Arbeitsunfähigkeit verwechselt werden. Die MdE bezieht sich nicht nur auf die Auswirkungen einer Behinderung im allgemeinen Erwerbsleben. Sie ist ein Maß für den Mangel an körperlichem, geistigem oder seelischem (Leistungs-)Vermögen. Es gibt eine Reihe Behinderter mit einer MdE von 100 Prozent, die trotzdem arbeiten können und es auch tun. Unter das Gesetz fallen nicht nur Personen mit körperlichen Gebrechen, sondern auch solche mit chronischen Organerkrankungen wie Herzfehlern oder Asthma.

Die MdE ist entscheidend für die Beurteilung des Grades der Schwerbehinderung. Sie wird durch die Versorgungsämter festgelegt, die auch den Schwerbehindertenausweis ausstellen. Neben der Minderung der Erwerbsfähigkeit (MdE) enthält der Schwerbehindertenausweis, falls dies der Behinderung entspricht, zusätzliche Kennzeichen wie:

■ G    erheblich gehbehindert,
■ aG   außergewöhnlich gehbehindert,
■ H    körperlich hilflos,
■ B    blind.

Ein Antrag auf Schwerbehinderung kann durch den Hausarzt gestellt werden. Dieser kann die Eltern in den meisten Fällen auch über das Schwerbehindertengesetz beraten. Weitere Beratungsstellen für Betroffene gibt es in den Sozial- und Jugendämtern und auch in den Gesundheitsämtern.

Der Schwerbehindertenausweis berechtigt den Behinderten zu einigen Vergünstigungen, die vom

Schweregrad der MdE abhängen. Mögliche Vergünstigungen sind: Steuerermäßigung, freie Fahrt in öffentlichen Verkehrsmitteln und andere.

**Wichtige Adressen der Selbsthilfe**
Die Hilfe für Behinderte ist in den letzten 30 Jahren ein wesentlicher Teil unseres Sozialstaates geworden. Ohne die Eigeninitiative vieler Gruppen allerdings wären die Fortschritte nicht denkbar. Auskünfte über Adressen und Hilfe der verschiedensten Selbsthilfegruppen können Sie erhalten durch:
■ Ihren Kinderarzt/Arzt,
■ die örtlichen Jugendämter und Gesundheitsämter,
■ die Spitzenverbände der Wohlfahrtspflege und
■ das Kindernetzwerk e.V., Hanauerstr. 15, 63739 Aschaffenburg, Telefon: 0 60 21/6 37 39.

Die Spitzenverbände der Wohlfahrtspflege unterhalten selbst zahlreiche Einrichtungen als Hilfe für Behinderte, zum Beispiel Werkstätten für Behinderte, Arbeitsgruppen, Diskussionsgruppen. An verschiedenen Orten hat jeder Verband andere Schwerpunkte. Sie können über diese Spitzenverbände an jedem Ort erfahren, wo Sie für Ihr Problem einer bestimmten Behinderung Rat und Hilfe erhalten können. Falls Sie an Ihrem Wohnort nichts Geeignetes finden, sind sicher an einem Ort in der Nähe passende Einrichtungen vorhanden.
Spitzenverbände der Wohlfahrtspflege sind
■ Arbeiterwohlfahrt,
■ Deutsches Rotes Kreuz,
■ Diakonisches Werk,
■ Caritasverband,
■ Jüdischer Zentralwohlfahrtsverband,
■ Paritätischer Wohlfahrtsverband.

In der folgenden Liste wurde eine Auswahl von Selbsthilfegruppen und Verbänden, die unter ähnlichem Namen in allen größeren Städten zu finden sind, zusammengestellt:
■ AIDS-Hilfe
■ Alleinerziehende Mütter und Väter, Verband für
■ Allergiekrankes Kind, Arbeitsgemeinschaft
■ Allergiker- und Asthmatikerbund
■ Alkoholabhängige, Beratungsstelle
■ ARQUE, Arbeitsgem. für Querschnittsgelähmte

■ Autistisches Kind, Hilfe für
■ Blindenbund
■ Cystische Fibrose (Mukoviszidose), Selbsthilfe
■ Drogenberatung
■ Dialyse und Nierentransplantierte, IG.
■ Diabetiker Typ I und II
■ Epilepsie, Elternhilfe
■ Eßstörungen, Beratung und Therapie
■ Hämophiliegesellschaft
■ Herzliga für Eltern
■ Herzstiftung, deutsche
■ Kind im Krankenhaus, Aktionskomitee
■ Kinderschutzbund
■ Kinderschutzzentrum
■ Lebenshilfe für geistig Behinderte
■ Lippen-, Kiefer-, Gaumenspalte, Selbsthilfegr.
■ Neurodermitiskranke
■ Psychisch Kranke, Beratungsstelle
■ Skoliose-Selbsthilfe
■ Spina bifida, Hydrocephalus
■ Sport für Behinderte
■ Tumor- und leukämiekranke Kinder, Förderverein
■ Zöliakie- und Spruekranke, Selbsthilfegruppe

**Zusammenfassende Stellungnahme**
Die dargestellte Sozialgesetzgebung ermöglicht es, daß körperlich, geistig und psychisch Behinderte finanzielle, ärztliche und andere Hilfen erhalten, die es ihnen ermöglichen, weitgehend in die Gesellschaft einbezogen zu werden.
Noch vor einer Generation wurden Behinderte versteckt, ihre Gebrechen wurden verschwiegen, weil sie als Makel betrachtet wurden. In den Jahren des sogenannten Dritten Reiches wurden Behinderte aller Art verfolgt und getötet. Es ist nicht zuletzt ein Verdienst der Selbsthilfegruppen, daß heute über Behinderungen gesprochen wird und daß es immer selbstverständlicher wird, daß den Schwachen in der Gesellschaft die notwendige Hilfe zusteht.
Nicht jeder fühlt sich allerdings in einer Selbsthilfegruppe wohl, er möchte lieber in einer „normalen" Umgebung bleiben. Trotzdem kann die Mitgliedschaft eine Menge Vorteile bringen. Die Selbsthilfegruppen können sehr wichtige Hinweise geben über soziale Hilfe, ärztliche Hilfen, Behindertensport, Freizeitangebote, Wohngruppen usw.

# Die Vorsorgeuntersuchungen im Kindesalter

Diese wichtigen Untersuchungen wurden 1971 für Kleinkinder bis zum vierten Lebensjahr eingeführt. Es handelte sich zunächst um sieben, später um acht Einzeluntersuchungen. 1990 kam eine neunte Untersuchung dazu. In den vergangenen Jahren haben sich diese Vorsorge- und Früherkennungsuntersuchungen bewährt. Sie werden von der überwiegenden Zahl der Eltern angenommen und tragen dazu bei, daß Krankheiten und Gedeihstörungen nicht übersehen werden und die Eltern in wichtigen Fragen, die das Kind betreffen, beraten werden.

Die Vorsorgeuntersuchungen sind nur Grunduntersuchungen. Bei auffälligen Befunden müssen weitere diagnostische und therapeutische Maßnahmen eingeleitet werden. Diese können je nach den Besonderheiten vom behandelnden Kinderarzt selbst oder von spezialisierten Ärzten oder Institutionen durchgeführt werden.

**Die neun Vorsorgeuntersuchungen für Kinder**
U1 Neugeborenen-Erstuntersuchung
U2 Untersuchung vom 3. bis 10. Lebenstag
U3 Untersuchung in der 4. bis 6. Lebenswoche
U4 Untersuchung im 3. bis 4. Lebensmonat
U5 Untersuchung im 6. bis 7. Lebensmonat
U6 Untersuchung im 10. bis 12. Lebensmonat
U7 Untersuchung im 21. bis 24. Lebensmonat
U8 Untersuchung im 43. bis 48. Lebensmonat
U9 Untersuchung im 60. bis 64. Lebensmonat

Alle Untersuchungen sind nach einem einheitlichen Schema folgendermaßen aufgebaut:
- A. erfragte Befunde,
- B. erhobene Befunde,
- C. ergänzende Angaben: Ernährung, Rachtitisprophylaxe, Impfungen, sonstige Angaben.

Wenn Sie mit Ihrem Kind zur Vorsorgeuntersuchung gehen, so ist es hilfreich, wenn Sie sich den Fragenkatalog im Vorsorgeheft für das entsprechende Alter vorher durchlesen. Es handelt sich um einfache Fragen. Ihre Kenntnis bringt für das Gespräch mit dem Arzt sicher einen Gewinn.

Anhand dieses Fragenkatalogs wird die normale Entwicklung des Kindes registriert, aber auch auf sogenannte Risiken geachtet. Darunter versteht man solche Ereignisse in der Vorgeschichte oder bei der Befunderhebung, die für die weitere Entwicklung von Bedeutung sein können und eventuell eine Behandlung erfordern. Solche Risiken sind zum Beispiel ein Atemstillstand oder Krämpfe in der Neugeborenenzeit, fehlende Reaktionen auf Geräusche bei der U3, die Unfähigkeit, sich vom Rücken in die Seitenlage zu drehen bei der U5 und andere Verzögerungen in der Entwicklung.

Die Beteiligung an den Untersuchungen ist im ersten Lebensjahr mit über 90 Prozent sehr gut. Später läßt sie etwas nach. Übereinstimmend berichten alle Kinderärzte, daß die Untersuchung U8, der Dreieinhalb- bis Vierjährigen, und U9, der Fünfjährigen, besonders wichtig sind, weil sich in diesem Alter Fähigkeiten prüfen lassen, die vorher noch nicht erfaßt werden können, zum Beispiel Sprache, logisches Denken, Zeichenfähigkeit, differenziertere Motorik (aktive Muskelbewegungen) und die Fähigkeit, sich in eine Gemeinschaft einzuordnen.

Die U9 gibt weiterhin noch wichtige Hinweise auf die Schulfähigkeit oder ob in diesem Bereich Schwierigkeiten zu erwarten sind.

# Was geschieht bei der Vorsorgeuntersuchung?

Im Zusammenhang mit der Vorsorgeuntersuchung müssen drei Begriffe erklärt werden: Früherkennung, Vorsorge und Screening.

**Früherkennung** heißt Krankheiten erkennen, noch bevor sie sichtbar in Erscheinung treten.

**Vorsorge** heißt mehr als nur Früherkennung. Durch Untersuchung und Beratung soll falsches, krankmachendes Verhalten vermieden werden. Im Rahmen der Vorsorge werden Ratschläge zur Lebensführung, Ernährung, Erziehung, Impfung und anderen Lebensbereichen gegeben.

**Screening** ist ein Suchtest, der auf große Teile der Bevölkerung ohne hohe Kosten angewandt werden kann. Er dient der Früherkennung einer bestimmten Krankheit oder Störung. Gute Beispiele für Screeninguntersuchungen sind der Apgar-Score, der Guthrietest und der TSH-Test.

## Die Testverfahren

Alle Tests werden im Rahmen der Neugeborenenuntersuchung durchgeführt und sollen hier besprochen werden.

### Der Apgartest
Dieser Test, benannt nach der Kinderärztin Virginia Apgar, wird fünf und zehn Minuten nach der Entbindung durchgeführt. Geprüft werden
■ Hautfarbe,
■ Herzfrequenz (Herzschläge pro Minute),
■ Atemfrequenz (Atemzüge pro Minute),
■ Muskeltonus (Spannungszustand der Muskeln)
■ und Reaktion auf Hautreize.

Jeder dieser fünf Befunde erhält eine Note: 0 = fehlend, 1 = mittel, 2 = gut. Optimal sind also 5 mal 2 = 10 Punkte.
Dieser einfache Test hat sich sehr gut bewährt und gestattet eine Prognose (Voraussage) auf die weitere Entwicklung des Kindes.

### Der Guthrietest
Für den Guthrietest wird eine kleine Blutprobe auf ein Filterpapier gegeben. Es handelt sich um ein Screening auf verschiedene Stoffwechselkrankheiten, besonders auf die Phenylketonurie (PKU). Die betroffenen Kinder können wegen eines Enzymmangels die Aminosäure Phenylalanin nicht abbauen und müssen entsprechend eine besondere Diät erhalten.

Aminosäuren sind die Bausteine, aus denen sich Eiweiß zusammensetzt. Wenn die Diät konsequent durchgeführt wird, entwickeln sich die Kinder normal. Wird die besondere Kostform nicht gegeben, so wird die Aminosäure Phenylalanin in den Hirnzellen gespeichert. Die Folge ist eine fortschreitende geistige Behinderung.

### Untersuchung auf TSH
Mit Hilfe der Untersuchung auf TSH (das die Schilddrüse stimulierende Hormon) läßt sich beim Neugeborenen nachweisen, ob eine Schilddrüsenunterfunktion vorliegt.
Wenn das zutrifft, kann man sofort mit der notwendigen Behandlung mit Schilddrüsenhormon beginnen und dann auch eine normale Entwicklung des Kindes erwarten.

### Weitere Maßnahmen
Bei allen Vorsorgeuntersuchungen wird das Kind gewogen und gemessen sowie der Kopfumfang bestimmt. Die erhobenen Befunde werden mit den Normalkurven (Somatogrammen) verglichen. Bei starken Abweichungen sind weitere Untersuchungen erforderlich.
Über die Sonatogramme wurde bereits im Kapitel „Bau und Wachstum des kindlichen Körpers" (siehe dazu auch die Abbildung eines Somatogramms auf Seite 17) berichtet.

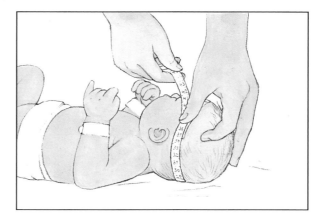

*Bei allen Vorsorgeuntersuchungen werden nicht nur Gewicht und Körperlänge, sondern auch der Kopfumfang des Kindes bestimmt*

# Untersuchung von Nervensystem und Motorik

Diese Maßnahme hat bei den Vorsorgeuntersuchungen einen hohen Stellenwert. Vor allem im ersten Lebensjahr ist es für den Arzt nicht einfach, Nervensystem und Motorik richtig zu beurteilen. Einerseits können Befunde überbewertet werden – man nennt das Überdiagnostik –, andererseits kann aber ein schwerwiegender Befund, wie eine Hirnschädigung, anfänglich übersehen werden. Die Überdiagnostik führt zu einer überflüssigen Behandlung. Ein übersehener Befund verzögert die notwendige Therapie. Kinder mit verdächtigen Befunden müssen deshalb in kürzeren Abständen nachuntersucht werden, bis das Nervensystem eine Reife erreicht hat, die eine eindeutige Beurteilung zuläßt.

## Risiken für das Hören

Im ersten Lebensjahr ist auch die Beurteilung der Hörfähigkeit schwierig. Wenn man beobachtet, daß ein Säugling auf laute Geräusche reagiert, den Kopf wendet oder zusammenzuckt, auf seine Spieldose hört, bestehen wahrscheinlich keine Bedenken.

Folgende Auffälligkeiten in der Anamnese (Vorgeschichte) können ein Hinweis für eine Hörstörung sein: familiäre Hörschäden, Röteln oder Windpokken in der Schwangerschaft, Blutungen in der Frühschwangerschaft, Fehlbildungen im Kopfbereich (Spaltbildungen), Frühgeburt unter 1 500 g, niedrige Apgarwerte 1–3, starke Neugeborenengelbsucht (Bilirubin 20 mg/100 ml), Encephalitis und Meningitis (Hirn- und Hirnhautentzündung), besondere neurotoxische Medikamente (Aminoglykoside). Kinder mit diesen Risiken bedürfen einer besonders sorgfältigen ärztlichen und pädaudiologischen (durch einen Spezialisten für Hörstörungen bei Kindern vorgenommene) Untersuchung und Überwachung.

Hören und Sprachentwicklung sind nicht zu trennen. Über die Sprache und ihre Störungen wurde im Kapitel „Geistige und sprachliche Entwicklung" (S.21) bereits berichtet.

## Risiken für das Sehen

Die Augen gehören neben den Ohren zu den differenzierten Sinnesorganen. Deshalb ist ihre Überwachung von besonderer Bedeutung.

Beim Neugeborenen ist auf eine angeborene Katarakt (grauer Star) zu achten.

Der angeborene Buphthalmus = Glaukom (grauer Star) fällt auf durch vermehrte Tränenabsonderung, eine erhöhte Lichtscheu und eine vergrößerte Hornhaut. Er beruht auf erhöhtem Augeninnendruck. Eine baldige Augenoperation, die für Abfluß des Kammerwassers sorgt, ist notwendig, um die Sehfähigkeit zu gewährleisten.

Relativ häufig findet sich beim jungen Säugling eine Verlegung des Tränennasenganges bedingt durch eine Verklebung einer Klappe, die eine Ventilfunktion hat. Die Folge ist eine Entzündung der Augenbindehäute (Konjunktivitis).

Die Verklebung löst sich meist spontan, wenn man den Tränennasengang am inneren Augenwinkel vorsichtig massiert und mit antibiotischen Augentropfen behandelt. Nur in vereinzelten Fällen ist es notwendig, daß der Augenarzt den Tränennasengang spült.

Eine eitrige Konjunktivitis (Bindehautentzündung) kann das Zeichen einer Infektion des Neugeborenen mit Gonorrhoe (Tripper), einer Geschlechtskrankheit, durch die Mutter sein.

Ein einfacher Sehtest für Kinder, die den Pinzettengriff beherrschen, etwa ab dem neunten Lebensmonat, ist das gezielte Ergreifen einzelner bunter „Liebesperlen". Wenn dieser Test gelingt, liegt wahrscheinlich keine ernste Sehstörung vor. Für das drei- bis vierjährige Kind benutzt der Kinderarzt Sehtafeln mit Tierbildern und Tafeln für das räumliche Sehen.

Darüber hinaus sind folgende Befunde als Risiko für eine Augenerkrankung bei einem Kind zu werten: familiäres Vorkommen von Kurzsichtigkeit, Schielen oder Brillenträgern und beim Kind selbst: Schielen, Augenzwinkern, Lichtscheu, Kopfschiefhaltung und Nystagmus (rasche Hin- und Herbewegung der Augäpfel).

# Impfungen

Impfungen gehören zu den segensreichen Entdeckungen der Heilkunde. Millionen von Kindern und Erwachsenen wurde durch diese Maßnahme das Leben gerettet. Dazu drei Beispiele:

■ Der englische Arzt Jenner führte 1796 die Pockenimpfung ein. Ihr Erfolg zeigte sich rasch. Die geimpften Personen blieben von der Seuche weitgehend verschont. Inzwischen sind dank der Impfung die Pocken ausgerottet.

■ Emil von Behring entwickelte 1890 das Diphtherieserum und fand damit erstmals eine wirksame passive Impfung gegen die Diphtherie, „den Würger der Kinder". Die Kindersterblichkeit konnte in den nächsten Jahrzehnten der Impfungen wegen entscheidend gesenkt werden.

■ Mitte der 50er Jahre fanden Sabin und Cox den Lebendimpfstoff gegen die Kinderlähmung, die seitdem nur noch ganz selten vorkommt.

## Aktive und passive Impfungen

Wir unterscheiden zwei Arten von Impfung: die aktive und die passive.

### Die aktive Impfung

Diese Impfung ahmt eine Infektionskrankheit nach. Sie wird erzeugt, indem man den Körper mit abgeschwächten Erregern (zum Beispiel der Poliomyelitis) oder Toxinen des Erregers (bei der Diphtherie) zusammenbringt. Der Körper bildet dann selbst aktiv Schutzstoffe, die über Jahre im Körper verweilen. Durch Auffrischungsimpfungen (Booster) kann der Impfschutz für das ganze Leben sicher gestellt werden. Wenn wir von Impfung sprechen, meinen wir in der Regel die aktive Impfung.

### Die passive Impfung

Unter passiver Impfung versteht man die Übertragung von Antikörpern (Schutzstoffen). Es handelt sich hierbei um Immunglobuline, die jeder Mensch im Blut bildet, wenn er eine Infektionskrankheit überstanden hat oder aktiv geimpft wurde. Diese Immunglobuline werden auch Gammaglobuline genannt. Sie werden industriell aus dem Blutserum von Menschen gewonnen. Es ist heute möglich, ein Kind nach Kontakt mit Masern oder auch einer anderen Infektionskrankheit vor dieser Krankheit zu schützen. Der passive Schutz hält im Gegensatz zur aktiven Impfung in seiner Wirkung jedoch nur etwa sechs Wochen an. Er ist nur wirksam, wenn die Impfung innerhalb der ersten zwei oder drei Tage nach Kontakt mit den Erregern stattfindet.

Die mütterliche Leihimmunität ist eine sehr sinnvolle Einrichtung der Natur. Sie ist eine passive Impfung über das Nabelschnurblut für das Neugeborene. Es erhält Antikörper gegen alle Erkrankungen, gegen die die Mutter in ihrem bisherigen Leben Schutzstoffe gebildet hat. Dieser sogenannte Nestschutz ist verschieden ausgeprägt. Er ist sehr gut bei Masern und Mumps und hält hier etwa ein Jahr an. Bei Windpocken wirkt er nur kurz oder fehlt fast völlig. Für Keuchhusten besteht keine Leihimmunität, was leider oft übersehen wird. Säuglinge sind vom ersten Lebenstag an nicht dagegen geschützt. In den letzten Jahrzehnten haben sich mehr als 20 verschiedene aktive Impfstoffe bewährt.

## Einteilung der Impfungen

Aus praktischen Gründen unterscheiden wir Standardimpfungen, Sonderimpfungen und Reiseimpfungen. Die Grenzen zwischen diesen Gruppen sind nicht starr.

**Empfohlene Impfungen:** Besonders die Standardimpfungen liegen im Interesse einer allgemeinen Gesundheitsvorsorge. Sie werden deshalb öffentlich empfohlen. Sollten Komplikationen bei einer empfohlenen Impfung auftreten, besteht an den Staat ein Anspruch auf Schadenersatz.

**Gegenanzeigen** für Impfungen sind Infektions- und andere Krankheiten, akute allergische Erscheinungen und Immunmangelzustände.

## Die Standardimpfungen

Darunter versteht man diejenigen Impfungen, die für alle Kinder empfohlen werden. Es handelt sich um Impfungen gegen Krankheiten, denen wir jederzeit begegnen können. Man hat einen Impfplan aufgestellt, um die nicht unbeträchtliche Zahl von Impfstoffen in einer sinnvollen Folge zu verabreichen. Ohne Bedenken kann man bestimmte Impfstoffe gleichzeitig geben. Das gilt aber nicht generell: Die Tuberkuloseimpfung, die Reise- und Sonderimpfungen führt man in der Regel als Einzelimpfungen durch. Dagegen ist es üblich, bei Säuglingen zum gleichen Termin eine Impfung gegen fünf Krankheiten durchzuführen (siehe Impfplan).

## Impfplan für Standardimpfungen

Seit Jahren hat sich ein Impfplan für die Grundimmunisierung der Kinder bewährt. Es hat sich gezeigt, daß auch dieser Plan nicht starr ist, sondern neuen epidemiologischen Situationen angepaßt werden muß. Sowohl die Einstellung zur Tuberkulose- als auch zur Keuchhustenimpfung hat sich in den letzten Jahren gewandelt.

Die Impfungen im ersten Lebensjahr und teilweise auch später lassen sich gut mit den Vorsorgeuntersuchungen verbinden.

## Erklärungen zum Impfplan

**Die BCG-Impfung** gegen Tuberkulose (Tbc) wurde bis vor wenigen Jahren regelmäßig durchgeführt. Sie hat sicher zum Rückgang der Tbc wesentlich beigetragen. Der Impfschutz war jedoch kein absoluter. Der Wert der BCG-Impfung besteht hauptsächlich in der Verhütung der schweren Verlaufsformen der tuberkulösen Meningitis (Hirnhautentzündung) und der Miliartuberkulose. Wegen des Rückgangs der Tbc-Häufigkeit wird die BCG-Impfung heute nicht mehr allgemein empfohlen, was sich bei Auftreten neuer Gesichtspunkte ändern kann.

**Die Diphtherie- und Tetanusimpfung** sind beide sehr gut verträglich. Fieber wird nicht beobachtet. Gelegentlich treten lokale, allergisch bedingte Rötungen an der Impfstelle auf, die in wenigen Tagen abklingen. Nach der Grundimmunisierung wird ein Diphtherieimpfstoff mit etwa 10fach geringerem Antigengehalt verwandt.

## Plan der Standardimpfungen

| | |
|---|---|
| Neugeborene: | Tbc = BCG-Impfung bei besonderer Indikation |
| 3 Monate: | DT oder DPT plus Polio-oral plus HIB |
| 4 Monate: | DPT bei vorangegangener DPT-Impfung |
| 5 Monate: | DT oder DPT plus Polio-oral plus HIB |
| 15 Monate: | MMR (Masern-Mumps-Röteln) |
| 18 Monate: | DT (Auffrischung) |
| 6 Jahre: | Td (Auffrischung) |
| 6 bis 7 Jahre: | MMR (Wiederholung) |
| 10 Jahre: | Polio-oral (Auffrischung) |
| 10 bis 14 Jahre: | Rötelnimpfung für Mädchen |
| 16 Jahre: | Tetanus (Auffrischung) |
| Erwachsene: | Auffrischung der Tetanus- und Polioimpfung alle 10 Jahre |

Abkürzungen im Impfplan:

| | |
|---|---|
| BCG = | Bacille-Calmette-Guerin, Tuberkuloseimpfung |
| DT = | Diphtherie-Tetanus-Impfung |
| Td = | Impfung gegen Tetanus mit herabgesetzter Diphtheriedosis |
| Polio-oral = | Kinderlähmung Schluckimpfung |
| MMR = | Mumps-Masern-Röteln-Impfung |

**Die Pertussis-(Keuchhusten-)Impfung** ist nicht so gut verträglich wie die anderen genannten Impfungen. Mitunter kann hohes Fieber auftreten, es kann zu Krampfanfällen und anderen Komplikationen kommen. Es ist zu erwarten, daß bald ein neuer, besserer, verträglicherer Impfstoff zur Verfügung steht. Ein weiterer Nachteil der Impfung besteht darin, daß in dem besonders gefährdeten frühen Säuglingsalter ein wirksamer Impfschutz noch nicht aufgebaut ist. Die Pertussisimpfung wird wegen der schlechteren Verträglichkeit nach dem zweiten Lebensjahr nicht mehr verabreicht.

**Der Schluckimpfstoff gegen Kinderlähmung** gehört zu den bestverträglichen und zugleich wirksamsten Impfstoffen, die wir besitzen. Ganz selten, in der Häufigkeit von 1 : 1 bis 2 Millionen, ist über vorübergehende Lähmungen nach der Impfung berichtet worden. Das bedeutet, die Polioimpfung ist praktisch frei von Komplikationen.

**Die HIB-Impfung** ist gegen das Bakterium Haemophilus influenzae B gerichtet. Es handelt sich hier um einen Erreger, der im Kleinkindesalter häufig bei grippalen Infekten komplizierend auftritt. Mittelohrentzündungen, Kehldeckelentzündungen mit drohender Erstickung, Lungenentzündungen und Hirn-, Hirnhaut-Entzündungen sind die unangenehmen Folgen. Besonders die letztgenannten können einen ungünstigen Verlauf nehmen. Ernste Nebenwirkungen durch die Impfung sind nicht zu befürchten. Nach dem fünften Lebensjahr wird diese Impfung nicht mehr durchgeführt.

**Die Masern-Mumps-Röteln-Impfung (MMR)** wird nicht vor dem 15. Lebensmonat durchgeführt. Der Grund dafür ist, daß die von der Mutter übertragenen Antikörper besonders von Masern und Mumps sich zwölf Monate und länger im Körper des Kindes halten können. Würde die Impfung noch auf die mütterlichen Antikörper treffen, so könnte sie unwirksam sein. Die Verträglichkeit aller drei Komponenten des MMR-Impfstoffes ist gut. Gelegentlich kommt es zu Fieber und einem leichten Exanthem (Hautausschlag), den Impfmasern. Diese Erscheinungen klingen in ein bis zwei Tagen ab, eine Ansteckungsgefahr besteht nicht.

**Die Sonderimpfungen**

Sonderimpfungen sind solche, die in besonderen Situationen notwendig werden können. Aus der Gruppe dieser Schutzimpfungen sollen einige wichtige betrachtet werden.

**Die FSME-Impfung** (siehe Kapitel „Infektionskrankheiten" S. 80) ist eine aktive Impfung, die gegen die durch Zecken übertragene Frühsommer-Meningoenzephalitis gerichtet ist. Sie besteht aus drei Injektionen, die ersten beiden im Abstand von etwa zwei bis acht Wochen, die dritte nach einem Jahr. Die Verbreitung der mit dem FSME-Virus infizierten Zecken ist sehr unterschiedlich. In der Donauebene östlich von Wien ist jede 30. bis 40. Zecke befallen, in Süddeutschland nur jede 600. Nördlich der Mainlinie wurden keine infizierten Zecken beobachtet. Es gibt noch eine passive Impfung gegen die FSME mit Immunglobulin. Diese kann bei Zeckenstichen in Endemiegebieten, wenn ein Schutz durch eine aktive Impfung nicht besteht, zur Anwendung kommen.

**Hepatitis-Impfung:** Gegen die Hepatitis-B, die sogenannte Serumhepatitis (siehe „Infektionskrankheiten" S. 74) gibt es die Möglichkeit einer aktiven und passiven Impfung. Geimpft werden Risikogruppen wie Angehörige von Erkrankten. Die Hepatitis-A wird auf oralem Wege (über den Genuß von Wasser, Nahrungsmitteln) übertragen. Eine aktive Impfung gibt es nicht. Kontaktpersonen kann man passiv mit Immunglobulin schützen.

**Die Tollwutschutzimpfung** ist, seitdem ein Impfstoff menschlichen Ursprungs zur Verfügung steht, gut verträglich. Es werden sechs Injektionen verabreicht an den Tagen 0, 3, 7, 14, 30 und 90 nach dem Tierkontakt. Bisse und Kratzwunden durch infizierte Tiere im Kopf- und Halsbereich führen mit größerer Wahrscheinlichkeit zur Erkrankung, als wenn die Verletzung an Armen oder Beinen erfolgte. Gefährdete Personen wie Jäger, Waldarbeiter, Tierwärter können präventiv (vorsorglich) geimpft werden. Personen, die akut durch einen Biß gefährdet sind, können ebenfalls noch aktiv geimpft werden. Wegen der langen Inkubationszeit der Tollwut von etwa 28 Tagen kann noch nach dem Biß mit der aktiven Impfung begonnen werden, die dann die Wildvirusinfektion überholt und einen Krankheitsausbruch verhindert. Wenn jemand von einem tollwutverdächtigen Tier gebissen worden ist, sollte man in jedem Fall versuchen, seiner habhaft zu werden und es einzusperren. Die genaue Beobachtung und die tierärztliche Untersuchung zeigen rasch, ob der Verdacht auf Tollwut berechtigt oder unberechtigt war. Im zweiten Fall kann die Impfung unterbleiben oder abgebrochen werden.

**Die Reiseimpfungen**

Zu ihnen zählt man die orale Typhusimpfung, die Choleraimpfung und die Impfung gegen die Tropenkrankheit Gelbfieber.

# Die Ernährung

Die Ernährung spielt in der Kinderheilkunde eine große Rolle. Unzählige Kinder sind in früheren Jahrhunderten und noch zu Beginn unseres Jahrhunderts an Fehlernährung gestorben. Die Kinderheilkunde hat sich aus der Bekämpfung der Infektionskrankheiten und der Ernährungsstörungen entwickelt.

## Die Ernährung des Säuglings

Seit alters ist für den Säugling die Muttermilch die beste Ernährung. Das hat sich immer wieder dann gezeigt, wenn versucht wurde, eine künstliche Ernährung für das junge Kind einzuführen. Die hohe Sterblichkeit in den Findelanstalten des Mittelalters bis ins 19. Jahrhundert von 80 bis 100 Prozent ist in erster Linie die Folge einer falschen Ernährung. (Andere wichtige Gründe für die hohe Sterblichkeitsrate in vergangenen Jahrhunderten sind die Infektionskrankheiten, absichtliches Töten, Verhungernlassen und Aussetzen von Kindern.) Der Sauger ist nur ein drittklassiger Ersatz für die Brustwarze. Eine Statistik über die Säuglingssterblichkeit in den Jahren 1822 bis 1963 in Hamburg zeigt ihre erschreckende Zunahme von etwa 15 auf 40 Prozent nach Erfindung des Saugers um 1850. Die Einführung des Saugers erfolgte 50 Jahre zu früh. Viele Mütter gingen damals vom Stillen auf das Füttern mit der Flasche über. Man lernte jedoch erst um 1900, Kuhmilch in einigermaßen richtiger Weise zu verdünnen und hygienisch einwandfrei für den Säugling zuzubereiten. Die fehlerhafte Herstellung der Milch kostete in der zweiten Hälfte des 19. Jahrhunderts Millionen von Kindern das Leben. Selbst wenn wir heute in der Lage sind, künstliche Nahrung in gut verträglicher Form herzustellen, so ist Muttermilch nach wie vor in jeder Hinsicht der künstlichen Ernährung überlegen, und zwar aus ernährungsphysiologischen, hygienischen und psychologischen Gründen. Stillen ist nicht nur Ernährung, sondern bedeutet, wie das Wort sagt, auch beruhigen und Sicherheit geben. Vor einigen Jahren ermittelte ich in meiner Praxis an einer Stichprobe von 150 Säuglingen, daß von ihnen 64 = 43 Prozent bis zu drei Monaten gestillt wurden. Das ist für heutige Verhältnisse eine hohe Zahl. Wünschenswert wäre natürlich, daß alle Mütter ihre Säuglinge stillen würden.

Die Bedeutung des Stillens für Mutter und Kind ist heute wieder erkannt worden. Sie äußert sich vor allem in den vielen Stillgruppen, in denen Frauen an andere Frauen ihre Erfahrungen über das Stillen weitergeben. Die la Lèche Liga hat ein „Handbuch für die stillende Mutter" herausgebracht, in der alle wichtigen Hinweise zum Thema „Stillen" zusammengefaßt sind.

**Wichtige Vorteile der Muttermilch (MM) gegenüber künstlicher Ernährung (Kuhmilch)**

- MM hat eine für das Kind optimale Zusammensetzung. Das betrifft vor allem die einzelnen Nährstoffe (Eiweiß, Fette, Kohlenhydrate) und den Kaloriengehalt. Deshalb bedeutet Stillen für das Kind die beste Aussicht auf ein gutes Gedeihen.
- MM hat einen hohen Gehalt an Abwehrstoffen, besonders an IgA (Immunglobulin A).
- MM bietet Schutz vor den meisten Infektionen, Allergien und Mangelkrankheiten. Der hohe Milchzuckergehalt garantiert das Wachstum einer Bifidusflora (wichtige infektionshemmende Bakterien) im Darm des Kindes. Andere, krankmachende Keime können sich deshalb nicht vermehren.
- MM enthält ausreichend wichtige Vitamine. Nur das antirachitische Vitamin D muß besonders in der sonnenarmen Jahreszeit ergänzt werden.
- Beim Stillen besteht ein idealer Kontakt zwischen Mutter und Kind als Voraussetzung einer guten seelischen und geistigen Entwicklung.
- MM ist immer hygienisch einwandrei, frei von Bakterien und richtig temperiert. Auf Reisen und bei Besuchen sind Mutter und Kind unabhängig.

■ MM steht jeder Zeit zur Verfügung und braucht nicht jedesmal hergestellt zu werden. Deshalb ist Stillen mit weniger Arbeitsaufwand und weniger Risiken verbunden als künstliche Ernährung.

■ MM ist für jeden Säugling die preiswerteste Ernährung.

■ Unter dem Stillen bildet sich die Gebärmutter rascher zurück.

### Einziger Nachteil der Muttermilch

Der Anteil an Schadstoffen (Insektiziden) in der Muttermilch im Vergleich zur Kuhmilch ist relativ hoch. Er ist aber in den letzten Jahren zurückgegangen. Bisher sind keine Schäden bekannt geworden. Nach Ansicht aller Fachleute stellen die Schadstoffe kein Stillhindernis dar.

### Wie oft und wie lange stillen?

Die Häufigkeit des Stillens sollte sich nach dem Kind richten. Anfänglich muß es sicher auch nachts angelegt werden. Bei den meisten Kindern jedoch zeigt sich nach einigen Woche, daß sie sich alle drei bis vier Stunden melden und nachts durchschlafen. Die Stilldauer sollte wenigstens vier bis sechs Monate betragen. Gemüse, Obst, Fleisch sollte man frühestens nach Vollendung des vierten oder fünften Lebensmonats zufüttern.

# Die Ernährung der stillenden Mutter

Stillende Frauen stellen häufig die Frage, welche Nahrungsbestandteile sie meiden sollten, damit der Säugling keine Beschwerden wie Blähungen oder Entzündungen im Windelbereich bekommt.

Die Antwort ist kurz: Für die gesunde Stillende gelten die gleichen Ernährungsempfehlungen wie für jede nichtstillende Frau. Die vollstillende Mutter muß lediglich entsprechend dem Mehrbedarf für das Kind neben der landesüblichen Basiskost von etwa 2 200 kcal noch eine Zulage von 650 Kalorien pro Tag zu sich nehmen. Dieser Energiegehalt ist in 800 ml Milch, der Tagesration eines Säuglings, enthalten. Besonders zu beachten ist die Ausgewogenheit der Nahrungsbestandteile Kohlenhydrate, Eiweiße und Fette. Für die Stillende ist eine ausreichende Calciumzufuhr in Form von Milch- und Milchprodukten besonders wichtig. Obst und Gemüse sind wertvolle Vitaminträger, und außerdem schmecken sie gut.

Leider ist es üblich, daß der stillenden Mutter relativ häufig bestimmte Nahrungsmittel verboten werden. Diese Verbote lassen sich jedoch in der Regel nicht ausreichend begründen; sie beruhen oft auf Vorurteilen. Die meisten Mütter nehmen Einschränkungen ihres Ernährungsplanes auch auf sich, obgleich das oft mit einem erheblichen Verzicht auf wohlschmeckende und wertvolle Nahrungsmittel erkauft wird, weil sie glauben, sie könnten damit Schaden von ihrem Kind abwenden. Jede Abweichung von landesüblicher Kost verursacht daneben natürlich auch erhöhte Kosten, weil die Mutter dann Ersatzstoffe wie Vitamine, Calcium und andere zu sich nehmen muß.

Im folgenden wird zu einigen Nahrungsmitteln Stellung genommen, von denen Stillenden erfahrungsgemäß oft abgeraten wird: Zucker, Obst, manche Gemüsesorten und Kuhmilch. Für alle diese Nahrungsmittel liegen keine gesicherten Erkenntnisse vor, daß sie Mutter oder Kind schaden könnten, wenn sie nur in angemessener Menge verzehrt werden. Ein Verbot ist deshalb nicht gerechtfertigt.

Zucker beziehungsweise Süßigkeiten sind nicht toxisch (giftig). Man kann allerdings auf sie verzichten, da sie durch andere Kohlenhydrate ersetzbar sind. Schäden durch Süßigkeiten, die in Maßen genossen werden, sind nicht bekannt. Obst wird oft verboten, in der Annahme, es löse Wundsein, Blähungen und andere Beschwerden beim Säugling aus. Meine eigenen Untersuchungen von Säuglingen und Muttermilchanalysen sprechen dagegen.

Autoren aus Schweden glauben nachgewiesen zu haben, daß Molkenbestandteile der Kuhmilch in die Muttermilch übergehen. Nach ihrer Ansicht lösen sie beim gestillten Säugling auf allergischem Wege eine Dreimonatskolik aus. Sie empfehlen deshalb den Müttern ein Milchersatzpräparat (Caseinhydrolysat). Die Ergebnisse anderer Autoren und auch meine eigenen Untersuchungen sprechen gegen die Schlußfolgerungen.

# Die Ernährung mit der Flasche

Unter künstlicher Ernährung des Säuglings versteht man die Ernährung mit Kuhmilch. Das Füttern mit der Flasche birgt die Gefahr einer Milchinfektion. Außerdem muß wegen der unterschiedlichen Zusammensetzung von Frauen- und Kuhmilch die letztere besonders zubereitet werden.

Erst um das Jahr 1900 hat man erkannt, daß Kuhmilch sehr rasch durch Bakterien verunreinigt wird. Milch ist ein Nährboden für Krankheitskeime. Kinder, die mit infizierter Milch gefüttert werden, erkranken an schweren Durchfällen und können daran sogar sterben.

In Mutter- und Kuhmilch sind neben den drei klassischen Nährstoffen, Eiweiß, Fette, Kohlenhydrate, auch Salze und Vitamine enthalten. Wie die folgende Tabelle zeigt, enthält Kuhmilch dreimal soviel Eiweiß wie die Muttermilch. Das hängt damit zusammen, daß das Kalb viel rascher wächst und deshalb einen höheren Eiweißbedarf hat als der Säugling. Außerdem ist der Gehalt an Salzen in der Kuhmilch dreieinhalbmal so hoch wie in der Muttermilch. Dagegen ist die landläufige Meinung, die Kuhmilch sei zu fett, falsch. Der Fettgehalt in beiden Milchsorten ist gleich.

In der folgenden Tabelle sind jedoch nur die groben Unterschiede   dargestellt. Der Eiweißanteil von Mutter- und Kuhmilch unterscheidet sich nicht nur in der Gesamtmenge, sondern auch in einzelnen Fraktionen erheblich. Früher sagte man, die Frauenmilch sei eine Albuminmilch, die Kuhmilch eine Kaseinmilch. Die Albumine werden heute als Molkenproteine bezeichnet; sie überwiegen in der Frauenmilch. Dagegen ist in der Kuhmilch der Kaseinanteil besonders hoch. Während der Gesamtfettanteil in beiden Milchen etwa gleich ist, zeigen sich bei der Differenzierung erhebliche Unterschiede: Die Muttermilch enthält wichtige einfach und mehrfach gesättigte Fettsäuren, die der Kuhmilch fehlen. Eine erste Angleichung der Kuh- an die Muttermilch versuchte man zu Anfang dieses Jahrhunderts durch Verdünnung auf Halb- und Zweidrittelmilch. Die Selbstzubereitung der Milch durch Verdünnung und Zugabe von Kohlenhydraten, die im letzten Jahrzehnt wieder mehr in Mode gekommen ist, hat jedoch gegenüber den adaptierten (angepaßten) Milchen industrieller Herstellung erhebliche Nachteile. Die wichtigsten sind folgende: Bei selbsthergestellter Säuglingsnahrung ist die Anpassung an die Muttermilch unzureichend. Die Zubereitung ist sehr viel umständlicher, Verunreinigungen kommen leichter vor. Überfütterungen sind bei selbsthergestellter Säuglingsmilch häufiger. Es müssen Vitamin-C- und Vitamin-A-haltige Säfte zusätzlich gegeben werden.

Die meisten Mütter machen heute von dem Angebot adaptierter Säuglingsmilchen Gebrauch. In Deutschland stehen uns eine Reihe guter Milchpräparate zur Verfügung (siehe Tabelle auf Seite 36). Für den gesunden Säugling bis Ende des vierten oder fünften Monats kommen als Muttermilchersatz die adaptierten Milchen in Frage. Hypoallergene Milchen werden heute sehr großzügig empfohlen. Sie werden in der Absicht gegeben, eventuelle allergische Erscheinungen möglichst auf ein späteres Alter zu verschieben. Bis heute ist nicht sicher beweisbar, ob das gelingt.

Nach dem fünften Monat kann man die Folgemilchen geben, die auf Vollmilchbasis beruhen.

## Zusammensetzung von Muttermilch im Vergleich zur Kuhmilch

| Milchart g/100 ml | Eiweiß g/100 ml | Fett g/100 ml | Zucker g/100 ml | Salze g/100 ml | Energiegehalt kcal/100 ml |
|---|---|---|---|---|---|
| Muttermilch | 1,2 | 3,5 | 7,0 | 0,21 | 67 |
| Kuhmilch | 3,3 | 3,5 | 4,8 | 0,72 | 66 |

| Milchpräparate für Säuglinge (Beispiele) | | |
|---|---|---|
| Adaptierte Milchen mit einem Kohlenhydrat (Milchzucker) | Adaptierte Milchen mit mehreren Kohlenhydraten, einschl. Stärke | Folgemilchen |
| Beba pre<br>Humana Pre<br>Pre Aletemil<br>Pre Aptamil<br>Pre Hipp 1 | Aletemil 1<br>Aponti 1<br>Aptamil 1<br>Beba 1<br>Hipp 1<br>Milumil 1 | Aletemil 2<br>Aponti 2<br>Aptamil 2<br>Beba 2<br>Hipp 2<br>Humana Folgemilch<br>Milumil 2 |

Die adaptierten Milchen, die aus Kuhmilch herge-stellt werden, müssen nach den heutigen europä-ischen Ernährungsrichtlinien in der Eiweißzusam-mensetzung an die Frauenmilch angeglichen sein. Die Anpassung ist besonders für den Eiweißgehalt, aber zunehmend auch für die Fette notwendig. Das Verhältnis Molkenprotein zu Kasein wird auf 60 zu 40 eingestellt. Sowohl in der Frauen- als auch in der Kuhmilch ist nur Milchzucker enthalten. Es ist des-halb sinnvoll, den Säugling mit einer adaptierten Milch nur mit dem Kohlenhydrat Milchzucker zu füttern. Ein Stärkezusatz hat ernährungsphysiolo-gisch keine Vorteile. Im Aussehen unterscheidet sich eine Milch mit Stärkezusatz dadurch, daß sie dickflüssiger, sämiger ist. Viele Mütter haben den Eindruck, daß der Stärkezusatz mehr sättigt; dies ist jedoch schwer beweisbar. Das Sättigungsgefühl wird durch ein kleines Loch am Sauger eher er-reicht, weil das Kind damit wie beim Trinken an der Brust die notwendige Kraft aufbringen muß.

## Zusammenfassung

1. Vier bis fünf Monate Muttermilch, ersatzweise eine adaptierte Milch
2. ab fünftem Monat langsam beginnend ein Brei, Gemüse-Kartoffeln und Fleisch oder Eigelb
3. ab sechstem Monat ein zweiter Brei: Vollmilch-Getreide mit Obst
4. ab siebtem Monat dritter Brei: Getreideflocken und Obst mit Fett, ohne Milch

## Die Zahl der Mahlzeiten

In den ersten vier Monaten sind fünf Mahlzeiten die Regel. Voll gestillte Kinder bekommen in den ersten Lebenswochen bei Fütterung nach Belieben öfter sechs bis achtmal die Brust. Ab sechstem Monat kommen die Kinder mit vier bis fünf Mahlzeiten pro Tag aus. Die Zeit der Still- beziehungsweise Fla-schenmahlzeiten geht mit Einführung der Breie ent-sprechend zurück. Das Stillen sollte wenn möglich bis Ende des vierten bis sechsten Monats durchge-führt werden. Auch längeres Stillen ist begrüßens-wert; gegen Stillen bis zu zwölf Monaten bestehen keine Einwände. Falls eine Mutter nicht stillen kann, sollte sie bis zum fünften/sechsten Monat ei-ne adaptierte, danach eine Folgemilch oder abge-kochte Frischmilch anbieten.

## Nuckelflaschenkaries

Eine üble Schädigung der Kleinkinder durch un-sachgemäßen Gebrauch des Saugers ist die Nuckel-flaschenkaries. Es gibt Kinder, die eine sogenannte Beruhigungsflasche den ganzen Tag nicht aus dem Mund nehmen. Sie zerstört die oberen Frontzähne. Die Karies wird nicht so sehr durch den Zucker an sich ausgelöst, sondern durch die Dauerberieselung der Zähne infolge des permanenten Nuckelns. Auch Säuren können zur Zerstörung der Zähne führen. Das Kind sollte die Flasche deshalb nie allein in die Hand bekommen. Ab dem zwölften Lebensmonat sind andere Trinkgefäße ohne Sauger vorzuziehen.

# Die Ernährung des Klein- und Schulkinds

Kinder sollten eine Mischung aus tierischen und pflanzlichen Lebensmitteln, teils roh, teils gekocht zu sich nehmen. Einseitige Ernährungsformen wie streng vegetarische Kost oder reine Milchnahrung führen auf die Dauer zu Mangel an Nährstoffen und Vitaminen.

Milch ist ein notwendiges, gesundes Nahrungsmittel. Sie enthält wertvolle Eiweißstoffe, Fett mit fettlöslichen Vitaminen und ist der wichtigste Kalklieferant. Der Tagesbedarf des Kindes im Vorschulalter beträgt etwa 300 bis 400 ml, der des Schulkindes 500 bis 600 ml. Kinder, die wesentlich mehr beziehungsweise ausschließlich Milch zu sich nehmen, bekommen helle, feste Stühle (Kalkseifenstühle) und leiden an Verstopfung.

Neben der Milch und den Milchprodukten sind Fleisch, Leber, Fisch und Ei wichtige Eiweißträger. Fleisch und Leber enthalten außerdem Eisen. Je nach Alter sind 40 bis 100 g Fleisch eine angemessene Tagesmenge. Seefisch ist wegen des Jodgehaltes wertvoll. Zwei bis drei Eier pro Woche sind das richtige Maß.

Rohes Obst und Gemüse sind durch ihren Ballaststoffgehalt für die Verdauung wichtig. Sie sind beliebt wegen ihres guten Geschmacks und enthalten wichtige Vitamine.

Die Fette, also Öl, Butter und Margarine, sind wesentliche Kalorienträger und enthalten die fettlöslichen Vitamine A und E. Die heute üblichen „light"-Lebensmittel mit stark reduziertem Fettgehalt sind Selbstbetrug. Abgesehen davon, daß sie oft schlechter schmecken, ißt man davon erfahrungsgemäß mehr, so daß die angestrebte Kalorienbeschränkung nicht erreicht wird. Ein großer Nachteil einer stark fettreduzierten Kost ist die Gefahr einer zu geringen Aufnahme von den lebenswichtigen fettlöslichen Vitaminen.

## Altersgemäße Lebensmittelmengen nach Kersting/Schöch.

| Alter | | 3 Jahre | 8 Jahre | 14 Jahre |
|---|---|---|---|---|
| Milch, Milchprodukte | ml/Tag | 350 | 400 | 500 |
| Fleisch, Seefisch | g/Tag | 50 | 70 | 90 |
| Eier | St/Woche | 2 | 3 | 3 |
| Butter, Margarine, Öle | g/Tag | 25 | 35 | 45 |
| Vollkorn(Grau-)brot | g/Tag | 120 | 200 | 250 |
| Getreideflocken | g/Tag | 15 | 20 | 30 |
| Kartoffeln | g/Tag | 100 | 150 | 200 |
| Gemüse | g/Tag | 150 | 200 | 250 |
| Frischobst | g/Tag | 150 | 200 | 250 |
| Flüssigkeit, Getränke | ml/Tag | 600 | 1000 | 1400 |

Die in dieser Tabelle genannten Zahlen sind natürlich nur Annäherungswerte. Sie sind von vielen Faktoren abhängig wie Körpergröße, körperliche Betätigung, Jahreszeit und anderen.

Es ist nicht immer leicht, auf Süßigkeiten für Kinder ganz zu verzichten. Dennoch ist es dringend geboten, Kindern den Genuß von Süßigkeiten nur in begrenzter Menge zu erlauben. Besonders ungünstig ist das beliebte Trinken zuckerhaltiger Getränke wie Limonaden oder Cola. Sie enthalten etwa 10 bis 12 Prozent Zucker. Ihr Kaloriengehalt ist somit nicht unerheblich, und daher verderben sie den Kin-

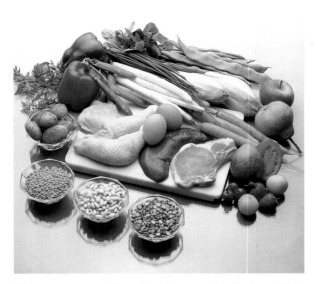

*Eine ausgewogene Normalkost ist gesund und schmackhaft*

dern den Appetit auf andere wichtige Nahrungsstoffe. Die Ernährung verschiebt sich damit eindeutig zum Kohlenhydrat Zucker.

Kinder sollte man niemals zum Essen zwingen. Der Appetit ist nicht jeden Tag gleich groß. Wenn man erreichen will, daß ein Kind seinen Teller leer ißt, legt man ihm nur kleine Portionen vor. Falls das Kind noch Hunger hat, kann es jederzeit nachverlangen. Es kommt einer Kindesmißhandlung gleich, wenn Zwang ausgeübt wird, damit das Kind seinen Teller leer ißt.

Nur kranke Kinder essen weniger, als sie brauchen. Nach Abklingen der Krankheit ist der Appetit wieder normal. Die überwiegende Mehrzahl der Kinder, die dem Arzt wegen Appetitmangels vorgestellt werden, essen ausreichend. Je mehr die Eltern das Kind zum Essen drängen, um so mehr sträubt sich dieses, den Mund aufzumachen. Viele Kinder vermeiden das Schlucken und deponieren Speisebrei in der Wangentasche, sie „hamstern" regelrecht.

Die Behandlung von schlechten Essern besteht darin, durch eine ärztliche Untersuchung nachzuweisen, daß das Kind organisch gesund ist. Die Angehörigen müssen überzeugt werden, daß die freiwillig aufgenommene Nahrungsmenge für ein normales Gedeihen ausreicht. Jedes Bedrängen des Kindes, mehr zu essen, als es möchte, muß unterbleiben.

Die Eßstörungen bei Kleinkindern sind häufig in der Unsicherheit der Kontaktpersonen begründet. In vielen Familien steht das Essen zu sehr im Mittelpunkt. Es ist wichtig, andere Kommunikationsmöglichkeiten zu suchen und das Essen als Nebensache zu betrachten.

Ernstere Eßstörungen, die erst bei älteren Schulkindern und Jugendlichen auftreten, sind die Anorexie (Pubertätsmagersucht) und die Bulimie (Eß-Brech-Sucht). Allen Eßstörungen, den leichteren und schwereren, ist gemeinsam, daß sie nur in Gemeinschaften auftreten, in denen kein Hunger herrscht. Anorexie und Bulimie werden im Abschnitt „Erbrechen" (S. 51/52) ausführlich behandelt.

# Außergewöhnliche Ernährungsweisen und Diäten

Kaum etwas beschäftigt viele Menschen so wie eine sogenannte gesunde Ernährung. Das aus dem Griechischen stammende Wort „Diät" bedeutete ursprünglich mehr als nur gesunde Ernährung, es sagte soviel wie vernünftige Lebensweise oder angemessener Lebensstil. Darauf legen die Ärzte seit dem Altertum über das Mittelalter bis heute großen Wert. Die reine Ernährungsweise steht allerdings heute besonders im Mittelpunkt. Dies dürfte darauf zurückzuführen sein, daß unser Angebot an Lebensmitteln heute so groß ist wie für keine Generation vor uns. Das Wort Diät wird heute vorwiegend im Sinne einer Krankenkost und nicht für die Grundkost gebraucht.

Die oben dargestellten Vorschläge für eine altersgemäße Ernährung beruhen auf wissenschaftlichen Untersuchungen. Die drei wichtigen Nahrungsstoffe Eiweiße, Kohlenhydrate, Fette, die wichtigsten Mineralien, Spurenelemente und Vitamine sind darin in einem angemessenen Verhältnis enthalten.

Diese Vorschläge genügen allerdings vielen Menschen nicht. Sie folgen deshalb den Richtlinien von Ärzten und Heilkundigen, die ihre eigenen Ideen über eine gesunde und „richtige" Ernährungsweise entwickelt haben.

Allen ihren außergewöhnlichen Ernährungsformen ist gemeinsam, daß sie sehr aufwendig und sicher nicht kostengünstig sind und daß man sich an feste Regeln halten muß, die nicht durchbrochen werden dürfen. Anscheinend gibt es vielen Menschen große Sicherheit, wenn sie solche Regeln befolgen können, selbst wenn deren Sinn nicht klar ist. Dazu kommt, daß die Ernährungsgrundsätze mit einer starken Überzeugung vertreten und an andere weitergegeben werden, mitunter mit religiösem Eifer. Wenn sie begründen sollen, warum sie für eine außergewöhnliche Kostform eintreten, geben viele ihrer Verfechter an, damit bestimmte Krankheiten gebessert oder sogar geheilt zu haben. Für einen kritischen Beobachter sind jedoch solche Erfolge, die oft nur auf der Erfahrung eines einzelnen beruhen, kein Maßstab für den Wert der Methode. Aus der Fülle solcher besonderen Kostformen seien genannt:

■ die vegetarischen Kostformen,
■ die Vollwertkost nach Bruker,
■ die Rohkost, die auf den Kochtopf verzichtet,
■ die Haysche Trennkost.

**Vegetarier** ernähren sich vorwiegend mit pflanzlicher (vegetabiler) und vermeiden weitgehend tierische Nahrung. Am strengsten verhalten sich die Veganer, die keinerlei Stoffe, die vom Tier kommen, zu sich nehmen: kein Fleisch, keine Milch, keine Eier; andere Vegetarier verzichten lediglich auf Fleisch.

**Die Vollwertkost nach Dr. Bruker** geht auf Maximilian Bircher-Benner zurück. Die propagierte „vitalstoffreiche Vollwertkost" ist frei von Fabriknahrungsmitteln. Sie enthält Kohlenhydrate, Eiweiße und Fette sowie Vitalstoffe, nämlich Vitamine, Spurenelemente, Fermente, ungesättigte Fettsäuren, Aroma- und Faserstoffe. Letztere werden sonst Ballaststoffe genannt, ein Ausdruck, den Dr. Bruker ablehnt.

**Rohköstler** benutzen keinen Kochtopf, sondern verzehren nur rohes Gemüse und Obst. Es handelt sich um eine Kost, bei der es schwierig ist, die benötigte Energie zuzuführen, da man sehr große Mengen an Nahrung zu sich nehmen muß, um satt zu werden.

**Die Haysche Trennkost** ist eine besonders ausgefallene Kostform. Es sind fast alle Nahrungsmittel erlaubt. Das Prinzip besteht darin, daß Kohlenhydrate und Eiweiße nicht zu einer Mahlzeit gleichzeitig, sondern in einem zeitlichen Abstand getrennt verzehrt werden müssen. Als Grund wird angeführt, daß dann die Ausnutzung der einzelnen Inhaltsstoffe günstiger sei.

Zusammenfassend zu den besonderen Kostformen ist zu sagen, daß es bis heute keinen Beleg dafür gibt, daß die genannten und andere Ernährungsarten gegenüber einer ausgewogenen Normalkost irgendwelche gesundheitlichen Vorteile haben. Ein solcher Nachweis ist auch nicht zu erwarten. Manche dieser besonderen Kostformen haben starke Nachteile, und es ist darauf zu achten, daß das Angebot an notwendiger Energie, an erforderlichen Nahrungsbestandteilen, an wichtigen Spurenelementen und Vitaminen ausreichend ist. Nicht zuletzt dürften die meisten Menschen die Normalkost gegenüber den Sonderkostformen allein wegen ihres Geschmackes bevorzugen. Anhänger von Sonderkostformen kommen auf Reisen, bei Besuchen und ähnlichen Gelegenheiten leicht in Schwierigkeiten, eine für ihre Vorstellungen angemessene Nahrung zu erhalten.

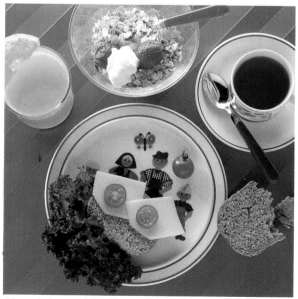

*Abwechslungsreiches Essen, liebevoll angerichtet, macht Appetit*

# Bemerkungen zur Erziehung und zum Umgang mit Kindern

**Kindesmißhandlung und sexueller Mißbrauch**

Erst in unserem Jahrhundert mit der Entwicklung der Kinderheilkunde und Sozialpädiatrie hat man sich der Belange des Kindes mehr angenommen. Lloyd de Mause beschreibt in seinem Buch „Hört Ihr die Kinder weinen?" deren unsägliche Nöte in früheren Jahrhunderten. Im Altertum und Mittelalter waren Kindestötungen, Kindesmißhandlungen, sexueller Mißbrauch und das Weggeben der Kinder an Ammen oder als Sklaven weiverbreitete gewohnheitsmäßige Unsitten.

Die Einstellung zum Kind hat sich gewandelt, trotzdem sind auch heute seelische und körperliche Mißhandlung sowie sexueller Mißbrauch weiter verbreitet, als allgemein bekannt ist. Von manchen Beobachtern wird angegeben, daß 25 Prozent (fünfundzwanzig von hundert!) aller Mädchen vorwiegend innerhalb der eigenen Familie sexuell mißbraucht werden. Die Betroffenen versuchen mit ihren Nöten allein fertig zu werden, sie reden nur sehr selten darüber. Jugendämter und Selbsthilfegruppen, wie der Kinderschutzbund, nehmen sich der Mißbrauchten und Mißhandelten an.

Die Auswirkungen des Mißbrauchs auf das Selbstwertgefühl, die psychische Verfassung und die Schulleistungen sind erheblich. Die Kinder können in die Verwahrlosung abgleiten. In den letzten Jahren hat man gelernt, Mißhandlungen besser zu erkennen, so daß die Zahl der aufgedeckten Fälle zunimmt, was hoffentlich zur Eindämmung dieser Delikte beiträgt.

**Lob und Strafe**

„Ein Klaps kann einem Kind nicht schaden", diese Ansicht wird auch heute noch oft geäußert. Doch; wo sind die Grenzen zwischen Klapsen und Schlägen? Nichts ist so demütigend wie das Hinnehmenmüssen von Schlägen. Eine Erziehung, die sich auf körperliche Mißhandlung gründet, ist zum Scheitern verurteilt. Sie erzeugt in der nächsten Genera-

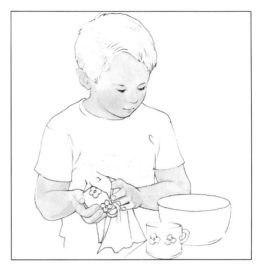

*Mit Lob und Anerkennung kann man bei Kindern viel erreichen, auch, daß sie freiwillig im Haushalt mithelfen*

tion neue Schläger und Geprügelte. Strafen und Schläge machen Schmerzen und Angst. Eine ungestörte geistige und körperliche Entwicklung ist nur in einer angstfreien Umgebung möglich. Nur hier sind die Vorbedingungen für Spielen, Lernen und Entdeckungen gegeben.

Prügel und andere Strafen zeigen die Unsicherheit des Erziehers. Strafen müssen, um überhaupt wirksam zu sein, sofort erfolgen. Werden sie erst zu einem späteren Zeitpunkt verhängt, sind sie erfolglos. Viel wirksamer und nachhaltiger als Strafen sind Lob und Anerkennung. Das Kind kann dann stolz auf seine Leistungen sein und gewinnt Selbstvertrauen, ohne das kein Kind und kein Erwachsener leben kann.

**Konsequenz in der Erziehung**

Eine Erziehung frei von Strafen bedeutet keineswegs, daß ein Kind tun und lassen darf, was es will. Jeder Mensch, Erwachsener wie Kind, muß sich an Regeln halten. Diese Regeln werden in der Kindheit gelernt. Für den Christen sind die 10 Gebote solche Richtlinien, ohne die eine Gemeinschaft nicht auskommt. Andere Kulturkreise haben ähnliche Gesetze. Unser Grundgesetz ist eine Richtschnur, an die sich jeder Bundesbürger halten kann. Jede Familie hat ihre eigenen Gesetze, die beachtet werden müssen. Regeln und Gesetze geben demjenigen, der sich an sie hält, Sicherheit, und sie machen ihn für andere berechenbar.

Die Regeln einer Gruppe legen fest, in welchen Grenzen der einzelne sich bewegen kann. Das bedeutet, daß Gebote und Verbote in der Erziehung erlernt werden müssen. Für das Einhalten der gegebenen Grenzen ist eine konsequente Erziehung notwendig. Das Kleinkind muß lernen, daß „ja" immer „ja" bedeutet und „nein" immer „nein". Das Wort „nein" ist der erste abstrakte Begriff, den das Kind versteht. mit „nein" sollte man sehr sorgfältig umgehen. „Nein" sollte selten, aber konsequent angewandt und möglichst nicht zurückgenommen werden. Andererseits sollte man dem Kind gegenüber möglichst viel bejahen. Werden einmal ausgesprochene Verbote häufig zurückgenommen, wird die Neigung zum Betteln, Nörgeln und Unzufriedensein verstärkt. Ein „nein" muß daher vom Erzieher immer gut überlegt werden, bevor er es ausspricht.

### Autorität und Vorbild

Autoritäres Verhalten sollte sich nicht im sturen Durchsetzen von Befehlen und Anordnungen zeigen. Persönlichkeiten mit echter Autorität sind vor allem daran zu erkennen, daß sie für ihre Umgebung ein Vorbild sind. Ohne vorbildliche Verhaltensweise der Erzieher hat das Kind keine Richtschnur, an die es sich halten kann. Eine antiautoritäre Erziehung kann es nicht geben, allenfalls eine Erziehung mit falsch ausgeübter Autorität.

### Geistige und körperliche Tätigkeiten

Jedes Kind, jeder Jugendliche und jeder Erwachsene muß, um sich wohl zu fühlen, etwas leisten. Das gilt auf körperlichem und auf geistigem Gebiet, im Kindergarten, in der Schule, im Beruf oder außerberuflich.

Wenn heute vielleicht mehr Kinder und Jugendliche versagen als früher, so liegt das daran, daß die Anforderungen höher geworden sind und die Konkurrenz größer. Bereits in der Grundschule wird oft eine Vorauswahl für Abitur, Studium und für den Beruf getroffen. Ein großer Teil der Schülerinnen und Schüler ist aus den genannten Gründen überfordert, sie resignieren, reagieren mit körperlichen Beschwerden wie Kopfschmerzen oder verweigern jede Mitarbeit. Eine nicht unbedeutende Zahl steigt aus der Gesellschaft aus und wendet sich Ersatzbefriedigungen zu wie Alkohol und Drogen.

Die Jugendlichen können leider häufig auch keinen Halt in der Familie mehr finden, die früher ein Zufluchtsort war. Heute lösen sich ihre Strukturen immer mehr auf.

**Hobbys:** Für die Kinder und Jugendlichen, die weder in der Familie noch in der Schule die notwendige Anerkennung finden, bringt mitunter ein Hobby Befriedigung und Bestätigung. Sie können etwas leisten und bekommen wieder Mut. Gebiete, auf denen sich Kinder und Jugendliche gern betätigen, sind von verschiedenster Art: zum Beispiel Sport, Spiel, Basteln, Angeln, Pfadfinder, Meßdiener, Feuerwehrgruppen. Angebote gibt es in großer Zahl. Viele Eltern verbieten jedoch solche Hobbys, wenn das Kind in der Schule nicht die erwarteten Noten bringt. Der außerschulische Erfolg ist für die Schulleistungen jedoch sehr wichtig. Man kann nur nicht immer sofortige Ergebnisse erwarten. Das wird von vielen Eltern nicht erkannt.

**Der Schulsport** bedeutet für viele Kinder eine körperliche und seelische Belastung, wenn sie durch Ungeschicklichkeit, Übergewicht oder durch eine chronische Erkrankung wie Asthma deutlich benachteiligt sind. In diesen Fällen wird ihnen mit einer ungenügenden Turnzensur Unrecht getan. Ein Gespräch mit dem Fachlehrer, eventuell unter Vorlage eines entsprechenden Attestes kann sehr hilfreich sein. Durch eine Aussprache wird allen das Problem, das vorher unausgesprochen war, klar, was wiederum zu entsprechender Rücksichtnahme führt. Eine völlige Befreiung vom Sportunterricht ist nicht der richtige Weg. Dem Kind muß von seiten des Lehrers die Möglichkeit gegeben werden, sich entsprechend seiner Leistungsfähigkeit sportlich zu bestätigen, ohne daß es wegen seiner Schwächen diskreditiert wird.

# Wichtige Krankheitszeichen und was sie bedeuten

In diesem Abschnitt werden die Begriffe Symptom, Diagnose, Differentialdiagnose und Prognose erläutert und besonders charakteristische Symptome und wichtige Krankheitsbilder beschrieben.

**Symptom:** Unter einem Symptom versteht der Arzt ein Krankheitszeichen, zum Beispiel Husten, eine Milzvergrößerung oder Bauchschmerzen.

**Diagnose:** heißt wörtlich Entscheidung und bedeutet die Erkennung und Benennung einer Krankheit.

**Differentialdiagnose:** Unter Differentialdiagnose versteht man die Unterscheidung ähnlicher Krankheitsbilder, zum Beispiel die Klärung der Frage, ob eine Bronchitis oder Lungenentzündung vorliegt.

**Prognose:** Die Prognose ist die Vorhersage über den weiteren Verlauf einer Krankheit. Sie kann gut, schlecht oder verzweifelt (infaust) sein.

**Spontanverlauf:** Unter Spontanverlauf einer Krankheit versteht man den Krankheitsverlauf ohne jede Behandlung. Bei vielen Krankheiten ist dieser sehr gut, zum Beispiel bei einem einfachen grippalen Infekt mit Schnupfen oder Husten. Man kann hier in der Regel ohne Medikamente auskommen.

Zur Feststellung einer Diagnose muß der Arzt mehrere Symptome zusammentragen. So können – vereinfacht dargestellt – die Symptome Husten, Auswurf und Geräusche über der Lunge bedeuten, daß bei dem Patienten (dem Leidenden) die Diagnose Bronchitis gestellt wird.

Während die Symptome relativ einfach zu beschreiben sind, kann das Stellen einer Diagnose schwierig sein und mitunter viel Zeit in Anspruch nehmen.

Symptome wie Schmerzen, Erbrechen, Durchfall sind Beschreibungen, die im Laufe der Medizingeschichte kaum einen Wandel erfahren haben. Die Diagnose dagegen ist abhängig vom Wissensstand der Medizin, und sie ist einer dauernden Änderung unterworfen. Mit der Zunahme des Wissens nimmt auch die Zahl der Krankheiten zu.

Eine der wenigen Diagnosen, die wir von den Ärzten des Altertums (der bekannteste war Hippokrates, der von 466 bis 377 vor Chr. lebte) übernommen haben, ist die einer Infektionskrankheit (Mumps). Infektionskrankheiten sind heute durch den Erreger eindeutig zu bestimmen. Sie gehören deshalb zu den Diagnosen, die eine sichere Grundlage haben und an denen sich in Zukunft nichts Wesentliches ändern wird. Viele Diagnosen fassen jedoch nur eine Zahl von Symptomen beschreibend zusammen, ohne daß die Ursache der Krankheit bekannt ist. Der alte Begriff der Ernährungsstörung, der noch vor 30 bis 40 Jahren durchaus seine Berechtigung hatte, ist heute abgelöst von verschiedenen Krankheitseinheiten wie Darminfektionen durch verschiedene Keime und Gedeihstörungen anderer Ursachen. Ein weiteres Beispiel: Bis zum Ende des vorigen Jahrhunderts wurde nicht unterschieden zwischen Asthma und Bronchitis. Heute liegen sichere Kriterien vor, die das ermöglichen.

Zusammenfassend kann man festhalten: Das Symptom ist ein Kennzeichen, ein Baustein, der der Diagnosefindung dient. Es beschreibt einen auffälligen Zustand und sagt nichts über die Ursache aus. Ein exakt beschriebenes Symptom ist in seinem Inhalt festgelegt und bedarf keiner Korrektur.

Die Diagnose beschreibt einen Krankheitsbegriff. Die Diagnose läßt sich aus verschiedenen Symptomen stellen. Der Begriff, der hinter dem Namen der Diagnose steht, entspricht dem Stand des derzeitigen Wissens. Die wissenschaftliche Medizin strebt an, für jede Diagnose die Ursache zu finden. Die Diagnose ist die Voraussetzung für eine sinnvolle Therapie (Behandlung), und sie gestattet eine Prognose für den weiteren Verlauf.

Im folgenden will ich einige Symptome beschreiben, die häufig auftreten und für die Diagnosefindung eine besondere Rolle spielen. Jedes Symptom veranlaßt den Arzt, differentialdiagnostische Überlegungen anzustellen, mit anderen Worten: zu überlegen, welche Krankheiten in Frage kommen, wenn der Patient über bestimmte Beschwerden klagt.

# Fieber

Fieber ist bei Kindern ein sehr häufiges Symptom. Es beruht auf einer Störung der Wärmeregulation und tritt meist bei Infekten oder Infektionskrankheiten auf.

### Nach der Fieberhöhe unterscheidet man
Temperaturen

| | |
|---|---|
| unter der Fiebergrenze | unter 38 Grad |
| mäßiges Fieber | 38-39 Grad |
| hohes Fieber | über 39 Grad |

Diese Fiebergrenzen sind willkürlich festgelegt, haben sich jedoch in der Praxis bewährt.

Die Verlaufsform des Fiebers kann je nach Art der zugrundeliegenden Krankheit sehr unterschiedlich sein. Wir unterscheiden drei Typen: remittierendes, intermittierendes und kontinuierliches Fieber.

Beim remittierenden Fieber wechseln Perioden von normaler Temperatur mit Fieberperioden. Beispiel: Bei einem größeren Abszeß (Eiterung) kommt es jedesmal, wenn die Erreger in die Blutbahn geschwemmt werden, zu einem Fieberanstieg.

Beim intermittierenden Fieber sind die Temperaturen nie ganz normal. Sie schwanken laufend auf einem erhöhten Niveau. Beispiele: Lungenentzündung, Harnwegsinfekt.

Beim kontinuierlichen Fieber bleiben die Temperaturen über mehrere Tage sehr hoch, ohne wesentlich abzufallen. Beispiel: Typhus, Dreitagefieber und andere Virusinfekte.

Eine Reihe von Erkrankungen beginnt mit einem monosymptomatischen hohen Fieber, das heißt, das Fieber ist das einzige Symptom. Einige Virusinfekte, die im Abschnitt Infektionskrankheiten besprochen werden, verhalten sich so, zum Beispiel Masern, Hepatitis A, Mundfäule (Stomatitis aphthosa), Dreitagefieber und andere. Bei den genannten Krankheiten ist das monosymptomatische Fieber deutlich ausgeprägt, verläuft kontinuierlich und ist fast immer über 39, oft über 40 Grad hoch. Es hält meist zwei bis drei Tage an, bis andere Symptome hinzukommen, die eine Diagnose ermöglichen. Solche Symptome, die dann zur richtigen Diagnose führen, sind bei Masern und dem Dreitagefieber der Ausschlag, bei der Hepatitis die Gelbsucht, bei der Mundfäule die Erscheinungen in der Mundschleimhaut.

### Fiebermessungen
Ohne näher auf die Technik des Fiebermessens einzugehen, soll gesagt werden, daß Säuglinge und Kleinkinder rektal (im Darm) gemessen werden müssen, wenn man verwertbare Ergebnisse erzielen will. Ältere Kinder und Erwachsene kann man axillar (in der Achselhöhle) messen. Man sollte nicht, wie es oft geschieht, bei axillarer Messung 0,5 Grad hinzuzählen, sondern dem Arzt den exakt gemessenen Wert und die Art der Messung angeben. Bei Schulkindern ist es auch möglich, oral (in der Mundhöhle) zu messen.

### Fieberbekämpfung
Geringe und mäßige Temperaturerhöhungen bis 39 Grad müssen nicht unbedingt mit Fiebermitteln oder anderen Maßnahmen behandelt werden. Ausnahmen gelten für Kinder, die zu Fieberkrämpfen neigen. In der Regel gehen derartige Temperaturen, ohne daß man eingreifen muß, zurück. Besteht allerdings höheres Fieber, muß man die Kinder gut überwachen und die Temperatur regelmäßig kontrollieren. Fieber über 41 Grad ist sehr selten; tritt es dennoch auf, bedarf es einer sorgfältigen Kontrolle und Behandlung.

Wenn Fieber 39 Grad überschreitet, sind Medikamente angebracht. Je jünger ein Kind ist, um so öfter kann es einmal zu einem Fieberkrampf kommen. Diese Fieberkrämpfe treten fast immer zu Beginn der Fieberperiode beziehungsweise des Infektes auf. Man spricht deshalb auch vom initialen Infektkrampf.

Zur Fieberbekämpfung verwendet man Parazetamol oder Aspirin (Acetylsalicylsäure). Für Säuglinge und Kleinkinder sind Parazetamol-Zäpfchen zu 125 beziehungsweise 250 mg geeignet. Es stehen auch Säfte und Tabletten zur Verfügung.

Sehr wirksam sind auch Abkühlungsmaßnahmen mit Brust-Bauch-Wickeln. Weniger geeignet sind Wadenwickel, weil bei Fieber die Waden meist kühl sind und der fiebersenkende Effekt gering ist. Als angenehm werden bei Fieber kühle Stirnkompressen empfunden.

# Kopfschmerzen

Kopfschmerzen treten bei Kindern seltener als bei Erwachsenen auf, kommen aber auch bei ihnen vor. Sie sind ein Begleitsymptom bei Infektionskrankheiten, insbesondere wenn sie mit Fieber einhergehen. Entzündungen der Ohren und der Nasennebenhöhlen sind mit Kopfschmerzen verbunden. Augenfehler können ebenfalls Kopfschmerzen verursachen. Besonders ausgeprägt und mit Erbrechen verbunden sind Kopfschmerzen bei Hirnhautentzündungen. Bei lang anhaltenden Kopfschmerzen ohne Fieber, aber mit Erbrechen muß der Arzt an Hirntumoren denken, die im Kindesalter allerdings sehr selten sind. Dagegen sind die ebenfalls lang anhaltenden sogenannten Streß- oder Spannungskopfschmerzen bei Schulkindern keine Seltenheit. Die Ursache dafür ist oft Überforderung. Chronische, längeranhaltende Kopfschmerzen kommen auch bei nierenkranken und herzkranken Kindern vor.

# Hirnhautentzündungen (Meningitiden)

Hirnhautentzündungen gehören zweifellos zu den wichtigsten organischen Krankheiten, die mit Kopfschmerzen einhergehen. Meist kommen hohes Fieber und Erbrechen hinzu. Es besteht eine starke Empfindlichkeit gegen Geräusche und helles Licht. Bei schweren Formen ist das Bewußtsein eingeschränkt. Das Aufsetzen im Bett macht Schwierigkeiten: Der Patient kann nicht gerade sitzen, er stützt sich mit den Händen nach hinten ab. Man nennt dies „Dreifußphänomen".
Man unterscheidet nach der Art der Erreger zwei große Gruppen von Hirnhautentzündungen, die eitrigen und nicht eitrigen.

## Eitrige Hirnhautentzündungen

Die eitrigen Meningitiden haben in der Regel einen schwereren Verlauf, sie werden meist durch Bakterien hervorgerufen. Die häufigsten Erreger sind Meningokokken, Pneumokokken und Hämophilus influenzae B. Bei frühzeitiger antibiotischer Behandlung können die Kinder ganz gesund werden. Leider läßt sich nicht immer ein optimaler Erfolg erzielen, so daß Restschäden zurückbleiben können. Die häufigste dieser drei Meningitiden ist die Hämophilus-Infektion. Gegen sie wurde in den letzten Jahren eine gut verträgliche Impfung entwickelt, die im ersten und zweiten Lebensjahr durchgeführt wird.

## Seröse Hirnhautentzündungen

Die nicht eitrigen oder serösen Hirnhautentzündungen werden hauptsächlich durch Viren verursacht. Eine Ausnahme ist die tuberkulöse Meningitis, deren Erreger ein Bazillus ist. Die viralen Meningitiden haben einen unterschiedlichen Verlauf. Die Mumpsmeningitis geht zwar mit hohem Fieber einher, macht aber nur selten ernste Komplikationen. Die Masernmeningitis breitet sich auf das Gehirn aus, so daß eine Meningoenzephalitis entsteht. Röteln-, Varizellen und andere Viren verursachen gelegentlich ebenfalls Entzündungen des Zentralnervensystems.

# Hirn-Hirnhaut-Entzündungen (Meningoenzephalitiden)

Nicht immer beschränken sich die Entzündungen des Zentralnervensystems auf die Hirnhäute allein, mitunter ist auch das Hirn mit befallen, so daß wir von einer Miningoenzephalitis sprechen. Diese Krankheit hat in der Regel einen schwereren Verlauf und eine ungünstigere Prognose als die einfache Meningitis. Vor allem die Masern-Meningoenzephalitis zeichnet sich durch einen ungünstigen Verlauf aus. Die betroffenen Kinder behalten Intelligenzdefekte, Sprachstörungen, Teillähmungen der Muskulatur, Hörstörungen und andere Schäden zurück, auch Todesfälle sind nicht selten.

Die Masernimpfung allerdings hat dazu beigetragen, daß diese schwere Erkrankung wesentlich seltener geworden ist.

# Hirntumoren

Hirntumoren sind im Kindesalter selten. Trotzdem muß man immer an sie denken, wenn Kopfschmerzen über einen längeren Zeitraum anhalten. Es gibt gutartige und bösartige Hirntumoren. Wegen ihres Sitzes in der Nähe von wichtigen Nervenzentren können sich jedoch auch die ihrem Gewebe nach gutartigen Tumoren bösartig verhalten. Die Symptome sind sehr unterschiedlich. Neben Kopfschmerzen kann es zu Schwindel und Erbrechen kommen. Ein relativ großer Teil der Tumoren, die sich im Kleinhirn entwickeln, verursacht Gangunsicherheit und Gangabweichungen.

Die Diagnostik der Hirntumoren ist heute mit den modernen Verfahren des Computertomogramms oder des Kernspintomogramms möglich. In vielen Fällen läßt sich durch eine baldige Operation Heilung erzielen.

# Spannungskopfschmerzen

Die Art von Kopfschmerzen kann man als psychosomatisch bedingte Kopfschmerzen bezeichnen. Bei ihnen findet sich keine organische Ursache für die Beschwerden. Spannungskopfschmerzen gehören zu den am häufigsten vorkommenden Arten von Kopfschmerzen.

Unter Spannungskopfschmerzen leiden häufig Schüler von weiterführenden Schulen. Ursachen sind oft Konfliktsituationen bei meist sehr gewissenhaften Kindern. Kopfschmerzen sind die Folge von mangelndem Leistungsvermögen, das nicht den Anforderungen entspricht. Oft ist die Erwartungshaltung der Eltern zu groß, aber auch der eigene Ehrgeiz des Schülers ist oft größer als seine Fähigkeit, das Geforderte zu bewältigen, und so setzt er sich selbst unter Druck. Beim Zustandekommen des Spannungskopfschmerzes spielen oft auch Rivalitäten von Kindern untereinander eine Rolle.

Bei einer Umfrage, die ich unter 78 Schülerinnen und Schülern im Alter zwischen 11 und 19 Jahren durchführte, litten nach deren Angaben 27 = 35 Prozent unter Schulstreß, 17 = 22 Prozent häufig unter Schulangst, und 31 = 40 Prozent klagten im Zusammenhang mit der Schule häufiger über Kopf- und Bauchweh.

Die Schule wird oft zum Sündenbock gemacht. Dies trifft aber sicher nicht in dem angeschuldigten Maße zu. Auch Konflikte im Elternhaus, ein Spannungsverhältnis zwischen einem Elternteil und dem Kind kann für chronische Kopfschmerzen verantwortlich sein. Zum Kopfschmerz kommt es, weil die Betroffenen nicht in der Lage sind, ihre Konflikte offen auszutragen. Sie wagen nicht zu protestieren und „fressen alles in sich hinein".

Leider werden Ursachen wie die genannten oft nicht beachtet, und man sucht andere Gründe für die Beschwerden wie das Wetter, Infekte oder Veränderungen an der Wirbelsäule. Dies liegt unter anderem auch daran, daß es als Makel gilt, wenn jemand psychische Beschwerden hat. Nur organisch erklärbare Krankheiten sind möglich und erlaubt. Dies ist natürlich sehr unkritisch gedacht, denn Psyche und Soma (Seele und Körper) sind nicht zu trennen. Der erfahrene Arzt wird nach Ausschluß der organischen Ursachen psychosomatische Beschwerden wie den Spannungskopfschmerz in Erwägung ziehen. In den meisten Fällen läßt sich durch Gespräche die Konfliktsituation offenlegen und damit eine entscheidende Besserung oder Befreiung von den Beschwerden erzielen.

# Bauchschmerzen

Etwa jedes zehnte Kind, das in der kinderärztlichen Sprechstunde vorgestellt wird, klagt über Bauchweh. Für Kleinkinder, die die Sprache noch nicht voll beherrschen, hat Bauchweh eine sehr große Bedeutung und steht für jede Art von Schmerz. Das Wort Bauchweh kann auch ausdrücken: „Mir geht es nicht gut."

Bauchweh kann viele Ursachen haben. In der Bauchhöhle liegen Magen, Darm, Milz, Leber,

Bauchspeicheldrüse, Nieren und Blase. Jedes dieser Organe kann erkranken und Schmerzen bereiten. Aber nicht nur wenn der Bauch direkt betroffen ist, sondern auch bei einer Lungenentzündung oder Rippenfellentzündung tut der Bauch weh.

## Blinddarmentzündung

Bauchschmerzen sind oft durch Entzündungen verursacht. In erster Linie ist immer an eine Blinddarmentzündung (Appendizitis) zu denken. Deshalb sollte bei plötzlich auftretenden Bauchschmerzen umgehend ein Arzt aufgesucht werden. Bei der Appendizitis bestehen in der Regel Schmerzen im rechten Unterbauch, hinzu kommen Brechreiz oder Erbrechen. Die rektale (im Darm gemessene) Temperatur ist gegenüber der axillaren (in der Achselhöhle gemessenen) unverhältnismäßig deutlich erhöht, und zwar um 1 Grad und mehr. Die rektale Untersuchung des Darmausganges mit dem Finger kann dem Arzt einen wichtigen Hinweis geben, ob eine Blinddarmentzündung vorliegt oder nicht.

Man kann sich auf diese klassischen Zeichen einer Appendizitis allerdings nicht immer verlassen, das Bild trügt oft. Deshalb sind bei Verdacht auf diese Krankheit mitunter mehrmals am Tag Untersuchungen erforderlich. Bei Bauchschmerzen muß man auch an Entzündungen und Steine der Harnwege denken. Eine Urinuntersuchung ist deshalb immer erforderlich. Entzündungen der Gallenblase und Gallensteine sind im Kindesalter selten.

## Verstopfung

Die Verstopfung (Obstipation) verursacht oft sehr heftige Bauchschmerzen, die mitunter stärker sind als bei einer Appendizitis. Bei der rektalen Untersuchung (Rektum = Mastdarm) findet der Arzt den Enddarm voll harten Stuhles, das typische Zeichen einer Obstipation. Eine Blinddarmentzündung kann oft zusammen mit einer Verstopfung auftreten. Wenn jedoch nach einem Einlauf und der Stuhlentleerung die Beschwerden verschwinden, kann man eine Appendizitis weitgehend ausschließen.

## Nabelkolik

Unter Nabelkoliken versteht man Bauchschmerzen, die häufig bei Kleinkindern in der Nabelgegend auftreten. Es ist sicher nicht der Nabel, der weh tut. Die „Koliken" beruhen meist auf einer chronischen Verstopfung.

Ursache ist in der Regel eine Kost, die zu wenig Ballaststoffe, das heißt zu wenig Gemüse und Obst, dagegen Milch im Überschuß enthält. Die Folge ist eine Stuhlträgheit oder Obstipation. Wenn eine Regulierung der Stuhltätigkeit gelingt, lassen auch die Bauchschmerzen des Kindes nach.

## Funktionell bedingte Bauchschmerzen

Unter funktionell bedingten Bauchschmerzen versteht man vor allem solche, die mit der Tätigkeit des Darmes, der Peristaltik, zusammenhängen. Sowohl bei der Verstopfung als auch bei starkem Durchfall ist die Peristaltik verstärkt, so daß heftige Bauchschmerzen auftreten können. Diese lassen meist dann bald nach, wenn eine größere Menge Stuhl entleert wurde.

Unter Peristaltik versteht man fortschreitende Kontraktionen der Muskulatur von Hohlorganen, die den Inhalt weiterbefördern. Solche Hohlorgane sind der Darm, die Harnleiter und die Gallenwege.

## Psychosomatische Bauchschmerzen

Bauchschmerzen sind aber auch ein psychosomatisches Symptom. Fast jeder Mensch hat schon einmal erlebt, daß er bei Aufregung oder starker psychischer Belastung heftige Bauchschmerzen verspürt hat, daß er plötzlich mit Durchfall reagierte oder überhaupt keinen Stuhl entleeren konnte. Hierbei handelt es sich um akut auftretende, rasch vorübergehende Symptome. Die Ursachen für psychosomatische Bauchschmerzen sind ähnlich, wie sie bei den psychosomatischen Kopfschmerzen geschildert wurden.

## Einkoten (Enkopresis)

Die häufigste psychosomatische Erkrankung mit längerem Verlauf im Kindesalter, die mit Bauchschmerzen und Verstopfung einhergeht, ist die Enkopresis. Bei der überwiegenden Zahl der Betroffenen handelt es sich um Jungen. Als Ursache liegt häufig ein Mutter-Sohn-Konflikt vor, der über die Stuhlentleerung ausgetragen wird.

Es wird oft vermutet, die Kinder können den Stuhl nicht halten, doch das Gegenteil ist der Fall: Sie halten ihn so lange ein, bis der Enddarm so prall gefüllt ist, daß er von selbst überläuft. Neben unkontrollierten Stuhlentleerungen in festen Kotballen kommt es so zu dauerndem Kotschmieren in die Hose.

Der Arzt wird zunächst eine organische Behandlung versuchen. Sie besteht darin, die Kinder durch eine faserreiche Kost und gelegentlich durch einen Einlauf (Mikroklist) zu einer kontrollierten Darmentleerung zu veranlassen. Entscheidend kommt es jedoch darauf an, in Gesprächen das Verhältnis zwischen Mutter und Sohn zu entkrampfen und damit die bestehenden Konflikte auf andere Weise als über die Stuhlentleerung auszutragen. Der Mutter sollte es gelingen, über dem Konflikt zu stehen. Dies ist für sie allerdings meist sehr schwierig. Sie sucht die Schuld beim Kind, das sie als zu faul oder undankbar ansieht. Ihr Erziehungsstil ist oft inkonsequent, mitunter sehr streng und fordernd, dann wieder vernachlässigend. Das Kind reagiert trotzig, versucht das Einkoten zu verbergen und abzustreiten, bleibt aber bei seiner Verhaltensstörung. Mitunter müssen Mutter und Kind getrennt behandelt werden.

## Megacolon congenitum (Hirschsprungkrankheit)

Bei einer Enkopresis müssen organische Erkrankungen des Enddarms ausgeschlossen werden, die mit einer Verstopfung einhergehen. Die häufigste dabei in Frage kommende Krankheit ist das Megacolon congenitum (angeborener erweiterter Dickdarm). Bei dieser Erkrankung ist ein mehr oder weniger großer Teil des Enddarmes nicht mit Nerven versorgt. Man nennt das ein aganglionäres Segment. In diesem Teil wird der Stuhl nicht weitertransportiert, so daß er in dem darüberliegenden Dickdarm extrem gestaut wird. Der so ständig verstopfte Dickdarm dehnt sich zunehmend; es entsteht ein Megacolon. Die entstehende Verstopfung ist erheblich. Zur Behandlung müssen diese Kinder operiert werden. Dabei entfernt der Chirurg das aganglionäre, nicht funktionsfähige Darmstück. Danach kann der Darm normal funktionieren, und die Verstopfung ist beseitigt.

# Erbrechen

Erbrechen ist ein sehr häufiges Symptom. Es ist oft mit Bauchweh verbunden und erfolgt aus den verschiedensten Gründen. Der Brechreiz und das Hochwürgen der Speisen wird meist als schmerzhaft und unangenehm empfunden.

Eine Ausnahme machen hier lediglich die Säuglinge. Sie erbrechen sich häufig, ohne dabei das Gesicht zu verziehen.

Erbrechen kann sehr verschiedene Ursachen haben: Diätfehler, zu viel oder zu hastiges Essen, beginnende Durchfallerkrankungen, Infekte mit Halsentzündung, besonders beim Scharlach, Entzündungen im Bauchraum (Blinddarmentzündung), Hirnhaut-

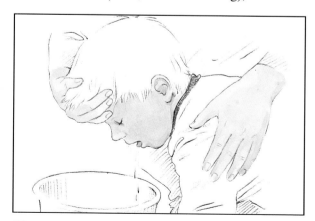

*Wenn man das Kind über die Knie legt und seinen Kopf unterstützt, kann man ihm das Erbrechen erleichtern*

entzündung, Sonnenstich, Reisekrankheit und vieles andere.

Wenn das Symptom nicht nach kurzer Zeit verschwindet, liegt ein Grund vor, den Arzt aufzusuchen. Kinder, je jünger, um so stärker, können durch Erbrechen einen erheblichen Wasserverlust erleiden. Bei länger anhaltendem Erbrechen, insbesondere wenn es mit Durchfall verbunden ist, kann es zur regelrechten Austrocknung (Exsikkose) des Körpers kommen. Das Leben des Kindes ist dann gefährdet, deshalb muß rasch für Flüssigkeitszufuhr gesorgt werden. Dies geschieht in solchen Fällen mit einer intravenösen Infusion (Flüssigkeitszufuhr in eine Vene). Man verwendet meist Salz-Traubenzucker-Lösungen in geeigneter Zusammensetzung.

## Gewohnheitsmäßiges Erbrechen des Säuglings

Häufigeres Erbrechen im Säuglingsalter bedeutet nicht unbedingt etwas Schwerwiegendes. Wir sprechen von habituellem (gewohnheitsmäßigem) Erbrechen oder Spucken. Es tritt auf, wenn die Kinder nach der Mahlzeit ins Bett gelegt werden, mitunter auch, wenn sie sich noch auf dem Arm befinden.

Das Erbrechen im Säuglingsalter wird begünstigt durch den gradlinigen Übergang von der Speiseröhre in den Magen. Wenn die Kinder älter werden, entwickelt sich an diesem Übergang ein Knick, der das Übertreten von Speisebrei aus dem Magen in die Speiseröhre erschwert. Es gibt am Mageneingang und Zwerchfell eine Reihe weiterer anatomischer Auffälligkeiten, die Erbrechen begünstigen können. Deshalb wird der Arzt bei anhaltendem Erbrechen und unzureichender Gewichtszunahme eingehendere Untersuchungen (Ultraschall, Röntgen) veranlassen.

## Magenpförtnerkrampf

Der Magenpförtnerkrampf (Pylorospasmus) ist eine häufige Ursache für Erbrechen bei jungen Säuglingen. Er kommt überwiegend bei Knaben vor. Das Erbrechen ist hier besonders heftig; es erfolgt im Schwall mit großer Intensität. Das Leiden beruht auf einer Verengung des Pylorus, des Magenausgangsmuskels. Ohne eine Behandlung im Krankenhaus können die betroffenen Kinder kaum überleben. Der Arzt wird hier eine Pylorotomie durchführen, eine Operation, bei der die Muskelschichten des Pylorus von außen durchtrennt werden, ohne daß das Innere des Darmes eröffnet wird. Nach dem Eingriff verschwindet das Erbrechen meist schlagartig.

# Durchfall

Durchfall ist die allgemeine Bezeichnung für häufige dünne Stühle bei Kindern und Erwachsenen. Die Stuhlkonsistenz kann breiig, dünnbreiig, wäßrig oder schaumig sein. Die Farbe ist dunkel, braun oder hell, manchmal auch blutig. Mitunter geht Durchfall mit Erbrechen oder heftigen Schmerzen einher. Die Schmerzen lassen meist nach, wenn Stuhl entleert wurde.

Häufige Durchfälle deuten in der Regel auf eine Krankheit hin. Es gibt jedoch zwei Fälle mit scheinbar dünnen und vermehrten Stühlen, die keinen Krankheitswert haben. Das sind einmal Kinder mit einem sogenannten irritablen Colon (reizbaren Dickdarm) und Säuglinge, die voll gestillt werden. In beiden Fällen sind die Stühle in der Zahl vermehrt und dünner als breiig. Das Allgemeinbefinden der Kinder ist daher gut: Sie trinken normal, erbrechen sich nicht und nehmen wie andere Kinder an Gewicht zu.

## Nicht krankhafte Durchfälle

### Reizbarer Dickdarm
Dieses Symptom betrifft vorwiegend Kleinkinder, die zu häufigen Durchfällen neigen, ohne daß sich eine Ursache finden läßt. Es bestehen keine sonstigen Krankheitszeichen, kein Fieber, die Kinder nehmen an Gewicht zu. Eine besondere Diät oder Medikamente sind nicht erforderlich.

## Muttermilchstühle

Der vollgestillte Säugling hat oft Stühle, die sehr dünn sind und häufig entleert werden. Sie riechen aromatisch. Die Kinder fühlen sich wohl und nehmen regelmäßig an Gewicht zu.

Leider kommt es immer wieder vor, daß Muttermilchstühle als Durchfallsstühle fehlgedeutet werden und die Mutter deshalb die Nahrung umstellt. Wenn ein Kind bei Muttermilchernährung zunimmt, ist es gleichgültig, wie ein Stuhl beschaffen ist – fest oder dünn, hell oder dunkel. Das heißt, es liegt kein Grund vor, abzustillen oder medikamentös zu behandeln.

# Krankhafte Durchfälle

Wenn der Säugling dagegen künstliche (adaptierte) Ernährung bekommt, bedeuten dünne, vermehrte Stühle, daß ein krankhafter Zustand vorliegt. Dies gilt insbesondere dann, wenn der Appetit nachläßt, Erbrechen oder Fieber auftritt und das Kind nicht zunimmt. Häufige Erreger einer Durchfallserkrankung im Säuglingsalter sind Dyspepsiecoli, von denen es eine Reihe verschiedener Typen gibt.

## Dyspepsie

Als Dyspepsie wird die Durchfallserkrankung des Säuglings bezeichnet.

## Enteritis

Enteritis heißt wörtlich Darmentzündung. Man versteht darunter Darminfektionen durch Bakterien oder Viren.

## Gastroenteritis

Eine Gastroenteritis ist eine Infektion des Magens und des Darmkanals. Da bei Darminfektionen in der Regel der Magen mitbetroffen ist, werden in der Praxis die Begriffe Gastroenteritis und Enteritis im gleichen Sinne benutzt.

## Ursache der Durchfallsstörungen (Enteritiden)

Die häufigste Ursache sind Infektionen. Weiterhin muß man besonders beim Säugling an eine Milch-Eiweiß-Allergie denken und an die Zöliakie.

**Die wichtigsten Erreger** der Gastroenteritis sind Rotaviren, Dyspepsiecoli, Salmonellen, Shigellen (Erreger der Ruhr) und die Typhus- und Paratyphuserreger. Ruhr und Typhus sind die beiden schwerwiegendsten Erkrankungen unter den Enteritiden. Bei uns sind sie allerdings selten.

## Behandlung

Die Behandlung der Gastroenteritiden besteht in erster Linie im Ersatz von Flüssigkeiten, Salz und Traubenzucker; man nennt diese Wiederzufuhr von Flüssigkeit Rehydratation. Die Flüssigkeit kann man dem Kind im allgemeinen oral (durch den Mund) zuführen. Nur bei starkem Wasserverlust und Erbrechen ist eine intravenöse Flüssigkeitszufuhr erforderlich.

## Mittel aus der Apotheke

Für die orale Rehydratation sind einige Mittel im Handel zum Beispiel Elotrans, GES 60, Oralpädon. Sie enthalten Glukose, Kohlenhydrate, Natrium und Kalium und werden in einer vorgeschriebenen Menge Wasser gelöst und dem Erkrankten zum Trinken angeboten. In diesen Mitteln sind die Inhaltsstoffe in einem bestimmten Verhältnis aufeinander abgestimmt, so daß der Körper sie gut aufnehmen kann. Ein optimales Mischungsverhältnis liegt in dem Arzneimittel GES 60 vor.

## Bewährte Hausmittel

Viele Kinder lehnen jedoch die genannten Elektrolytmischungen wegen ihres Geschmackes ab. Man kann dem Kind dann auch ein selbsthergestelltes Rehydratationsmittel geben. Dazu benötigt man allerdings ein Mineralwasser mit hohem Salzgehalt. Geeignet ist zum Beispiel Fachingen Mineralwasser. Eine Mischung aus

2/3 = 120 ml Fachingen Mineralwasser und
1/3 =  60 ml Apfel- oder Orangensaft

ergibt eine Flüssigkeitsmenge von 180 ml, die sich in der Zusammensetzung nicht zu sehr von den Fertigpräparaten unterscheidet und den meisten Kindern gut schmeckt.

Eine andere empfehlenswerte Rehydratationslösung zum Selbstherstellen ist die bekannte Karottensuppe: 500 g Karotten werden geschabt und zerkleinert und mit 500 ml Wasser eine Stunde gekocht. Dann wird das Ganze durch ein Haarsieb gestrichen, mit abgekochtem Wasser auf 500 ml aufgefüllt und mit 2 g Kochsalz verrührt. Säuglingen unter vier Monaten sollte man allerdings keine Karottensuppe geben.

Nach der Rehydratation legt man eine Nahrungspause von 12 bis 24 Stunden ein. Dann beginnt man mit dem Nahrungsaufbau und führt weiter Flüssigkeit zu, ohne das Kind zum Essen zu zwingen. Für Säuglinge stehen fertige Heilnahrungen zur Verfügung, deren Fettgehalt auf etwa 1 Prozent reduziert ist und die einen Zusatz von Bananen haben. Der Milchzuckergehalt ist ebenfalls verringert.

Jenseits des Säuglingsalters bietet man den Kindern ebenfalls eine sowohl fett- als auch zuckerreduzierte Nahrung an. Kartoffeln, Karottengemüse, Brot und mageres Fleisch werden in der Regel von allen Kindern gut vertragen.

In jedem Fall sollte man bei Durchfällen und Erbrechen einen Arzt um Rat fragen und ihm das erkrankte Kind auch vorstellen.

**Medikamente bei Gastroenteritiden:** Bei infektiösen Durchfällen werden oft Medikamente verordnet, zum Beispiel, Perenterol oder Antibiotika. In der Regel sind diese Medikamente nicht erforderliche, sie können sogar von Nachteil sein. Bei Salmonellenerkrankungen mit hohem Fieber und beim Typhus ist jedoch eine antibiotsche Behandlung angezeigt.

### Kuhmilchallergie (Kuhmilchproteinallergie)

Darunter versteht man die Empfindlichkeit des Säuglings gegen das Kuhmilcheiweiß. Sie kann sowohl bei normaler Kuhmilch als auch bei adaptierter Milch auftreten. Die betroffenen Kinder reagieren mit Gedeihstörungen, Durchfällen und Erbrechen.

Oft sind hiervon Kinder aus Familien betroffen, die zu allergischen Krankheiten neigen. Kinder, die 4 bis 5 Monate gestillt wurden und nur einmal im ersten Lebensmonat eine Flasche adaptierter Milch oder andere Kuhmilch enthalten haben, können beim erneuten Füttern von Kuhmilchnahrung mit einem lebensgefährlichen Schock reagieren. Deshalb sollte man gestillten Kindern bei Zufütterung eine der sogenannten hydrolysierten (hypoallergenen) Milchen geben.

Die wirksamste Vorbeugung gegen eine Kuhmilchallergie besteht darin, daß die Mutter etwa sechs Monate lang stillt. Zur Behandlung der Allergie verabreicht man dann hydrolysierte Milchen. Das sind Milchen, bei denen die Eiweißbausteine der Milch aufgespalten werden, so daß die allergieauslösende Eigenschaft verschwindet. Es gibt eine Reihe von Präparaten im Handel: Kaseinhydrolysate (Pregestmil, Nutramigen), Molkenhydrolysate (Alfarè, Beba HA) und andere Hydrolysatnahrungen wie Pregomin (siehe auch das Kapitel über Ernährung).

Während bei der Kuhmilchproteinallergie eine derartige Milch das Mittel der Wahl ist, werden heute diese Präparate auch für Kinder, die nicht unter Kuhmilchallergie leiden, empfohlen. Ihr Nutzen zur Vorbeugung ist noch nicht ausreichend durch kontrollierte Studien gesichert. Die Indikation sollte strenger gestellt werden, nicht zuletzt auch wegen des hohen Preises und des schlechteren Geschmacks dieser Spezialpräparate.

Kinder mit Kuhmilchallergie, die eine entsprechende hydrolisierte Diätmilch erhalten, gedeihen gut. Nach ein bis zwei Lebensjahren kann wieder Normalkost gegeben werden. Die Wiedereinführung der Kuhmilch muß mit Vorsicht unter ärztlicher Kontrolle geschehen, da sie einen allergischen Schock auslösen kann.

### Zöliakie („Bauchkrankheit")

Hierbei handelt es sich ebenfalls um eine Gedeihstörung, die mit Durchfall, Erbrechen und einem stark aufgetriebenen Leib einhergeht. Solange der Säugling mit Muttermilch oder einer adaptierten Säuglingsmilch ernährt wird, treten keine Krankheitszeichen auf, und er gedeiht gut. Die ersten Zeichen machen sich bemerkbar, wenn das Kind Hafer-, Roggen- oder Weizenprodukte erhält.

Die Zöliakie beruht auf einer Glutenempfindlichkeit. Gluten ist ein Eiweißkörper, der in Hafer, Weizen, Roggen und Gerste enthalten ist. Die glutenhaltigen Nahrungsmittel schädigen die Dünndarmschleimhaut erheblich. Die Dünndarmzotten, die für die Aufnahme der Nährstoffe sorgen, atrophie-

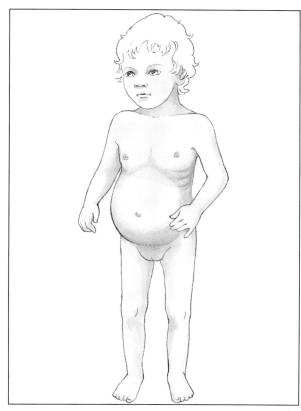

*„Bauchkrankheit" Zöliakie*

ren, das heißt, sie verschwinden. Daher ist der Organismus nicht mehr in der Lage, genügend Nahrungsstoffe aufzunehmen. Statt der unverträglichen glutenhaltigen Nährmittel bekommt das betroffene Kind nur Maisprodukte (Maizena oder Mondamin) und Kartoffeln. Fleisch, Gemüse, Obst, Fett und Eier werden vertragen. Wenn das Kind frei von glutenhaltigen Getreideprodukten ernährt wird, gedeiht es gut.

Die Diät stellt an die Essensplanung einige Anforderungen; der Industrie ist es aber inzwischen gelungen, vorwiegend mit Mais Ersatzbrot und Ersatzgebäck herzustellen, was die Ernährung des Kindes etwas erleichtert. Obgleich sich die Empfindlichkeit des betroffenen Kindes gegenüber glutenhaltigen Nährmitteln bessern kann, bleibt sie meist auf Lebenszeit bestehen, so daß die Diät bei dieser Krankheit auf Dauer beibehalten werden sollte.

# Eßstörungen

## Pubertätsmagersucht (Anorexia nervosa)

Magersucht ist eine Erkrankung hauptsächlich von Mädchen vor, während und nach der Pubertät, sie betrifft mitunter auch junge Frauen. Männliche Jugendliche sind von dieser Form einer Eßstörung nur selten betroffen.

Die Erkrankten lehnen Nahrung weitgehend ab und verlieren laufend an Gewicht. Ihr Stuhl ist verstopft, die Regel bleibt aus, die Herzaktion wird sehr langsam. Auf ihre Essensverweigerung angesprochen, reagieren sie ärgerlich und behaupten, gesund zu sein. Sie verteidigen ihre Vorstellung von einem niedrigen Idealgewicht, was sie keineswegs überschreiten wollen. Die Kranken sind meist gute Schüler und wirken angepaßt. Die Störung zieht sich über Monate und Jahre hin. Nicht alle Patienten sind zu Hause heilbar, sehr oft ist eine Klinikbehandlung nicht zu umgehen.

Auch nach der Heilung sind Patienten, die eine Anorexie überstanden haben, weiterhin anfällig für psychosomatische Störungen.

## Eß-Brech-Sucht (Bulimie)

Diese Eßstörung betrifft wie die Anorexie vor allem Mädchen in der Pubertät und junge Frauen. Sie ist gekennzeichnet durch immer wiederkehrende Heißhunger-Eß-Brech-Attacken. Bevorzugt werden hochkalorienhaltige Speisen, besonders Süßigkeiten. Die Betroffenen stopfen sich damit voll und lösen danach Erbrechen aus, was sie ihrer Umgebung gegenüber verheimlichen. Häufig werden auch Medikamente eingenommen, besonders Abführmittel, deren Mißbrauch zu Kaliumverlust und Herzrhythmusstörungen führen kann.

Die Erfahrung, mit dem eigenen krankhaften Eßverhalten nicht fertig zu werden, führt dazu, daß die Erkrankten an Selbstwertgefühl verlieren und Depressionen entwickeln. Sie finden in ihrer Umgebung nicht immer Verständnis und bedürfen dringend einer ärztlichen und psychotherapeutischen Behandlung.

### Psychische Probleme

Die Psychischen Probleme, die zur Entstehung von Anorexie und Bulimie führen, sind nicht in allen Einzelheiten bekannt. Bei allen Betroffenen zeigen sich allerdings Probleme innerhalb der Familie: Überbehütung, sehr strenge, mitunter starre Regeln im Umgang, die Unfähigkeit, Konflikte durch Gespräche zu lösen, und andere. Diese negativen familiären Voraussetzungen können jedoch auch zu anderen psychosomatischen Reaktionen führen, so daß auch heute noch die Frage offenbleibt, warum die Patienten gerade so und nicht mit anderen Symptomen reagieren.

## Fettsucht (Adipositas)

Die Fettsucht ist wie die Anorexie und die Bulimie als Eßstörung zu betrachten. Sie hat mit diesen Krankheiten gemeinsam, daß der Betroffene versucht, psychische Probleme über das Essen zu lösen. Das Essen steht im Mittelpunkt seines Denkens. Die Zufuhr von Nahrung wird nicht nur zum Stillen des Hungers, sondern zum Stillen psychischer Bedürfnisse benutzt.

Kinder, Jugendliche und Erwachsene leiden unter dem Übergewicht sehr stark, nicht zuletzt auch deshalb, weil das Dicksein mit einem gesellschaftlichen Makel behaftet ist.

Die Gewichtsreduzierung gehört zu den schwierigsten Behandlungen. Nur die Einstellung des Patienten selbst und der feste Wille bringen Erfolg. Kinder, die durch Dritte angehalten werden, an Gewicht abzunehmen, haben keinen Erfolg.

Die einzige und vernünftige Möglichkeit abzunehmen besteht in einer Kalorienreduktion bei einer normalen gemischten Kost. Die vielen Spezialdiäten, die angeboten werden, bieten keinen Vorteil. Sie sind nur teuer und aufwendig. Dies gilt auch für Eiweißkonzentrate und Tabletten zum Abnehmen. Sie entwickeln nur Nebenwirkungen und bieten keine Vorteile.

## Husten

Der Husten ist in der kinderärztlichen Praxis eines der häufigsten Symptome. Jedes zweite Kind, das im Vorschulalter dem Kinderarzt vorgestellt wird, leidet daran. Seitdem allerdings in den letzten Jahren die Mütter wieder häufiger stillen, ist in der Praxis zu beobachten, daß vollgestillte Säuglinge weitgehend von den sogenannten Erkältungskrankheiten mit Husten verschont bleiben. Dies ist vorwiegend dem Schutz durch das Immunglobulin A (IgA) in der Muttermilch zuzuschreiben.

### Der Hustenreflex

Unter den verschiedenen Schutzfunktionen, mit denen die Atemwege ausgestattet sind, hat der Hustenstoß eine besondere Bedeutung.

Beim Husten werden Fremdstoffe wie Schleim, Bakterien, Staub und größere Partikel aus den Luftwegen nach außen befördert. Auslösende Ursachen des Hustens können jedoch nicht nur Fremdstoffe, sondern auch eine Bronchoobstruktion (Verengung der Bronchien), entzündliche oder tumoröse Veränderungen im Mittelfell zwischen den Lungenflügeln, im Rippenfell und im Zwerchfell sein.

Den stärksten Hustenreiz ruft die Obstruktion hervor. Darunter versteht man eine Verengung der Bronchien, wie sie besonders beim Asthma vorkommt. Die Obstruktion bewirkt, daß die Ausatmung verlängert wird und nicht ganz vollständig erfolgt, so daß ein Teil der Luft in der Lunge bleibt. Bei starker Obstruktion ist der Brustkorb aufgebläht.

### Zur Differentialdiagnose des Hustens

Differentialdiagnosen sind verschiedene Krankheitsbilder, an die man bei einem hustenden Patienten denken muß. Zunächst gibt die Dauer eines Hustens wichtige Hinweise für die Differentialdiagnose. Bei einem Husten, der nur ein bis zwei Wochen anhält, sonst wenig Auffälligkeiten bietet, am Anfang vielleicht mit einigen Tagen Fieber einhergeht, ist zunächst an einen banalen Infekt mit Luftröhrenkatarrh oder Bronchitis zu denken.

Wenn der Husten länger als 14 Tage anhält, muß der Arzt an weitere Krankheiten denken.

## Charakteristische Hustenformen

Ich möchte der genaueren Besprechung einiger Krankheitsbilder, die mit Husten einhergehen, einen kurzen Überblick voranstellen. Die folgenden Krankheiten sind an bestimmten Hustenformen zu erkennen. In vielen Fällen ist bereits eine Diagnose durch genaues Hinhören und Beobachten möglich:

- Luftröhren-Bronchial-Katarrh (Tracheobronchitis): Katarrhalischer trockener, mitunter harter Husten;
- Bronchitis: lockerer Husten, Schleim löst sich;
- Pseudocroup oder bakterielle Kehlkopfentzündung: bellender oder bei sehr enger Stimmritze aphonischer (tonloser) Husten;
- „Asthmahusten", Stakkatohusten, der sich kaum unterbrechen läßt, oft nachts stärker als am Tag;
- Keuchhusten („Pertussis-Husten"): Stakkatohusten, das Kind läuft rot an, Erbrechen beim Husten (siehe Abschnitt Keuchhusten, S. 77);
- „Mukoviszidose-Husten" (angeborene erbliche chronische Lungenerkrankung): hartnäckiger, schwer zu unterbrechender Husten, ähnlich dem Asthmahusten;
- Fremdkörperaspiration (zum Beispiel, wenn das Kind eine Erdnuß eingeatmet hat): Reizhusten mit Stridor (hörbares Atmungsgeräusch);
- Lungentuberkulose: bitonaler (doppeltönender) Husten;
- psychogener Husten oder Hustentic: wirkt wie künstlich ausgelöst, kurzer mehrmaliger, manchmal räusperartiger Husten.

## Welche Maßnahmen führt der Kinderarzt bei Husten durch?

Er wird sich erkundigen, seit wann der Husten besteht, wie oft er auftritt und wie die Hustenanfälle ablaufen. Dann wird er Mund und Rachen inspizieren und die Lungen abklopfen (perkutieren) und abhören (auskultieren). Bei jedem Kind sollte in gewissen Abständen eine Tuberkulinprobe durchgeführt werden. Weitergehende Untersuchungen wie Laborbefunde, Lungenfunktionsprüfungen oder Röntgenuntersuchungen sind besonderen Indikationen vorbehalten: Sie werden durchgeführt, wenn der Husten länger dauert und die einfachen Methoden nicht zum Ziel führen.

# Banale Infekte

Banale, also relativ harmlose Infekte stehen als Ursachen für Husten im Vordergrund. Oft gehen die Infekte mit einigen Tagen Fieber einher. In der Regel sind die Nase, der Rachen und die Luftröhre, seltener auch die Bronchien befallen. Der Husten hat einen bellenden Charakter bei Beteiligung der Stimmbänder. Er ist hart bei einer trockenen Tracheitis (Luftröhrenkatarrh), und er wird lockerer, wenn sich Schleim löst. Das Allgemeinbefinden ist meist nicht wesentlich beeinträchtigt.

Mitunter ist die Nachtruhe gestört, worunter in der Regel die Eltern mehr leiden als das betroffene Kind. Die Empfindlichkeit der Umgebung sollte jedoch keineswegs ein Maßstab für die Menge und Stärke der Hustenmittel sein, die ein Kind erhält.

## Behandlung

Die Therapie des banalen Infektes richtet sich nach den Symptomen. Bei höherem Fieber und Schmerzen kann, soweit notwendig, Parazetamol oder Acetylsalicylsäure (Aspirin) verabreicht werden. Oft genügen Brust- oder Leibwickel und reichlich Getränke. Die Prognose (Voraussage) ist in der Regel gut, so daß der Spontanverlauf (Verlauf ohne Medikamente) abgewartet werden kann und sich eine weitere Behandlung meist erübrigt.

„Hustenmittel" sind von begrenztem Wert und haben oft nur eine Alibifunktion. Obgleich ihre Wirksamkeit nicht immer beeindruckend ist, sind schleimlösende Mittel (Mucolytica) wie Ambroxol oder Cystinderivate noch am ehesten angebracht. Eine sofortige und durchschlagende Hustenbesserung durch diese Medikamente ist nicht zu erwarten. Der Krankheitsverlauf wird in der Regel durch sie kaum beeinflußt. Auf Hustenblocker (Antitussiva) wie Codein, Paracodein und Silomat kann bis auf Ausnahmen verzichtet werden. Antitussiva tragen nicht zur Heilung bei, sie sind nur Mittel, den Hustenreiz zu unterdrücken. Sie sind Morphinabkömmlinge, haben neben der hustenblockierende eine beruhigende Wirkung und können eine Verstopfung verursachen. Bei nächtlichem unstillbarem Husten muß man an eine Obstruktion (Bronchienverengung) denken, einen asthmaähnlichen

Zustand. Antitussiva sind hier unwirksam; die Behandlung muß mit bronchienerweiternden Medikamenten (Beta-2-Sympathikomimetika) erfolgen.

**Häufig wiederkehrende Infekte bei Kleinkindern**
Kleinkinder, die eine Gemeinschaftseinrichtung besuchen, werden ihren Husten oft wochenlang nicht los. Die häufigste Ursache sind immer wiederkehrende (rezidivierende) Virusinfekte. In besonders hartnäckigen Fällen muß man an die folgenden Krankheiten denken:
■ Keuchhusten (Pertussis),
■ ein überempfindliches (hyperreagibles) Bronchialsystem,
■ einen Immunglobulin-A-Mangel (selten),
■ Mukoviszidose, eine seltene angeborene Lungen- und Bauchspeicheldrüsen-Erkrankung.

Alle diese Krankheiten lassen sich mit verhältnismäßig einfachen Mitteln ausschließen beziehungsweise bestätigen.
Es ist für Eltern mit einem Kind im Vorschulalter oft schwer verständlich, daß es dauernd krank ist, die Nase läuft und es hustet. Trotzdem kann man sicher sein, daß in den meisten Fällen diese Anfälligkeit im Schulalter verschwinden wird. Bei der Infektanfälligkeit im Kindergartenalter handelt es sich um eine physiologische (normale) Durchgangsphase.
Kinder müssen ihre Abwehrkräfte erst langsam aufbauen, was ihr Körper von allein bewältigt. Die Abwehrkräfte eines Menschen lassen sich im Blut an Hand der Langzeitimmunglobuline G nachweisen. Bei der Geburt liegt der Wert dieser Immunglobuline hoch, weil das Kind die Antikörper von der Mutter übernimmt. Die aus dem mütterlichem Blut erhaltene Immunität wird als Leihimmunität bezeichnet. Die Antikörper der Mutter baut das Kind in einigen Monate ab. In den folgenden Jahren steigen die Werte dann allmählich wieder an und erreichen mit sechs bis sieben Jahren etwa das Niveau der Leihimmunität. Parallel zur Stärkung der Abwehrkräfte geht die Infekthäufigkeit zu Beginn des Schulalters zurück.
Medikamente, die die Abwehrkraft stärken sollen, werden in großer Zahl angeboten. Die „Rote Liste", das Arzneimittelverzeichnis des Bundesverbandes der pharmazeutischen Industrie, von 1993 enthält über 50 Präparate, die eine Steigerung der Abwehrkräfte versprechen. Bei diesen sogenannten Immunstimulantien oder Immunmodulatoren handelt es sich vor allem um drei Gruppen von Präparaten:
1. pflanzliche Mittel, die häufig Sonnenhut (Echinacea) enthalten,
2. Bakterienextrakte, die besonders präpariert sind, und
3. homöopathische Mittel.

Eine nachweisbare Wirkung hat keines dieser Mittel. Für die häufig gesehenen Erfolge lassen sich mehrere Gründe anführen, vor allem:
■ Die rezidivierenden (immer wiederkehrenden) Infekte sind immer Schwankungen unterworfen; spontane Besserungen werden als Behandlungserfolg gedeutet.
■ Diese Infekte werden mit zunehmendem Alter seltener. Diese Tatsache wird fälschlich der Behandlung zugeschrieben.
■ Alle Beteiligten erwarten einen Erfolg bei der zeitaufwendigen Behandlung und finden ihn deshalb auch gern.

Man sollte seinem Kind die Belastung durch unwirksame Medikamente und den Kostenträgern die Kosten dafür ersparen. Es ist nicht richtig zu argumentieren, die Präparate seien unschädlich – jedes Medikament hat Nebenwirkungen, auch ein pflanzliches.

**Operative Eingriffe des Hals-Nasen-Ohren-Arztes**
Häufig sehen Eltern und Ärzte ihre Hoffnung, die Infekthäufigkeit zu verringern, auf operative Maßnahmen im Hals-Nase-Ohren-Bereich, und hier besonders auf die Entfernung der Gaumenmandeln (Tonsillektomie) und der Rachenmandeln (Adenotomie).
Bei häufigen Mittelohrentzündungen kann die Adenotomie eine Verbesserung der Belüftung des Rachens und der Ohrtrompete bringen. Die Tonsillektomie dagegen wird nur in seltenen Ausnahmesituationen einen Vorteil bringen.

Bei wiederholtem Erguß im Mittelohr ist die Drainage der Paukenhöhle mit kleinen Röhrchen, die eine Weile dort liegenbleiben, von deutlichem Vorteil, besonders was die Verbesserung des Hörvermögens anlangt.

# Überempfindliches Bronchialsystem, Obstruktion und Bronchialasthma

Aus einem überempfindlichen (hyperreagiblen) Bronchialsystem kann sich ein Asthma entwickeln. Das Bronchialsystem ist dann überempfindlich, wenn es dazu neigt, mit einer Obstruktion zu reagieren. Die Obstruktion oder Bronchokonstriktion ist eine Verengung der Bronchien. Sie führt zu einer Überblähung der Lungenbläschen und zu einer erschwerten Ausatmung, die verlängert und oft mit einem pfeifenden Geräusch (Stridor) verbunden ist. Der Obstruktion liegen drei Mechanismen zugrunde:

1. ein Kontraktionszustand der Bronchialmuskulatur,
2. eine Schwellung der Bronchialschleimhaut und
3. eine vermehrte Absonderung von zähem Schleim in die Bronchien.

Etwa 10 bis 15 Prozent aller Kinder leiden mehr oder weniger häufig an einem hyperreagiblen Bronchialsystem und Asthma. Wenn die Außentemperaturen sehr kalt sind, minus 50 Grad und darunter, kann auch ein sonst gesunder Mensch mit einer Obstruktion reagieren.
Die Bereitschaft zum hyperreagiblen Bronchialsystem und Asthma ist erblich (genetisch) bedingt (siehe hierzu auch das Kapitel über Vererbung, S. 14). Auslöser sind vor allem allergische Faktoren: Pollen, besonders Gräser, Roggen, Hasel und Birke, Schimmelpilze, Hausstaubmilben, Tierhaare, seltener Nahrungsmittel. Darüber hinaus können von Bedeutung sein: körperliche Anstrengung, Tabakrauch, Smog (CO, $SO_2$) Inversionswetterlagen, bei denen der Industrieschmutz nicht nach oben abziehen kann.

**Gefährdungsfaktor Rauchen**
Für viele Jugendliche ist leider das Rauchen ein „Statussymbol", das sie nicht missen möchten. Die Warnungen der direkten Angehörigen vor der Schädlichkeit des Rauchens, besonders wenn eine Neigung zu Bronchitis besteht, werden leider nicht beachtet, und zwar um so weniger, je häufiger diese Warnungen erfolgen.
Vielleicht gelingt es dem Arzt, dem Freund oder der Freundin, in dieser Hinsicht etwas zu erreichen. Hierzu eignen sich allerdings nur solche Personen, die selbst Nichtraucher sind, denn nur sie sind auch glaubwürdig.
Auch das passive Rauchen schadet bekanntlich den betroffenen Kindern. Wir müssen deshalb energisch dafür Sorge tragen, daß das Rauchen in Gegenwart von Kindern unterbleibt.

**Asthmahusten**
Der charakteristische „Asthmahusten" tritt in der Regel plötzlich in den Nachtstunden auf und ist gekennzeichnet durch einen Reizhusten, der kaum zu unterbrechen ist. Er wird durch die beschriebene Obstruktion (Verengung der Bronchien) ausgelöst, die nur auf eine gezielte Therapie mit bronchialerweiternden Mitteln (Beta-2-Sympathicomimetica) anspricht. Codein ist beim Asthmahusten unwirksam. Man kann auch umgekehrt argumentieren: Wenn bei einem starken Reizhusten ein codeinhaltiges Medikament keine Wirkung hat, so spricht dies für eine Obstruktion. Husten kann oft das einzige Symptom eines Asthmas sein.

**Säuglingsasthma**
Eine besondere Form ist die asthmatische (obstruktive) Bronchitis des Säuglings. Das Kind hat oft einen starken hörbaren Stridor (hörbares Atemgeräusch) und einen hartnäckigen unangenehmen Hustenreiz. Es spricht nicht oder nur ungenügend auf Beta-2-Sympaticomimetica an, so daß öfter Corticoide eingesetzt werden müssen.
Erstaunlicherweise sind viele dieser kleinen Kinder mit dem hartnäckigen, lauten „giemenden" Stridor trotzdem munter und fröhlich. Sie werden deshalb auch „happy Wheezer" (glückliche Giemer) genannt. Wenn außer dem Giemen keine Symptome

wie Husten oder Dyspnoe (Kurzatmigkeit) nachweisbar sind, kann auf eine Behandlung verzichtet werden.

### Prognose bei asthmatischen Beschwerden

Wenn Kinder im Kleinkindesalter asthmatische Beschwerden haben, so ist es im Einzelfall ungewiß, wie der Verlauf im Jugend- und Erwachsenenalter sein wird. Es gibt eine Reihe von statistischen Untersuchungen, die alle zu etwas abweichenden Ergebnissen kommen. Aufgrund meiner eigenen Erfahrungen scheinen die folgenden Aussagen realistisch: Nur etwa 20 Prozent der Säuglinge, die an asthmatischer Bronchitis leiden, entwickeln später ein Asthma. Kleinkinder mit Asthma behalten dies zu etwa 50 Prozent, oder umgekehrt ausgedrückt: 50 Prozent von ihnen werden später frei von Asthma sein.

### Atopische Krankheiten

Bei Kindern mit Asthma findet sich oft ein Heuschnupfen, eine empfindliche, trockene Haut oder auch ein ausgesprochenes Ekzem (Neurodermitis). Die drei Krankheiten Asthma, Heuschnupfen, Ekzem rechnet man zu den familiär gehäuft vorkommenden allergischen oder atopischen Krankheiten. Wie oben ausgeführt, ist die Allergie jedoch nicht die einzige Ursache für das Asthma.

Laborbefunde beim Asthma und den anderen atopischen Erkrankungen können Hinweise auf die auslösenden Ursachen geben. Im Blut kann man das Immunglobulin E (IgE) bestimmen. Es gibt die Gesamtmenge der Allergene an, das sind die Antikörper, die eine bestehende Allergie dokumentieren. Wenn das IgE niedrig ist, so spricht das gegen eine bestehende Allergie, hohe Werte sprechen für eine allergische Bereitschaft. Das Gesamt-IgE läßt keinen Schluß auf die Art der Allergie zu. Das kann durch eine Bestimmung einzelner Fraktionen im RAST-Test geklärt werden. Es lassen sich dann, wenn vorhanden, Allergene gegen Hausstaub, Schimmelpilze, Gras- und Baumpollen oder Nahrungsmittel nachweisen.

Darüber hinaus steht der Allergie-Prick-Test zur Verfügung. Dabei wird ein Tropfen Testlösung auf die Haut am Unterarm gegeben und die Haut mit

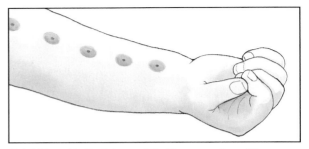

*Prick-Test: Als Reaktion auf die Haut gespritzte Allergene bilden sich rote Flecken*

einer feinen Nadel, ohne daß es blutet, angeritzt. Bei Verdacht auf eine allergische Erkrankung kann man ein Suchprogramm durchführen, das etwa folgendermaßen aussieht: Gräser, Roggen, Frühblüher Hasel und Birke, Hausstaubmilben, Schimmelpilze. Falls regelmäßig Kontakt mit Haustieren besteht, wird die Untersuchung entsprechend ergänzt, etwa durch Hunde- oder Katzenhaare. Das Ergebnis kann nach 20 bis 30 Minuten abgelesen werden.

RAST-Test und Prick-Test stimmen oft überein, aber nicht immer. In der Regel sind die Ergebnisse gut verwertbar. In besonderen Fällen kann man, meist unter klinischen Bedingungen, noch einen sogenannten Provokationstest durchführen.

### Behandlung des Bronchialasthmas

Die Behandlung ist nicht ganz einfach und erfordert einige Erfahrung. Medikamente: Die wirksamsten Mittel sind die bereits erwähnten Beta-2-Sypathicomimetica. Sie enthalten eine Substanz, die vom körpereigenen Streßhormon, dem Adrenalin, abgeleitet ist. Es gibt eine Reihe verschiedener Fertigpräparate, zum Beispiel Berotec, Sultanol, Bricanyl.

Neben der Hauptwirkung, die Bronchien zu erweitern, haben diese Medikamente unerwünschte Nebenwirkungen, nämlich eine Beschleunigung der Herzfrequenz und bei Überdosierung auch Fingerzittern. Bei richtiger Dosierung ist die Verträglichkeit gut. Der Vorteil der Präparate ist so groß, daß die vermeidbaren Nebenwirkungen kein Grund sein sollten, eine notwendige Behandlung zu unterlassen. Die Medikamente werden hauptsächlich als Dosieraerosol (Spray) gegeben. Für jüngere Kinder gibt es Inhalationshilfen. Für Kleinkinder kann man Beta-2-Sympathicomimetica im Inhalationsapparat oder oral (durch den Mund) verabreichen.

Beta-2-Sympathicomimetica sind beim Asthma und der asthmatischen Bronchitis zwar die wichtigsten Medikamente, bei schwerem Asthma muß der Arzt jedoch weitere Arzneimittel verordnen, zum Beispiel Theophyllinpräparate oder Cortison.

**Medikamente gegen Inhalationsallergene:** Inzwischen gibt es gut wirksame und verträgliche Medikamente gegen Pollen und andere Allergen.

■ Cromoglicinsäure zur Inhalation für Bronchien und Nase und als Augentropfen,

■ Antihistaminika (Hismanal, Teldane)

Diese Arzneimittel gestatten es, daß der Patient beschwerdefrei oder mit geringen Beschwerden die Pollenzeit übersteht.

**Kuren** bei Asthma und anderen atopischen Erkrankungen haben nach wie vor eine große Suggestivkraft. Für Allergiker spielt das pollen- und hausstaubmilbenarme Hochgebirge eine Rolle. Viele Ärzte geben jedoch der See den Vorzug vor dem Gebirge.

Man kann über das Für und Wider verschiedener klimatischer Einflüsse lange diskutieren. Wichtig ist, daß der Patient sich wohl fühlt. Leider werden die hochgespannten Erwartungen, die man an den Klimawechsel stellt, oft enttäuscht. Häufig tritt eine Besserung ein, in der Regel jedoch keine Beseitigung der Erkrankung.

**Allergenkarenz:** Darunter versteht man das Ausweichen vor den krankmachenden Antigen, zum Beispiel die Vermeidung des Kontaktes mit einer Katze. Die Allergenkarenz ist eine sinnvolle Maßnahme, doch leider sind ihr Grenzen gesetzt. Einzelheiten dazu sind im Kapitel Allergie und allergische Krankheiten dargestellt (S. 85).

# Psychogener Husten (Hustentic)

Der psychogene Husten ist hart und klingt hohl. Man sieht, daß der Patient den Husten mit Anstrengung hervorbringt, gleichsam herauspreßt. Auf Aufforderung kann fast jeder Patient den Husten gut demonstrieren. Kinder haben sonst Schwierigkeiten, auf Aufforderung zu husten.

In vielen Fällen zeigt die Beobachtung, daß die Patienten – meist handelt es sich um ältere Kinder oder Jungendliche – mit dem Husten eine unterdrückte Aggressivität, zum Beispiel gegen den Vater, zum Ausdruck bringen. Es fehlt ihnen an Möglichkeiten, ihre Konflikte im Gespräch oder auf andere Weise auszutragen. In diesen Fällen sind Medikamente nicht am Platze. Die Behandlung kann nur in einer Aufklärung des Patienten und der Familie, eventuell in mehreren Gesprächen, bestehen.

# Zusammenfassende Beurteilung der „Hustenbehandlung"

Beim Husten handelt es sich um ein Symptom mit sehr verschiedenen Ursachen. Für den Laien ist Husten in erster Linie eine behandlungsbedürftige Krankheit, die stört, und nicht ein Schutzreflex, der die Atemwege freimachen soll.

Der Wunsch, einen Hustensaft zu geben, ist verständlich, aber nicht immer sinnvoll. Der ungezielt verordnete Hustensaft bringt in der Regel keine Erleichterung, er hat letztlich nur Nebenwirkungen, ohne etwas Vernünftiges zu bewirken. Da die meisten Katarrhe der Luftwege eine gute spontane Besserungstendenz haben, ist in vielen Fällen die Verabreichung eines „Hustensaftes" überflüssig.

Die Beliebtheit von Hustensäften beruht unter anderem auf seiner angenehmen Süßigkeit und dem Geschmack nach Anis, Thymian oder anderen Pflanzenstoffen sowie auch darauf, daß überhaupt etwas geschieht. Beinahe noch beliebter als die Säfte, zumindest bei den Müttern, sind die „Hustenbalsame". Sie enthalten mehrere ätherische Öle mit Geruchsarten verschiedener Qualität, und sie reizen häufig die Haut. Als angenehme Zuwendung dürfte der Patient das Einreiben der Brust und des Rückens empfinden, wobei das verwendete Mittel nur eine sekundäre Rolle spielt. Eine gesundheitsfördernde pharmakologische Wirkung geht von den Inhaltsstoffen der Balsame nicht aus.

# Das Neugeborene und seine Erkrankungen

Nachdem viele Jahre die meisten Entbindungen in der Klinik stattgefunden haben, sind in den letzten Jahren wieder vermehrt ambulante und Hausentbindungen üblich geworden. Für Mutter und Kind ergeben sich daraus einige Vorteile, andererseits besteht aber auch ein erhöhtes Überwachungsrisiko. Man darf nicht verkennen, daß diese Entbindungen ohne die sofort zur Verfügung stehenden Hilfen einer Klinik für alle Beteiligten, die Eltern, die Hebamme, den Frauen- und Kinderarzt, eine erhöhte Verantwortung und Sorgfaltspflicht bedeuten. Es sei nur an die Kontrolle und an die Behandlung der Neugeborenengelbsucht erinnert. Der Klinikmedizin stehen heute Methoden zur Verfügung, die es ermöglichen, schwerwiegende Folgen von Störungen abzuwenden, wenn rechtzeitig gehandelt werden kann. Bei unvorhergesehenen Zwischenfällen, die Mutter und Kind in der Zeit des Wochenbetts zu Hause treffen, wird mehr Zeit vergehen, bis ärztliche Hilfe zur Verfügung steht, als in der Klinik. Insgesamt gesehen scheint sich die ambulante Entbindung bisher trotzdem bewährt zu haben.

Es ist auch erfreulich, daß in den letzten Jahren die Stillbereitschaft auch in den Entbindungskliniken gefördert wurde, indem die Neugeborenen bald zu den Müttern gelegt werden (Rooming-in).

## Schwangerschaftsdauer

Der Gesundheitszustand eines neugeborenen Kindes hängt wesentlich von seiner Größe und seinem Gewicht ab, und diese beiden Faktoren werden wiederum von der Dauer der Schwangerschaft beeinflußt.

Die **normale Schwangerschaftsdauer**, gerechnet vom ersten Tag der letzten Regel, beträgt 280 Tage beziehungsweise 40 Wochen. Die Grenzen liegen zwischen dem 259. und 293. Schwangerschaftstag, das heißt zwischen dem Beginn der 38. und Ende der 42. Schwangerschaftswoche.

**Frühgeborene** sind Kinder, deren Schwangerschaftsdauer 258 Tage oder 37 Schwangerschaftswochen und weniger betragen hat.

**Übertragung:** Von Übertragung spricht man, wenn die Schwangerschaft länger als 42 Wochen gedauert hat.

**Geburtsgewicht:** Das Geburtsgewicht von 2 500 g und weniger gilt, unabhängig von der Schwangerschaftsdauer und Schwangerschaftsalter, als auffällig leicht. Heute ist es möglich, Frühgeborene von 1 000 g und darunter am Leben zu erhalten. Wenn auch ihr Risiko, in der Neugeborenenzeit und danach zu erkranken, hoch ist, so ist die weitere Entwicklung dieser Kinder im Vorschul- und Schulalter oft erfreulich gut.

**Mangelgeborene** sind Kinder, die für das Geburtsdatum zu klein, zu leicht und zu unreif sind. Man benennt sie auch nach dem englischen Ausdruck „small for date" (zu klein für das Datum). Unter die Small-for-date-Babys fallen diejenigen, deren Mütter in der Schwangerschaft regelmäßig geraucht, und auch diejenigen, die viel Alkohol zu sich genommen haben. Die Kinder mit Alkoholembryopathie weisen zusätzliche andere Schäden, insbesondere jedoch eine Störung in der geistig-intellektuellen Entwicklung auf.

**Besondere Kennzeichen der Frühgeborenen** sind
- eine zarte Behaarung am Körper, die beim Reifgeborenen meist nicht vorhanden ist,
- die Ohrmuschelknorpel fehlen noch,
- die Fußsohlenfalten fehlen weitgehend, und
- das Hodensäckchen beziehungsweise die Schamlippen sind klein und zeigen wenig Falten.

## Risikokinder

Frühgeborene, übertragene, Mangelgeborene und Kinder mit niedrigem Geburtsgewicht sind in den ersten Lebenswochen sehr gefährdet. Man rechnet sie deshalb zu den sogenannten Risikokindern.

Zu den Risikokindern werden weiterhin alle Kinder gezählt, die aufgrund besonderer Auffälligkeiten erblicher Störungen, Komplikationen während der Schwangerschaft und unter der Geburt überdurchschnittlich gefährdet sind.

**Anpassungsstörungen:** Häufig treten sogenannte Adaptationsstörungen, das heißt Anpassungsstörungen auf, wenn das Kind die schützende Gebärmutter verlassen hat. Dort ist das Kind durch die Nabelschnur noch sicher mit Blut, Sauerstoff und Nahrungsstoffen versorgt. Nach der Entbindung müssen sich alle Körperfunktionen, besonders Kreislauf, Atmung und Wärmeregulation, neu einstellen, was nicht immer ohne Komplikationen möglich ist.

**Asphyxie:** Unter Asphyxie versteht der Arzt einen Zustand von Sauerstoffnot, der unter den verschiedensten Bedingungen, insbesondere aber durch Funktionsstörungen des Herz-Kreislauf-Systems zustande kommt. Es handelt sich hier immer um einen gefährlichen Zustand. Längerer Sauerstoffmangel kann dem kindlichen Hirn einen Dauerschaden zufügen mit Störung der Motorik (spastische Lähmung) und der geistigen Entwicklung.

**Folgende Funktionen müssen bei Risikokindern überwacht werden:**
- Atmung: Beschleunigung, Verlangsamung, Unregelmäßigkeit, Einziehungen im Bereich des Brustkorbs, bläuliche Verfärbung
- Kreislauf: Frequenz, Geräusch, Durchblutung
- Temperatur (im Darm gemessen)
- Infektzeichen: Hautfarbe, gestörte Ernährung, Trinkschwäche
- Nervensystem: Erregbarkeit, Muskeltonus (Spannungszustand der Muskeln), Krampfanfälle
- Blutuntersuchung im Labor: Blutgase, Blutzucker, rote Blutwerte, Bilirubin

**Besondere Probleme von Früh- und Mangelgeborenen sind:**
- Atemstörungen, besonders Apnoen, das heißt Aussetzen der Atmung,
- Hirnblutungen, die zu Krampfanfällen führen,
- Störungen in der körperlich-geistigen Entwicklung,

- Schädigung der Netzhautgefäße des Auges mit einem teilweise oder vollständigen Sehverlust (retrolentale Fibroplasie).
- Erkrankung der unreifen Lungen, wobei es zu einer Behinderung des Sauerstoffaustausches in den Alveolen (Lungenbläschen) kommt (hyaline Membranen),
- Aspiration: Einatmen von Nahrungsteilen in die Luftwege,
- mangelnder Verschluß des Ductus arteriosus , der Verbindung zwischen Körper- und Lungenschlagader,
- Infektionen und erhöhte Infektanfälligkeit,
- Störungen der Temperaturregulation,
- Gelbsucht (Ikterus).

Früh- und Mangelgeborene haben ein erhöhtes Risiko in ihrer gesamten Entwicklung und brauchen länger, um laufen und sprechen zu lernen, als andere Kinder. Der große Teil von ihnen holt jedoch etwa bis zum sechsten/siebten Lebensjahr das Entwicklungsdefizit auf, und es ist immer wieder ein erfreuliches Erlebnis, die Fortschritte dieser Kinder zu beobachten.

# Probleme bei Zuckerkrankheit der Mutter

Eine diabetische Embryopathie und Fetopathie tritt bei Kindern diabetischer (zuckerkranker) Mütter auf, deren Diabeteseinstellung schlecht ist. Bei der Embryopathie kommt es bereits in den ersten zwei Schwangerschaftsmonaten unter anderem zu Fehlbildungen am Herz-Kreislauf- oder Zentralnervensystem des Kindes. Hat die Mutter jenseits der 28. Schwangerschaftswoche laufend hohe Blutzuckerwerte, so sind diese auch beim Kind vorhanden, bei dem sie eine Überfunktion der Bauchspeicheldrüse und eine Größenzunahme seiner Organe bewirken. Dadurch hat das Kind ein sehr hohes Geburtsgewicht. Nach der Geburt kommt es beim Kind durch die Überfunktion der Bauchspeicheldrüse zu gefährlichen Unterzuckerungen (Hypoglykämien).

# Gelbsucht (Ikterus) des Neugeborenen

Diese Gelbsucht ist, solange sie sich in gewissen Grenzen hält, eine normale Erscheinung. Es handelt sich wie bei der Umstellung der Atmung und des Kreislaufs um eine Anpassungserscheinung beim Übergang vom Leben im Mutterleib zum Leben nach der Geburt.

Das Ungeborene besitzt mehr rote Blutkörperchen und mehr roten Blutfarbstoff (Hämoglobin), als es nach der Geburt noch braucht. Daher baut der Körper des Neugeborenen das Hämoglobin zu Bilirubin (dem gelben Gallenfarbstoff) ab. Es gibt nun zwei Formen von Bilirubin:

■ Das indirekte oder freie Bilirubin ist nicht wasserlöslich und im Blut an Eiweiß gebunden. Es kann in das Zentralnervensystem übergehen und dort die Nervenkerne schädigen (Kernikterus).

■ Das direkte Bilirubin entsteht durch Umwandlung in der Leber. Es ist wasserlöslich und kann mit der Galle ausgeschieden werden.

Damit in der Leber das indirekte in das direkte Bilirubin umgewandelt werden kann, benötigt der Körper ein Ferment. Dieses Ferment ist beim Neugeborenen und besonders beim Frühgeborenen noch nicht genügend funktionstüchtig. Die Ausscheidung des Bilirubins hält deshalb nicht Schritt mit dem Hämoglobinabbau, und es kommt zu einer Erhöhung des Bilirubingehalts im Blut, das heißt zu einem Ikterus, einer Gelbfärbung der Haut und Augenbindehaut.

Der normale (psysiologische) Ikterus bedarf keiner besonderen Behandlung. Übersteigt das Bilirubin jedoch bestimmte Werte, so ist eine Therapie erforderlich.

### Kernikterus

Die indirekte Form des Bilirubins kann dem Kind gefährlich werden, weil es die Blut-Hirn-Schranke überwinden, das heißt ins Gehirn eindringen kann. Dort setzt es sich in den Hirnkernen fest und schädigt die Nervenzellen. Die Folgen sind akute Störungen mit Atemnot, Krämpfen und Apathie. Restschäden und Dauerschäden betreffen besonders die Motorik und Intelligenz.

Hohe Bilirubinwerte, die zu einem Kernikterus führen, entstehen unter besonderen Bedingungen, zum Beispiel beim Frühgeborenen. Besonders gefährdet sind Kinder mit Blutgruppenunverträglichkeiten zwischen Mutter und Kind, von denen die bekanntesten die Rhesusfaktor- und die AB0-Inkompatibilität (Unverträglichkeit) sind.

**Rhesusfaktorunverträglichkeiten:** Bei der Rhesusinkompatibilität enthalten die roten Blutkörperchen des Kindes aus dem Erbgut des Vaters stammende Blutgruppenantigene, das Kind ist Rhesus positiv. Die Mutter besitzt diese positiven Antigene nicht, sie ist Rhesus negativ. Gegen die positiven Antigene ihres Kindes bildet die Mutter Antikörper (Anti-Rh). Meist kommt es unter der Geburt zum Übertritt dieser Antikörper auf das Kind. Sie bewirken, daß dessen Blut rasch zerfällt. Die Zahl der Antikörper ist bei der ersten Schwangerschaft noch gering, sie kann bei weiteren Schwangerschaften zunehmen. Entsprechend sind weitere Kinder stärker gefährdet. Heute ist es möglich, mit einem Anti-Rhesus-Immunglobulin, das der Mutter verabreicht wird, diese Folgen bei weiteren Kindern zu verhindern.

**Blutgruppenunverträglichkeit:** Ähnliche Verhältnisse mit Antikörperbildung gegen die roten Blutkörperchen des Kindes liegen bei der Unverträglichkeit der AB0-Blutfaktoren vor. Die Auswirkungen der AB0-Unverträglichkeit sind meist geringer als die der Rh-Inkompatibilität.

**Folgen der Blutgruppenunverträglichkeit:** Die beiden Formen der Blutgruppenunverträglichkeit können zu schwerwiegenden Folgen führen:

■ schwere Anämie (Blutarmut),

■ schwerer Ikterus (Gelbsucht),

■ Hydrops (Wassersucht des gesamten Körpers) und

■ Tod des Kindes im Mutterleib.

**Überwachung und Behandlung des Neugeborenenikterus:** Eine kritische Zunahme der Bilirubinwerte findet besonders in den ersten zwei bis drei Lebenstagen statt. In diesen Tagen besteht eine besondere Neigung zur Entwicklung eines Kernikterus. Es ist heute möglich, den Ikterus des Neugeborenen zu überwachen und erfolgreich zu bekämpfen. Auf den Neugeborenenstationen werden deshalb durch kleine Blutentnahmen in den ersten Lebenstagen die Bilirubinwerte regelmäßig kontrolliert. Beim Anstieg des Bilirubin über festgesetzte kritische Grenzen erhält das Kind eine Phototherapie, bei schwereren Fällen muß das Blut ausgetauscht werden.

Die Phototherapie ist eine Bestrahlungsbehandlung mit sichtbarem Blaulicht (kein UV-Licht). Die Grenzwerte, bei denen eine Bestrahlung begonnen wird, liegen bei reifen Kindern bei 14, bei Frühgeborenen bei 10 mg/dl Bilirubin. Durch die Bestrahlung wird das wasserunlösliche indirekte Bilirubin in der Haut in die wasserlösliche direkte Form umgewandelt. Auf diese Weise kann es ausgeschieden werden. Um eine Schädigung der Netzhaut des Auges zu vermeiden, müssen die Kinder während der Bestrahlung eine Schutzbrille tragen.

**Austauschtransfusion:** Bei den Blutgruppenunverträglichkeiten durch Rhesusfaktor oder das AB0-System kommt es oft zu stärkeren Bilirubinanstiegen auf 20 mg/dl. Diese hohen Werte müssen vermieden werden. Eine Bestrahlungsbehandlung reicht in diesen Fällen nicht mehr aus. Man beginnt aufgrund anderer Kriterien den Blutaustausch, bevor es zu hohen Bilirubinwerten kommt. Die Austauschtransfusion hat den Zweck,

■ die Blutarmut (Anämie) zu beheben,
■ die durch Antikörper geschädigten roten Blutkörperchen zu ersetzen und
■ die freien Antikörper und das Bilirubin aus der Blutbahn zu entfernen.

Die Technik der Austauschtransfusion ist relativ einfach. über die Nabelgefäße wird mit Hilfe eines Austauschsystems das Blut des Kindes in kleinen Portionen entnommen und das Spenderblut in gleicher Menge kontinuierlich zugeführt. Insgesamt wird die zwei- bis dreifache Menge des kindlichen Blutes ausgetauscht. Notwendig ist natürlich ein Blut, das dem des Kindes entspricht, aber nicht die krankmachende Eigenschaften besitzt. Bei der Rhesusinkompatibilität wird man also ein Rh-negatives Blut verwenden. Sonst wird man Blut der gleichen Blutgruppe, die das Kind hat, benutzen.

Es handelt sich bei den beschriebenen Hyperbilirubinämien (überhöhtem Bilirubinanteil im Blut) und Blutgruppenunverträglichkeiten um schwere Krankheitsbilder, an denen früher viele Kinder gestorben sind. Mit den modernen Methoden der Blutgruppendiagnostik und Therapie sind heute die Aussichten auf eine vollkommene Heilung bei den Blutgruppenunverträglichkeiten gegeben. Bedingung ist, daß die Grenzwerte des Bilirubins nicht überschritten werden und die Entstehung eines Kernikterus vermieden wird.

### Andere Ursachen für eine Hyperbilirubinämie:

Beim Neugeborenen wirken sich bestimmte Medikamente, wie Sulfonamide oder Acetylsalicylsäure, schädigend auf die Umwandlung des unlöslichen in wasserlösliches Bilirubin aus. Sie können deshalb einen Ikterus auslösen oder verstärken und dürfen ihm nicht verabreicht werden.

Es ist bekannt, daß das gestillte Kind länger als das ungestillte einen erhöhten Bilirubinspiegel hält. Dieser sogenannte Muttermilchikterus hat keine nachteiligen Nebenwirkungen, und er stellt kein Stillhindernis dar.

# Harmlose Erkrankungen

### Neugeborenenausschlag

Hierbei handelt es sich um einen rötelnähnlichen Ausschlag, der am ganzen Körper auftritt. Die Ursache ist unbekannt. Das Befinden des Kindes ist nicht gestört, es bestehen auch kein Fieber und keine Hinweise auf eine Infektion oder Allergie. Das Erythem tritt häufig am dritten Lebenstag auf und verschwindet nach drei Tagen wieder.

### Brustdrüsenschwellung

Die Brustdrüsenschwellung des Neugeborenen rechnet man zu den Schwangerschaftsreaktionen. Sie tritt bei Knaben und Mädchen gleichermaßen um den zehnten Lebenstag auf, kann jedoch viele Wochen anhalten. Man vermeide jedes Herumdrücken, um eine Infektion nicht zu begünstigen. Besondere Maßnahmen sind nicht erforderlich.

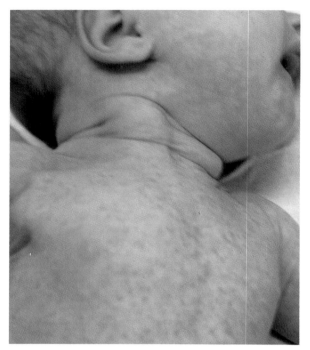

*Neugeborenenausschlag (siehe Text Seite 61)*

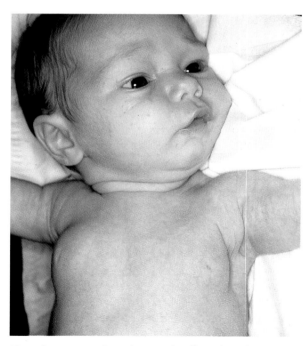

*Neugeborenes mit Brustdrüsenschwellung (Text Seite 61)*

# Geburtsverletzungen

Durch die Geburt bedingte Verletzungen des Neugeborenen sind häufig. Zu einem großen Teil sind sie harmlos, teilweise können sie jedoch auch schwerwiegende Folgen haben, besonders wenn das Zentralnervensystem beteiligt ist. Im Zweifelsfall ist eine klinische Überwachung erforderlich.

## Geburtsgeschwulst

Die Geburtsgeschwulst (Caput succedaneum) am Hinterhaupt ist ein harmloser Bluterguß, der sich weich anfühlt und verschieben läßt. Die Geburtsgeschwulst findet sich bei fast jedem Neugeborenen und bildet sich innerhalb einiger Tage zurück.

## Bluterguß am Kopf

Der Bluterguß am Kopf (Kephalhämatom) unterscheidet sich von der Geburtsgeschwulst dadurch, daß es sich um eine pralle, auf bestimmte Schädelknochen begrenzte, beinahe halbkugelige, mit Blut gefüllte Verdickung handelt. Durch stärkere Scherkräfte unter dem Geburtsvorgang ist es zu einer Abhebung der Knochenhaut eines Schädelknochens gekommen. Im Gegensatz zur Geburtsgeschwulst verschwindet das Kephalhämatom nicht sofort, sondern sein Inhalt verkalkt zunächst. Die Verkalkung ist als ein Knochenwall zu fühlen, und es dauert einige Monate, bis sie abgebaut ist.

## Bluterguß am Kopfwendemuskel

Relativ häufig kommen am Hals durch Druck im Geburtskanal Blutergüsse am Kopfwendemuskel vor, die eine zeitweise Verkürzung dieses Muskels verursachen. Man kann eine kugelige Verdickung seitlich am Hals fühlen. Die Verkürzung des Muskels hat zur Folge, daß das Kind den Kopf nach der betroffenen Seite neigt und nach der Gegenseite dreht. Diese atypische Haltung besteht über mehrere Monate. Die einseitige Haltung kann zu einer

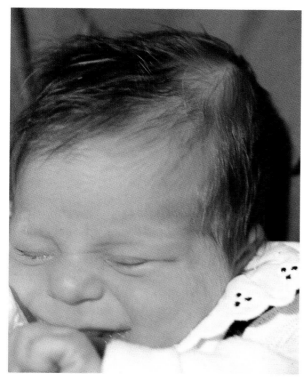

*Bluterguß am Kopf (Kephalhämatom) bei einem Neugeborenen*

Verformung des Kopfes führen, mit Abplattung einer Hinterhauptshälfte und Vorspringen der Gesichtsseite der Gegenseite. Diese Verformungen sollten durch entsprechende Lagerung und krankengymnastische Maßnahme behandelt werden, was meist zu einer guten Korrektur führt. In schweren Fällen mit starker Verkürzung des Muskels ist eine operative Verlängerung angezeigt.

# Schlüsselbeinbruch (Claviculafraktur)

Ein Bruch des Schlüsselbeins ist nicht selten und wird häufig übersehen, weil er in der Regel kaum Beschwerden macht. Wenn das Schlüsselbein gebrochen ist, so schieben sich die beiden Bruchenden durch den Zug der Muskeln übereinander. Das Schlüsselbein ist dann als Ganzes verkürzt und bildet an der Bruchstelle einen Knick. Durch die rasche Knochenneubildung des Neugeborenen entsteht innerhalb von Tagen an der Bruchstelle eine feste, rundliche Verdickung. Besondere Maßnahmen außer anfänglicher vorsichtiger Lagerung und Handhabung des Kindes sind nicht erforderlich. Nach zwei bis drei Wochen ist die Bruchstelle fest. Die Verbiegung und Verkürzung des Schlüsselbeins gleichen sich in einem Jahr weitgehend aus.

# Nervenschädigungen des Neugeborenen

Solche Schädigungen sind relativ selten, sie kommen in weniger als 1 Prozent der Fälle am Gesichtsnerv (Fazialis)und an den Nervenstämmen, die den Ober- und Unterarm versorgen (Plexuslähmungen), vor.

### Fazialisparese
Die Fazialisparese fällt besonders beim Weinen auf. Das Kind hat dann ein schiefes Gesicht. Die gelähmte Seite ist verstrichen, was besonders am Mund gut zu sehen ist. Das Auge kann nicht immer geschlossen werden. Um eine Austrocknung zu verhindern, müssen regelmäßig Augentropfen verabreicht werden. Eine wirksame Behandlung gibt es nicht; in der Regel ist auch keine Behandlung notwendig, weil die spontane Heilungsbereitschaft sehr gut ist.

### Plexuslähmungen
Man unterscheidet eine obere und untere Plexuslähmung. Sie werden auch Erb- oder Klumpke-Lähmung genannt. Die betroffenen Nervengeflechte laufen in den tiefen Halsschichten zum Arm und können beim Durchtritt durch den Geburtskanal geschädigt werden. Bei der Erb-Lähmung ist vorwiegend der Oberarm gelähmt. Bei der Klumpke-Lähmung sind die Muskeln des Unterarmes betroffen. Die Behandlung besteht in einer Physiotherapie. Bei einem Teil der Kinder heilt die Lähmung aus, ein anderer Teil behält Restlähmungen zurück.

# Infektionen des Neugeborenen

Das Neugeborene kann an Infektionen erkranken, die es bereits im Mutterleib oder unter der Geburt erworben hat. Von Bedeutung sind meist bakterielle, seltener virale und Pilzinfektionen. Das an einer Infektion erkrankte Neugeborene zeigt meist allgemeine Krankheitszeichen wie Apathie, Trinkschwäche, Erbrechen. Deshalb ist eine exakte Diagnose über den Sitz der Infektion nicht immer möglich. Wenn sich Organbeteiligungen ermitteln lassen, dann handelt es sich in den meisten Fällen um folgende Krankheiten:

### Augenbindehautentzündungen

Augenbindehautentzündungen (Konjunktivitiden) gehen mit Rötung und eitriger Absonderung der Augenbindehäute einher. Mitunter spielt dabei die Verlegung des Tränen-Nasen-Gangs als Ursache eine Rolle.
Die Geschlechtskrankheit Gonorrhoe kann beim Neugeborenen eine ausgeprägte Konjunktivitis hervorrufen. Allerdings erhalten alle Neugeborenen vorbeugend antibiotische Augentropfen gegen diese Infektion. Bei einer Gonorrhoe ist eine Penicillinbehandlung notwendig.

### Hirnhautentzündung

Eine Meningitis (Hirnhautentzündung) führt zu einer gespannten Fontanelle (offene Stelle auf dem Schädeldach), Apathie, Erbrechen, Trinkschwäche, Fieber, Krämpfen und anderen Erscheinungen. Die meisten Hirnhautentzündungen sind mit geeigneten Antibiotika heilbar.

### Harnwegsinfektionen

Harnwegsinfektionen sind die Folge von Fehlbildungen und Abflußstörungen im Bereich der Harnwege. Die Behandlung erfolgt zunächst mit Antibiotika und dann mit einer operativen Korrektur der Fehlbildungen.

### Nabelinfektionen

Nabelinfektionen waren früher sehr häufig; heute, bei verbesserter Hygiene, kommen sie nur noch selten vor.

### Knochenmarksentzündung und Blutvergiftung

Schwerwiegende Infektionen sind die Osteomyelitis (Knochenmarksentzündung) und die Sepsis (Blutvergiftung). In beiden Fällen sind die infizierenden Bakterien auf dem Blutweg in den Körper gekommen. Beide Infektionen rufen schwere Krankheitszustände hervor. Die Behandlung erfolgt mit Antibiotika, die vorher auf ihre Wirkung gegen die Erreger getestet werden.

### Infektionen der Haut

Bakterielle Infektionen (Pyodermien) müssen sorgfältig behandelt werden, damit eine Weiterverbreitung durch Schmierinfektion vermieden wird. Erreger sind Staphylokokken und andere Keime.
**Soorinfektionen** erfolgen über die Scheide der Mutter. Sie breiten sich im Windelbereich des Neugeborenen aus. Dort sind sie durch Rötung und weißliche Beläge erkennbar. In der Mundhöhle, auf der Zunge und der Wangenschleimhaut bilden sie festsitzende, dicke Beläge. Sie sehen wie Milch aus, lassen sich aber im Gegensatz zu dieser nicht abwischen. Das Neugeborene ist durch eine Soorinfektion stärker als der ältere Säugling gefährdet. Es kann bei ihm dadurch auch zu Lugenentzündungen (Soorpneumonien) kommen. Die Behandlung der Hauterscheinungen erfolgt durch häufiges Trockenlegen und Nystatinsalben, in der Mundhöhle verwendet man Nystatintropfen.

### Lungenentzündungen

Pneumonien (Lungenentzündungen) werden häufig durch Bakterien und andere Erreger, zum Beispiel Toxoplasmose und Zytomegalie, hervorgerufen.

# Chirurgisch behandelbare Erkrankungen

Operationen an Neugeborenen haben in den letzten Jahrzehnten an Bedeutung gewonnen. Viele schwerwiegende angeborene Fehlbildungen überlebte das betroffene Kind früher nicht. Dank der heutigen chirurgischen Technik werden viele Kinder nach einer erfolgreichen Operation völlig gesund. Einige dieser Krankheitsbilder sollen kurz betrachtet werden.

# Speiseröhrenverschluß (Ösophagusatresie)

Die Ösophagusatresie ist ein Verschluß der Speiseröhre, meist kombiniert mit einer Fistelverbindung zwischen Speise- und Luftröhre. Wenn keine Abhilfe geschaffen wird, müssen die Kinder verdursten und verhungern. Sie erbrechen bei der ersten Fütterung sofort und sind durch das Einatmen von Nahrung in die Luftröhre gefährdet. Man operiert die Kinder am ersten Lebenstag, indem man die beiden blinden Enden der Speiseröhre miteinander verbindet.

# Zwerchfellhernie

Eine Zwerchfellhernie beruht auf einer Entwicklungsstörung während der Embryonalzeit. Im Zwerchfell bleibt eine Lücke, so daß sich Bauchorgane, zum Beispiel Magen, Dünndarm oder Milz, in die Brusthöhle verlagern. Die Kinder fallen nach der Geburt durch schwere Atemstörungen mit Blauverfärbung auf. Die Behandlung besteht zunächst in künstlicher Beatmung und möglichst bald im Verschluß des Zwerchfells.

# Darmverschluß

Ein Darmverschluß (Ileus) ist eine sehr schwerwiegende Erkrankung. Die Kinder erbrechen stark, meist gallig. Darmverschlüsse kommen in allen Schichten des Magen-Darm-Kanals vor, häufig im Bereich des Zwölffingerdarmes und des Dünndarms. Schließlich kann auch ein angeborener Verschluß des Enddarmes vorliegen. Die chirurgische Behandlung eines solchen Darmverschlusses ist heute in der Regel unproblematisch.

### Mekoniumileus
Im Enddarm kann es durch Eindickung des Neugeborenenstuhles (Mekonium) zu einem Mekoniumileus kommen. Dies ist ein Hinweis auf das Vorliegen einer Erbkrankheit, der Mukoviszidose, bei der Lunge und Bauchspeicheldrüse chronisch erkrankt sind.
Hinweise zu Erkrankungen des Neugeborenen, die durch Vererbung bedingt sind, finden Sie im Kapitel „Wissenswertes über Vererbung" (S. 11 ff.).

# Infektionskrankheiten

## Allgemeines über Infektionskrankheiten

Infektionskrankheiten sind ansteckende Krankheiten, die in der Regel von Mensch zu Mensch übertragen werden. Die häufigsten Erreger sind Viren und Bakterien. Daneben spielen auch andere Krankheitsüberträger eine Rolle wie Pilze und kleinere Lebewesen, zum Beispiel Insekten (Läuse) und Würmer. Die kleinsten Erreger sind die Viren. Sie sind mit einem normalen Lichtmikroskop nicht zu sehen und nur in der Zelle des Wirtsorganismus lebensfähig; nur dort können sie sich vermehren. Bakterien sind Kleinstlebewesen (Einzeller), die aus einer Zelle mit einem Zellkern bestehen.

### Zoonosen
Der Mensch ist für den Menschen der häufigste Überträger von Krankheiten. Es kommen jedoch auch Tiere als Wirt von Krankheitskeimen in Frage, zum Beispiel bei der Tollwut (Wildtiere, Hunde, Katzen), der Frühsommer-Meningoenzephalitis (Zecken), der Toxoplasmose (Haustiere), der Malaria (Anophelesmücken) und der Ornithose (Papageienvögel). Diese Krankheiten faßt man unter dem Begriff der Zoonose zusammen.

## Immunität

Bei den Infektionskrankheiten, die Kinder besonders in der Kindergartenzeit durchmachen, handelt es sich vorwiegend um die sogenannten grippalen Infekte und die sogenannten Kinderkrankheiten. Beide werden durch Viren übertragen. Zu den Kinderkrankheiten zählen vor allem Masern, Windpocken, Röteln und Mumps. Jeder Mensch macht diese Krankheiten nur einmal durch und bleibt in der Regel für den Rest des Lebens immun oder gefeit, er ist gegen Wiederansteckung geschützt.

Der lebenslängliche Schutz beruht darauf, daß der Organismus in der Lage ist, Abwehrstoffe zu bilden, die eine Zweitinfektion verhindern. Diese Abwehrstoffe oder Schutzstoffe nennt man Immunglobuline. Der Körper ist von Natur aus jeweils nur gegen die Krankheiten immun, die er durchgemacht hat. Man kann eine Immunität jedoch auch durch Impfung erwerben.
Eine Reihe von Viruserkrankungen verlaufen asymptomatisch, das bedeutet ohne Krankheitszeichen. Die betroffene Person macht die Infektion durch, ohne sichtbar zu erkranken. Sie bildet Antikörper (Abwehrstoffe) und ist damit immun (geschützt). Man spricht in diesem Fall auch von stiller Feiung. Diese kommt zum Beispiel bei der Kinderlähmung oder beim Pfeiffer-Drüsenfieber vor.
Durch eine Blutuntersuchung läßt sich nachweisen, ob eine Immunität vorhanden ist, aber nicht, wie sie erworben wurde.

### Die Immunglobuline
Wir unterscheiden zwei Typen von Immunglobulinen (Antikörper)
- IgM = Kurzzeitantikörper, sie entstehen sofort mit und nach der Infektion und verschwinden nach Wochen oder Monaten wieder,
- IgG = Langzeitantikörper, sie bilden sich langsamer, bleiben aber in der Regel zeitlebens erhalten und garantieren die Immunität.

## Ablauf der Infektionskrankheiten

Für den Ablauf der Infektionskrankheiten und das Vermeiden einer Übertragung auf andere sind die folgenden Begriffe von Bedeutung:
- die Inkubationszeit,
- die Dauer der Ansteckung,
- der Kontagionsindex,
- der Infektionsmodus,
- die Immunität oder Feiung, über die schon gesprochen wurde.

**Inkubationszeit**

Die Inkubationszeit ist die Zeit von der Ansteckung, das heißt dem Kontakt mit einer ansteckenden Person, bis zum Auftreten der ersten Krankheitszeichen. Für die Kinderkrankheiten beträgt die Inkubationszeit etwa 14 Tage, bei Masern ist sie etwas kürzer, zehn bis elf Tage, bei Mumps länger, nämlich 16 bis 18 Tage. Die grippalen Infekte haben in der Regel eine kürzere Inkubationszeit von etwa drei Tagen.

**Dauer der Ansteckung**

Die Dauer der Ansteckungszeit ist bei verschiedenen Infektionskrankheiten sehr unterschiedlich. Masern und Röteln stecken bereits ein bis zwei Tage vor Ausbruch des Ausschlags an. Dagegen ist bei Masern bereits etwa drei Tage nach Beginn des Ausschlags die Ansteckungsfähigkeit wieder abgeklungen. Mumps kann noch eine Woche nach den ersten Symptomen infektiös sein. Das Bundesseuchengesetz regelt die Meldepflicht, die Isolierung und die Wiederzulassung in Gemeinschaftseinrichtungen wie Kindergärten und Schulen. Eine Meldepflicht besteht nur noch für wenige Erkrankungen wie für Salmonellen und Tuberkulose. Scharlach war noch vor einigen Jahren meldepflichtig, ist es jetzt aber nicht mehr. Die Wiederzulassung des Kindes im Kindergarten muß vom Arzt bescheinigt werden.

**Kontagionsindex**

Der Kontagionsindex ist ein Maß für die Infektiosität. Er gibt an, wieviel Prozent der Kontaktpersonen bei Exposition – darunter versteht man den ansteckenden Kontakt – erkranken. Bei Windpocken und Masern ist die Infektiosität sehr hoch: 80 bis 100 Prozent. Man kann dies sehr gut an der Erkrankungshäufigkeit in Kindergärten beobachten. Bei den genannten Krankheiten mit hohem Kontagionsindex werden die meisten Kinder einer Gruppe schnell angesteckt.

**Infektionsmodus**

Unter dem Infektionsmodus versteht man die Art und Weise, wie die Übertragung von der kranken auf die gesunde Person erfolgt. Wir unterscheiden:

- fliegende Infektionen durch die Luft (Masern, Windpocken),
- Tröpfcheninfektionen durch Niesen und Husten (Grippe, grippale Infekte),
- Schmierinfektionen durch Speichel, Wundsekret, Stuhl oder anderen Körperkontakt (Hepatitis, Durchfall).

Unter Epidemien versteht man das gehäufte Auftreten von Infektionskrankheiten in einer Bevölkerung. Pandemien sind große Seuchenzüge wie früher Cholera oder Pocken. Heute kennen wir Pandemien noch bei der echten Grippe, wenn sie ganze Kontinente überzieht.

# Viruskrankheiten

Krankmachende (pathogene) Viren werden nach ihrer Größe in verschiedene Gruppen eingeteilt. Zu den großen Viren gehören die Pocken- und Warzenerreger; zu den kleineren Enteroviren zählen die Erreger der Kinderlähmung (Poliomyelitis).

Eine ganze Reihe von Viruserkrankungen gehen mit einem Ausschlag (Exanthem) einher. Dieser Ausschlag ist für jede dieser Krankheiten charakteristisch und gestattet meist eine genaue Diagnose, ohne daß man den Erreger nachweisen muß. Der Ausschlag kann fleckenartig (makulös), knötchenförmig (papulös) oder bläschenförmig (vesiculös) gestaltet sein. Masern und Röteln haben ein typisches fleckförmiges Exanthem. Dies ist manchmal leicht erhaben, so daß man von einem fleckartig-knötchenförmigen (makulopapulösen) Exanthem spricht.

## Grippale Infekte (Erkältungskrankheiten)

Wir bezeichnen die grippalen Infekte auch wenig zutreffend als Erkältungskrankheiten. Obgleich sie in der kalten Jahreszeit gehäuft beobachtet werden, ist die Ursache nicht eine Erkältung, sondern eine

Ansteckung durch Tröpfcheninfektion. Als Erreger kommen einige hundert Viren in Frage, von denen nicht alle eine Dauerimmunität hinterlassen. Die häufigsten Erreger der sogenannten Erkältungskrankheiten sind: Respiratory-Syncytial-Viren (RSV), Parainfluenzaviren und Adenoviren. Die RS-Viren hinterlassen keine Immunität. Die Infektionen können so dicht aufeinander folgen, daß sie zu einer Erkrankung verschmelzen und zeitweise der Eindruck besteht, das Kind würde überhaupt nicht mehr gesund.

Grippale Infekte sind in der Kindergartenzeit sehr häufig. Sechs- bis zwölfmal und mehr im Jahr erkranken die Kinder im Alter zwischen drei und sechs Jahren mit Fieber, Husten, Schnupfen und eventuell Mittelohrbeteiligung oder Bronchitis.

Trotz dieser Häufigkeit der Infekte, die bei manchen Kindern besonders stark ausgeprägt ist, kann man nicht von einer Abwehrschwäche sprechen. Diese gibt es, allerdings sehr selten als angeborene Immunmangelzustände. Um diese auszuschließen, ist es in einigen Fällen nötig, Untersuchungen auf eine Immunschwäche durchzuführen. In der Regel stellt sich jedoch heraus, daß eine solche nicht vorliegt. Eine Reihe von Mitteln, wie Bakterienlysate und pflanzliche Stoffe (Sonnenhut), werden gern benutzt, um die Situation zu verbessern. Sie haben jedoch nur einen Scheineffekt. Weder in der Praxis noch aufgrund theoretischer Überlegungen zeigen diese Mittel eine überzeugende Wirkung. Die Infektanfälligkeit läßt mit und ohne Behandlung im sechsten/siebten Lebensjahr nach und spielt im Schulalter praktisch keine Rolle mehr.

# Echte Grippe

Die echte Grippe tritt epidemisch (verteilt über Landstriche) und pandemisch (ganze Kontinente ergreifend) auf. Sie hat außerdem die Eigenschaft, daß die Erreger (Viren) sich häufig ändern, so daß die vorhandenen Impfstoffe unwirksam werden und laufend neu produziert werden müssen.

Die Krankheitserscheinungen betreffen vorwiegend die Luftwege: Nasen-Rachen-, Luftröhrenkatarrhe und Lungenentzündung (Pneumonie). Be-

sonders bei alten Leuten und jungen Kindern besteht, wenn sie betroffen sind, eine erhöhte Sterblichkeit.

# Windpocken (Varizellen)

Inkubationszeit: 10 bis 21 Tage.

Ansteckungsfähigkeit: Ein bis zwei Tage vor dem Erscheinen des Ausschlags bis zur Verkrustung sämtlicher Effloreszenzen (Hauterscheinungen), das sind etwa sieben bis zehn Tage.

Krankheitsbild: Die Windpocken gehören zu den häufigsten und ansteckendsten Infektionskrankheiten. Sie werden durch die Luft übertragen, ohne daß sich die Kinder berühren müssen.

Andererseits ist eine Übertragung durch Dritte nicht möglich, da die Viren außerhalb des erkrankten Körpers nur wenige Sekunden lebensfähig bleiben. Der Ausschlag beginnt zunächst mit wenigen Knötchen, die sich innerhalb einer Woche vermehren und den ganzen Körper, die Kopfhaut und auch die Mundschleimhaut befallen können. Die Papeln gehen dann in Bläschen und diese in Pusteln (eiterhaltige Bläschen) über. Schließlich verkrusten die Effloreszenzen. Fieber bis 38 Grad ist häufig, höhere Temperaturen sind eher die Ausnahme. Juckreiz besteht bei etwa der Hälfte der Fälle. Das Allgemeinbefinden ist nur mäßig eingeschränkt. Nach 10 bis 14 Tagen können die Kinder den Kindergarten oder die Schule wieder besuchen.

Eine Behandlung ist bei unkompliziertem Verlauf nicht nötig. Bei hohem Fieber kann man kurzfristig

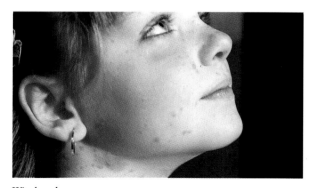

*Windpocken*

ein Fiebermittel verabreichen. Als Mittel gegen die Hauterscheinungen sind Schüttelmixturen, zum Beispiel Zinkschüttelmixtur, beliebt. Man kann aber auch auf jede lokale (örtliche) Behandlung verzichten. Diese ist allerdings nötig, wenn sich die Effloreszenzen mit Bakterien infizieren und eitrig werden. Man spricht dann von einer Superinfektion. Bettruhe ist bei höherem Fieber zu empfehlen. Gegen Baden oder Duschen bestehen bei unkomplizierten Windpocken keine Bedenken.

Ernste Komplikationen sind selten. In einzelnen Fällen kann es zu einer Hirnentzündung kommen, die einer klinischen Behandlung bedarf.

### Varizellen-Embryo-Fötopathie
Mütter, die in der Kindheit keine Varizellen durchgemacht haben, können sich an ihren eigenen Kindern mit Windpocken anstecken. Geschieht das in der Schwangerschaft, so kann die Frucht geschädigt werden, und das Kind kommt mit Gliedmaßendefekten, eventuell einer Hirnschädigung und großen Narben zur Welt.

Da viele Frauen nicht wissen, ob sie bereits Windpocken überstanden haben, empfiehlt es sich, nach einem Kontakt mit einem Windpockenerkrankten durch eine einfache Blutuntersuchung Antikörper gegen Windpocken (IgG) bestimmen zu lassen. Sind diese vorhanden, so besteht keine Gefahr für die Schwangerschaft und das Kind.

## Gürtelrose (Herpes zoster)

Die Windpocken haben wie die Viren der Herpesgruppe eine besondere Eigenschaft. Nach Überstehen der Krankheit verlassen sie den Körper nicht, sondern lagern sich in den Nervenknoten (Ganglien) des Rückenmarks ab. Bei einigen Menschen kann es dann zu einer Aktivierung der Varizellenviren kommen. Es entsteht meist im Brust- oder Bauchbereich ein Ausschlag von gruppenförmig angeordneten Bläschen, die sich gürtelförmig entlang der Hautnerven etablieren. Erwachsene leiden unter heftigen Schmerzen in der betroffenen Region. Kinder können erkranken, haben aber wesentlich weniger Beschwerden.

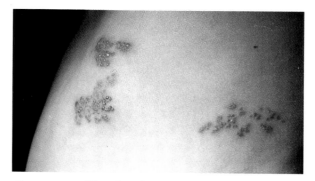

*Herpes zoster (Gürtelrose)*

## Herpes-simplex-Infektionen

Es handelt sich dabei um eine Virusinfektion mit gruppenförmig angeordneten Bläschen. Sie nässen zunächst und verkrusten später. Die Entzündungen finden sich am Übergang von Haut zu Schleimhaut. Wir unterscheiden den Herpes Typ 1, der im Mundbereich vorkommt, und den Typ 2, der fast ausschließlich im Genitalbereich bei Erwachsenen auftritt.

### Mundfäule (Stomatitis aphthosa)
Ähnlich wie bei Windpocken können Kinder bei einer Herpes-simplex-Infektion vom Typ 1 eine Erst- und Zweiterkrankung durchmachen. bei der Ersterkrankung handelt es sich um das relativ schwere Krankheitsbild der Mundfäule, der Stomatitis aphthosa. Die Krankheit geht mit hohem Fieber einher, das schon ein bis zwei Tage vor Auftreten der ersten Effloreszenzen (Hauterscheinungen) auftreten kann und mitunter erst nach einer Woche abklingt. Befallen ist die gesamte Mundschleimhaut, das Zahnfleisch, die Zunge und die Haut um die Lippen herum. Die Mundschleimhaut ist geschwollen, gerötet und mit gelblichen Plaques (Belägen) bedeckt. Die Lymphdrüsen der Kieferwinkel und des Mundbodens sind geschwollen. Das Kind leidet unter starken Schmerzen. In der Regel wird jede Nahrungsaufnahme verweigert und auch Flüssigkeit nur mit Schwierigkeiten genommen. Trotz des schweren Verlaufs heilt das Krankheitsbild ohne Narben ab.

Die Behandlung kann nur symptomatisch, das heißt den Symptomen entsprechend, sein. Die Aufnahme von flüssiger Nahrung (Milch, Fleischbrühe) kann erleichtert werden, wenn sie mit einem Strohhalm angeboten wird. Schmerz-Fieber-Zäpfchen, zum Beispiel Parazetamol, können bis zu dreimal täglich gegeben werden. Wenn die Kinder jede Nahrungs- und Flüssigkeitsaufnahme verweigern, läßt sich eine intravenöse Flüssigkeitszufuhr nicht umgehen. Unter Umständen ist eine klinische Behandlung notwendig.

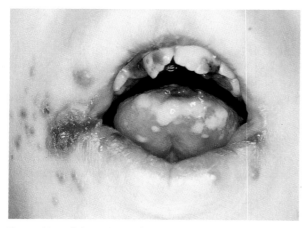

*Stomatitis aphthosa (Mundfäule)*

**Habituelle Aphthen** werden manchmal mit einer Mundfäule verwechselt. Es handelt sich um einzelne kleine, rundliche, schmerzhafte Entzündungen in der Mundschleimhaut. Sie heilen spontan ab. Die Ursache ist meist unklar. Eine Infektion liegt nicht vor.

**Faulecken (Perlèche)** sind ebenfalls nichtinfektiöse Veränderungen im Bereich des Mundes, die manchmal an Mundfäule denken lassen. Sie betreffen nur die Mundwinkel, die etwas eingerissen sind, nässen und mit einem gelblichen Belag bedeckt sind.

### Lippenherpes (Herpes labialis)
Der Lippenherpes ist die Zweitinfektion der Herpes-simplex-Infektion vom Typ 1, an dem Kinder und Erwachsene erkranken können. Nur ein Teil der Bevölkerung ist davon betroffen; diese Personen können aber mehrfach erkranken. Auslöser können Sonneneinstrahlung, Infektionskrankheiten wie Angina oder Lungenentzündung sein. Oft tritt der Lippenherpes aber auch ohne jeden Auslöser auf. Es handelt sich um Bläschen, die verkrusten und in ein bis zwei Wochen abheilen.

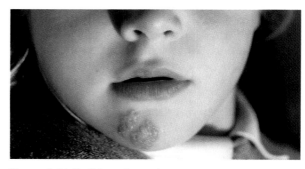

*Herpes labialis (Lippenherpes)*

### Herpes Typ 2 (Herpes genitalis)
Der Herpes vom Typ 2 tritt vorwiegend bei Erwachsenen auf und wird durch den Geschlechtsverkehr übertragen. Es finden sich bei Frauen Herpesbläschen in der Scheide und an den Schamlippen, beim Mann an der Eichel. Kinder sind nur ausnahmsweise betroffen. Wenn eine Schwangere betroffen ist, kann sich das Kind bei der Geburt schwer infizieren. Die Übertragung auf das Kind läßt sich durch eine Kaiserschnittentbindung und eine virustatische Behandlung verhindern.

# Hand-Fuß-Mund-Erkrankung

Der Erreger ist ein Virus der Gruppe A 16. Die Erkrankung wurde erstmals nach dem Zweiten Weltkrieg beobachtet und beschrieben. Es treten begrenzt und umschrieben kleine Gruppen von Bläschen auf. Wie der Name sagt, werden sie im Mund, an den Fingern, Händen, Zehen und Füßen beobachtet. Mitunter erscheinen kleine Papeln am Gesäß und an den gesamten Gliedmaßen. Die Krankheit ist gutartig. Fieber ist allenfalls gering, Schmerzen bestehen keine. Die Erscheinungen heilen ohne Behandlung innerhalb einer Woche ab.

# Herpangina (Angina herpetica)

Dabei handelt es sich ebenfalls um eine Virusinfektion. Sie geht mit einem Bläschenausschlag an den Gaumenbögen einher, der erhebliche Schluckbeschwerden verursacht. Meist besteht bei einer Herpangina hohes Fieber.

Zur Linderung von Fieber und Schmerzen kann bei Bedarf Parazetamol bis zu dreimal täglich gegeben werden.

# Dellwarzen (Mollusca contagiosa)

Dies ist eine besondere Art von Warzen, ausgelöst durch Viren. Sie stehen oft einzeln oder in Gruppen bis zu zehn und mehr. Die einzelne Hauterscheinung ist rund, oben mit einer Delle versehen, und ihre Oberfläche sieht perlmuttartig aus. Die Warzen lassen sich mit einer Kanüle oder Pinzette öffnen. Es tritt dann ein krümeliger, gelblicher Inhalt aus, der hochinfektiös ist, so daß die Kinder durch Aufkratzen neue Infektionen in der Umgebung der alten hervorrufen können.

Dellwarzen finden sich bevorzugt auf der trockenen Haut des Kindes mit einem Ekzem (Neurodermitis). Bevorzugte Stellen sind unter anderem die Ellenbeugen, die Gegend am Hals und um die Augen herum. Um eine Ausbreitung der Warzen zu verhindern, ist es ratsam, wenn der Arzt die Knötchen entfernt.

# Juvenile Warzen (Verrucae vulgares)

Diese Warzen sind allgemein bekannt. Sie finden sich häufig bei Schulkindern und Jugendlichen. Es handelt sich um eine Virusinfektion. Die Warzen entstehen besonders an den Stellen vermehrter mechanischer Beanspruchung, vor allem an den Fingern und Fußsohlen. In der Regel verschwinden sie nach längerer Zeit ohne Behandlung. Wenn man sie entfernt und sie dabei bluten, führt das meist zu Rückfällen.

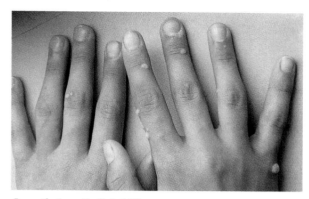

*Juvenile (gewöhnliche) Warzen*

# Dreitagefieberausschlag (Exanthema subitum)

Dieser Ausschlag ist eine typische Virusinfektion des Kleinkindes, die etwa im Alter zwischen sechs und 24 Monaten auftritt. Charakteristisch ist das hohe Fieber bis 40 Grad und darüber, das – wie der Name sagt – drei Tage anhält und sich durch Fiebermittel kaum beeinflussen läßt. Nach dieser Zeit tritt am ganzen Körper ein kleinfleckiger, rötelnartiger Ausschlag auf, der Arme und Beine meist ausspart. Mit Auftreten des Ausschlags fällt das Fieber plötzlich ab. Das Exanthem verschwindet nach wenigen Tagen.

Mitunter kommt es bei einem Dreitagefieber zu einem Fieberkrampf. Der Verlauf ist sonst gutartig. Eine Behandlung ist nur bei Fieberkrampf und hohem Fieber erforderlich.

# Masern (Morbilli)

Inkubationszeit: elf Tage bis zum Vorstadium.
Ansteckungsfähigkeit: zwei Tage vor, drei Tage nach Ausbruch des Ausschlags.
Masern gehören zu den bekanntesten virusbedingten Kinderkrankheiten. Dank der Impfung ist ihre Häufigkeit deutlich zurückgegangen. Der Rückgang wäre noch stärker, wenn mehr Eltern als bisher ihre Kinder impfen lassen würden.

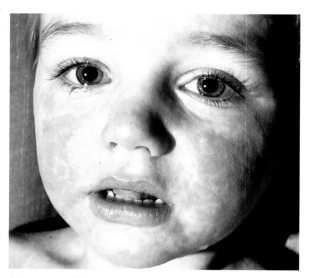

*Masernausschlag*

Der Verlauf ist recht typisch: Nach einem Vorstadium mit mäßigem Fieber, Husten und Schnupfen kommt es zum Hauptstadium mit sehr hohem Fieber, einem großfleckigen Ausschlag, Beteiligung der Schleimhaut des Mundes und der Atemorgane und schwerem Krankheitsgefühl. Die Mundschleimhaut zeigt gegenüber den Backenzähnen oft kleine, weißliche, kalkspritzerartige Flecke, die als Koplik-Flecke bezeichnet werden.

Es wird oft die Meinung vertreten, die Masern seien eine harmlose Kinderkrankheit. Dies ist durchaus nicht der Fall. Schon der normale Verlauf führt zu tagelangem hohem Fieber. Mitunter treten Fieberkrämpfe auf. Neben dem Ausschlag kommt es zu einer Bronchitis und manchmal einer Lungenentzündung. Häufig kommen eitrige Mittelohrentzündungen hinzu. Die Körperabwehr ist einige Wochen lang geschwächt. In dieser Zeit besteht eine erhöhte Anfälligkeit für andere Krankheiten, zum Beispiel Tuberkulose.

Eine schwerwiegende Komplikation der Masern ist die Meningoenzephalitis, eine Hirn-Hirnhaut-Entzündung, die schwere Lähmungen und geistige Behinderung nach sich ziehen kann. Eine weitere, allerdings nur in einem von 100 000 Fällen auftretende Spätkomplikation ist die sogenannte SSPE, die subakute sklerosierende Panenzephalitis. Dabei handelt es sich um eine fortschreitende, chronische Hirnentzündung, die zu schweren geistigen und motorischen Schäden und später zum Tode führt.

Die Behandlung der normalen Masern geschieht rein symptomatisch mit Fieber- und Hustenmitteln. Bei einer Pneumonie (Lungenentzündung) oder Mittelohrentzündung müssen Antibiotika verabreicht werden. Die schwerwiegende Hirnentzündung bedarf der klinischen Behandlung.

Prophylaxe: Eine aktive Impfung, die erstmals im zweiten Lebensjahr zu empfehlen ist, kann die Masernerkrankung und ihre Komplikationen verhindern. Sie wird meist als Simultanimpfung (MMR = Masern-Mumps-Röteln) durchgeführt.

# Röteln (Rubeolen)

Inkubationszeit: 16 bis 21 Tage.
Ansteckungsfähigkeit: Sechs Tage vor Auftreten des Ausschlags bis zehn Tage danach.

Die Röteln sind eine allgemein bekannte Viruserkrankung, die als gutartig gilt und in der Regel ohne ernste Komplikationen verläuft. Der Ausschlag ist mittelfleckig und hält einige Tage an. Verwechslungen mit Masern oder mit Scharlach kommen vor. Typisch sind Drüsenschwellungen im Nackenbereich und hinter den Ohren. Bei jüngeren Kindern fehlen diese allerdings oft. Fieber ist, wenn überhaupt vorhanden, nur mäßig hoch.

Komplikationen sind selten. Gelegentlich kommt es zu vorübergehenden Gelenkbeschwerden. Ganz selten kann sich eine chronisch verlaufende Hirninfektion (progressive Panenzephalitis) entwickeln.

**Schwangerschaftskomplikationen durch Röteln**
Wenn eine schwangere Frau an Röteln erkrankt, kann diese Krankheit drei verschiedene schwere Fehlbildungssyndrome verursachen:

- die Rötelnembryopathie,
- das erweiterte Rötelnsyndrom und
- das spät einsetzende Rötelnsyndrom

Bei der klassischen Rötelnembryopathie liegt eine Infektion in den ersten Schwangerschaftsmonaten vor. Das Kind kann absterben oder Fehlbildungen an verschiedenen Organen haben, zum Beispiel an Auge, Ohr, Herz oder Hirn, weiterhin finden sich eine starke Schwerhörigkeit, Taubheit oder eine geistige Behinderung. Das erweiterte Rötelnsyndrom ist gekennzeichnet durch einen Blutplättchenmangel und Schädigung verschiedener Organe: Hirn, Milz, Leber, Herz und Skelett.

Das spät einsetzende Rötelnsyndrom (late onset syndrome) macht sich erst mehrere Monate nach der Geburt bemerkbar mit Hirnbeteiligung, Lungenentzündung und chronischen Ausschlägen. Viele Kinder sterben, andere behalten schwere Restschäden.

Eine Besonderheit der angeborenen Röteln liegt darin, daß die Kinder nach der Geburt über mehrere Monate das Rötelnvirus ausscheiden und in dieser Zeit infektiös, also ansteckend sind.

Prophylaxe: Der sicherste Weg und einzig vernünftige, diese Schwangerschaftskomplikationen zu vermeiden, liegt in der aktiven Impfung aller Kinder, am besten mit der Simultanimpfung MMR = Masern-Mumps-Röteln. Seit die Impfung intensiviert wurde, ist die Anzahl der Rötelnembryopathien deutlich zurückgegangen.

# Ringelröteln
# (Erythema infektiosum)

Inkubationszeit: Sieben bis 28 Tage.

Ansteckungsfähigkeit: Wenige Tage vor Ausschlagsbeginn. Bei Erscheinen des Ausschlags ist die Infektiosität bereits erloschen.

Ringelröteln sind eine Viruserkrankung, die harmlos verläuft. Das Virus (Parovirus B19) ist erst in den letzten Jahren entdeckt worden. Das Exanthem (der Ausschlag) findet sich besonders an den Streckseiten der Gliedmaßen, aber auch am übrigen Körper. Eine besonders auffällige, schmetterlingsartige Rötung zeigt das Gesicht. Der Ausschlag wechselt in seiner Intensität von Tag zu Tag und kann noch nach drei Wochen zu sehen sein. Fieber besteht nicht, und das Allgemeinbefinden des Kindes ist nicht beeinträchtigt.

Eine Verwechslung kann mit Scharlach (wegen des Gesichtserythems), häufiger noch mit einem allergischen Ausschlag vorkommen.

Eine Behandlung ist nicht erforderlich.

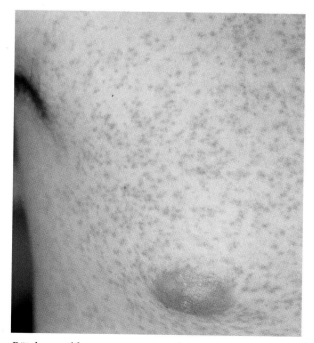

*Rötelnausschlag*

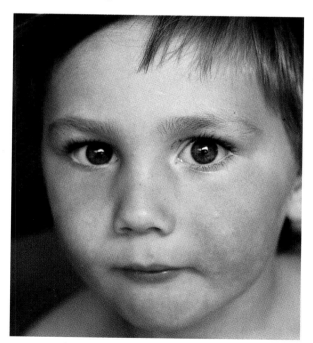

*Ringelröteln*

# Mumps (Parotitis epidemica)

Inkubationszeit: Zwölf bis 25 Tage.
Ansteckungszeit: Zwei Tage vor Krankheit, sieben bis zehn Tage nach Beginn.

Mumps, auch Ziegenpeter genannt, ist eine virusbedingte Infektion, die durch Tröpfchen- oder Schmierinfektion übertragen wird. Befallen werden die Speicheldrüsen, vorwiegend die Ohrspeicheldrüsen, aber auch die Unterkiefer- und Unterzungenspeicheldrüsen. Die Drüsen erkranken nicht immer zum gleichen Zeitpunkt, sondern oft mit einem Zwischenraum von mehreren Tagen. Bei dem Befall einer neuen Drüse kann das Fieber jedesmal ansteigen.

Komplikationen: Eine Meningoenzephalitis (Hirn-Hirnhaut-Entzündung) ist häufig. Sie kündigt sich durch Kopfweh und Erbrechen an und kann mitunter Taubheit oder Schwerhörigkeit hinterlassen. Eine weitere relativ häufige Komplikation bei Jungen in der Pubertät ist eine Orchitis (Hodenentzündung).

Die Behandlung ist symptomatisch, das heißt, es werden die auftretenden Symptome beziehungsweise Komplikationen behandelt.

Prophylaxe: Die aktive Impfung, meist als Kombinationsimpfung MMR (Masern-Mumps-Röteln), bietet einen sehr guten Schutz.

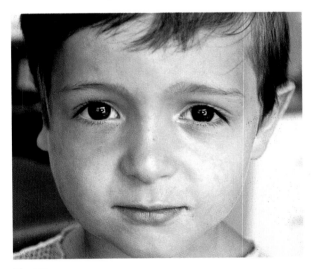

*Mumps*

# Gelbsucht (Hepatitiden)

Für Deutschland sind drei Typen der Hepatitis von Bedeutung: A, B und C.

**Hepatitis A:**
Die Hepatitis A ist die am längsten bekannte Form der Hepatitis. Die Inkubationszeit beträgt 15 bis 45 Tage. Es handelt sich um eine Schmierinfektion. Das Virus wird über den Stuhl ausgeschieden.

Die Hepatitis A beginnt mit hohem Fieber. Später tritt eine starke Gelbsucht der Haut und der Augenbindehäute auf. Der Stuhl wird hell, fast weiß und der Urin dunkelbraun. Die Patienten sind mitgenommen, haben Brechreiz und keinen Appetit.

Trotz des relativ dramatischen akuten Verlaufs der Hepatitis A werden Dauerkomplikationen mit einer chronischen Leberentzündung nicht beobachtet.

Eine Prophylaxe von Kontaktpersonen mit Immunglobulin ist möglich.

**Hepatitis B (Serumhepatitis) und C (transfusionsübertragene Hepatitis)**
Inkubationszeit: 40 bis 180 Tage.

Bei beiden Formen ist der Verlauf zunächst meist schleichend oder mild. Sie können einen chronischen Verlauf nehmen, der häufig eine günstige Prognose hat. Mitunter kommt es jedoch zu dauernden schweren Beeinträchtigungen der Leberfunktion. Leider sind die therapeutischen Möglichkeiten begrenzt. Trotzdem ist eine regelmäßige ärztliche Kontrolle wichtig.

Eine passive (Immunglobulin) und aktive Impfung gegen Hepatitis B ist möglich. Sie erfahren weiteres über chronische Verlaufsformen im Abschnitt Verdauungsorgane, Erkrankungen der Leber.

# Kinderlähmung (Poliomyelitis)

Dank der Schutzimpfungen ist die Kinderlähmung, eine durch Viren hervorgerufene Erkrankung des Zentralnervensystems, bei uns sehr selten geworden. Früher verlief diese gefürchtete Krankheit oft tödlich, andere Kinder behielten lebenslang Lähmungen zurück.

Zur sicheren Prophylaxe sollte jedes Kind die Schluckimpfung erhalten (siehe auch den Abschnitt über Impfungen, S. 32).

## Pfeiffer-Drüsenfieber

Diese Viruserkrankung befällt vorwiegend ältere Kinder und junge Erwachsene. Sie wird durch den Speichel übertragen (daher auch der volkstümliche Name „Kußkrankheit"); ihre Inkubationszeit beträgt zwei bis vier Wochen.

Die wichtigsten Symptome sind mäßiges, aber anhaltendes Fieber, geschwollene Lymphdrüsen, vor allem im Halsbereich, und Angina mit zum Teil diphtherieähnlichen grauweißen Belägen auf den Gaumenmandeln. Ein Teil der Erkrankten entwickelt einen rötelnähnlichen Hautausschlag. Zur Behandlung muß das erkrankte Kind Bettruhe halten und sich später noch eine Zeitlang schonen. Wer die Krankheit durchgemacht hat, bleibt lebenslang immun.

## Hirn-Hirnhaut-Entzündungen (Meningoenzephalitiden)

Diese Entzündungen können durch sehr verschiedene Erreger, vor allem Viren oder Bakterien, verursacht werden. Die häufigsten bakteriellen Erreger sind Haemophilus influenzae, Meningokokken, Pneumokokken und Staphylokokken. Von den Viruserkrankungen gehen die Poliomyelitis immer, Masern und Mumps öfter mit einer Meningoenzephalitis einher, wesentlich seltener finden sich Begleitmeningitiden bei Windpocken oder Röteln. Hirn- und Hirnhautentzündungen sind gefürchtet, weil bekannt ist, daß sie lebensgefährlich sind und schwere geistige und körperliche Defekte hinterlassen können. Das ist jedoch nicht die Regel. Viele, besonders die durch Viren ausgelösten Hirnhautentzündungen – ausgenommen bei Masern – verlaufen relativ gutartig, und manche bakteriell bedingten lassen sich mit geeigneten Antibiotika bekämpfen.

Prophylaxe: Gegen eine Reihe Erkrankungen mit schwer oder gar nicht behandelbaren Hirn-Hirnhaut-Entzündungen gibt es heute sehr wirksame Impfungen. Das sind die MMR-Impfung (Masern-Mumps-Röteln) und die HIB-Impfung gegen die Haemophilus-influenzae-Infektion. Leider wird von diesen Impfungen aus unbegründeter Angst vor Nebenwirkungen oder anderen Gründen nicht ausreichend Gebrauch gemacht.

## Bakterielle Infektionskrankheiten

Die durch Bakterien bedingten Infektionskrankheiten verlaufen in der Regel schwerer als virale Infekte. Außerdem hinterlassen sie nur selten einen Schutz auf Lebenszeit. Eine Ausnahme bildet der Keuchhusten.

### Scharlach und andere Streptokokkeninfekte

Streptokokken sind kugelförmige Bakterien, die in Ketten angeordnet liegen. Für den Menschen pathogen (krankheitserregend) sind vor allem sogenannte ß-hämolisierende Streptokokken der A-Gruppe. Wir kennen etwa 70 verschiedene Typen dieser Bakterienart.

Es gibt vier häufige Krankheiten, die durch Streptokokken ausgelöst werden:
- den Scharlach,
- die Streptokokkenangina (Scharlachangina),
- das Erysipel (die Wundrose) und
- die Impetigo contagiosa, einen eitrigen Hautausschlag.

**Scharlach (Scarlatina)**
Der Scharlach ist eine Erkrankung, an der früher sehr viele Kinder gestorben sind. Heute hat er seinen Schrecken verloren, weil er gut auf Penicillin und andere Antibiotika anspricht. Der Scharlach

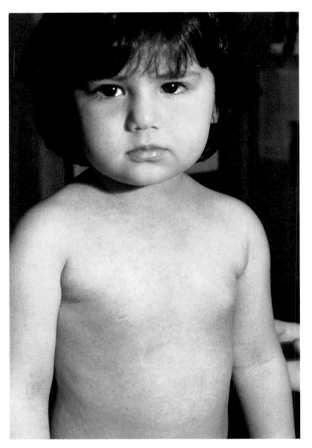

*Scharlachexanthem*

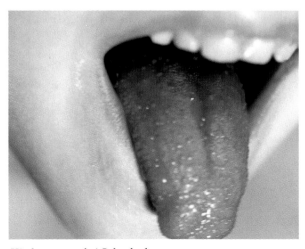

*Himbeerzunge bei Scharlach*

kann leicht verlaufen. Ohne Penicillinbehandlung nimmt er jedoch meist einen ernsten Verlauf.

Inkubationszeit: Drei bis sieben Tage.

Ansteckungsfähigkeit: Mit Penicillinbehandlung wenige Tage, ohne diese sechs Wochen und länger. Er beginnt mit meist hohem Fieber, Halsweh und Erbrechen sowie schlechtem Allgemeinbefinden. Das Gesicht zeigt auffallend rote Wangen. Am Körper, mit Betonung der Unterbauchgegend, findet sich ein „scharlachroter" Ausschlag. Die kleinen Flecke stehen ganz dicht zusammen, so daß das Exanthem wie ein Purpurmantel wirkt.

Die Zunge ist am ersten Tag dick weißlich belegt, ab dritten Tag ist sie stark gerötet mit Abzeichnung der Zungenpapillen; man spricht von einer Himbeerzunge.

Obligatorisch zum Krankheitsbild gehört die Scharlachangina mit intensiver Rötung der Gaumenbögen und Mandeln. Sie verursacht erhebliche Schluckbeschwerden und Brechreiz. Meist sind die zugehörigen Drüsen der Kieferwinkel schmerzhaft geschwollen.

Die Scharlach- oder Streptokokkenangina kann auch ohne den Ausschlag auftreten; man spricht dann etwas ungenau ebenfalls von Scharlach. Diese Bezeichnung sollte eigentlich der Streptokokkeninfektion mit Ausschlag vorbehalten bleiben.

Die Behandlung von Scharlach und Streptokokkenangina erfolgt mit dem einfachen Penicillin, das am besten verträglich ist, mitunter auch mit einem anderen Antibiotikum (Erythromycin, Cephalosporin). Innerhalb weniger Tage nach der Behandlung sind die Patienten wieder gesund.

Komplikationen treten praktisch nur dann auf, wenn die antibiotische Behandlung unterlassen wird. Die häufigsten Nachkrankheiten sind rheumatisches Fieber mit Herz- und Gelenkbeteiligung, Nierenentzündungen (Glomerulonephritiden), Mittelohrentzündungen. Die Nierenentzündungen können in einer chronischen Entzündung mit Niereninsuffizienz (Einschränkung der Nierenfunktion) enden. In der Vorantibiotika-Ära war der toxische Scharlach, der fast immer zum Tode führte, gefürchtet.

Leider hinterläßt der Scharlach keine sichere Immunität, so daß Kinder, besonders im Kindergartenalter wiederholt erkranken können.

### Wundrose

Das Erysipel, die Wundrose, ist eine scharf begrenzte infektiöse Hautrötung, ebenfalls durch Streptokokken hervorgerufen. Die Wundrose spricht gut auf Penicillin an.

### Grindausschlag (Impetigo contagiosa)

Bei der Impetigo contagiosa liegt ein eitriger, nässender, mit Borken abheilender Ausschlag vor. Er kann durch Streptokokken und Staphylokokken ausgelöst werden. Durch eine Schmierinfektion, besonders durch Kratzen werden die Erreger auf dem Körper des Kindes weiter verbreitet oder auf andere Kinder übertragen, und der Ausschlag zeigt sich an verschiedenen Körperstellen. Kleine umschriebene Herde sprechen auf eine örtliche antibiotische Behandlung an. Die zusätzliche orale (durch den Mund) Behandlung führt schneller und sicherer zum Ziel.

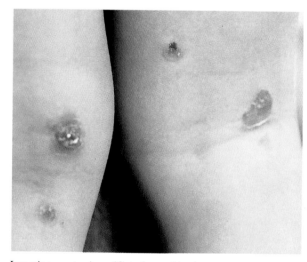

*Impetigo contagiosa (Grindausschlag)*

# Keuchhusten (Pertussis)

Inkubationszeit: Ein bis zwei Wochen.
Ansteckungsfähigkeit: etwa eine Woche vor Beginn des Krampfhustens, dann noch drei bis vier Wochen; bei antibiotischer Behandlung bildet sich die Infektiosität innerhalb weniger Tage zurück.

Keuchhusten wird durch ein Bakterium (Bordetella pertussis) übertragen. Es handelt sich um eine Tröpfcheninfektion. Eine Ansteckung findet nur statt, wenn ein erkranktes Kind ein gesundes aus nächster Nähe anhustet.

Verlauf: Der Keuchhusten beginnt wie ein unauffälliger Husten. Nach ein bis zwei Wochen entwickeln sich die typischen schweren Hustenanfälle, die das Kind und die Eltern beunruhigen. Die Kinder haben Serien von kurz hintereinander folgenden Hustenstößen, so daß sie schließlich kaum noch Luft bekommen. Der Kopf läuft rot an, die Augen tränen. Häufig, aber nicht immer ziehen die Kinder nach einer Hustenattacke die Luft juchzend ein. Meist wird ein weißer Schleim hervorgewürgt oder erbrochen. Nach einer solchen Attacke kann es nach Minuten zu einer Wiederholung des Anfalls kommen. Diese sogenannte Reprise verläuft wesentlich leichter und kürzer als der vorangehende Anfall. Während der Anfälle sind die Kinder sehr mitgenommen, doch zwischen den Anfällen sind sie munter und unbeeinträchtigt.

Durch Aufregung und Angst können Kinder verstärkte und dramatische Anfälle entwickeln. Das geschieht insbesondere dann, wenn die Umgebung zu ängstlich und unsicher reagiert. Die Angehörigen sollten Ruhe bewahren und nicht bei jedem Anfall dem Kind die Arme hochreißen und den Brustkorb beklopfen.

Säuglinge unter sechs Monaten sind durch den Keuchhusten besonders gefährdet. Bei ihnen kann sich eine Hirnschädigung (Pertussis-Enzephalopathie) entwickeln.

Die Keuchhustenanfälle sind atypisch und gehen oft mit einem meist vorübergehenden Atemstillstand (Apnoe) einher. Diese Kinder bedürfen einer klinischen Behandlung.

Behandlung: Antibiotika (zum Beispiel Erythromycin) werden häufig verordnet; eine Abkürzung und Erleichterung des Verlaufs läßt sich damit jedoch nicht erreichen. Allerdings werden bei früher Gabe die Erreger rascher eliminiert, und die Infektiosität wird damit abgekürzt. Man kann versuchen, den Kindern mit speziellen Hustenmitteln (eventuell vorübergehend Codein) die Beschwerden zu erleichtern.

# Tuberkulose (Tbc)

Die Tuberkulose ist heute eine fast vergessene Krankheit. Sie ist trotzdem nicht ausgestorben. Im vorigen Jahrhundert war die Tbc für die meisten Todesfälle junger Leute und auch vieler alter Menschen verantwortlich. Robert Koch, der 1882 den Tuberkulosebazillus (stäbchenförmiges Bakterium) entdeckte, hat die Voraussetzungen für eine erfolgreiche Bekämpfung dieser Krankheit geschaffen.

Beim Menschen kommen zwei Typen als Erreger in Frage:

1. ein vorwiegend beim Menschen auftretender Typ, genannt Mycobacterium tuberculosis, und
2. der bei Rindern und Menschen vorkommende Typus bovinus.

Die Inkubationszeit beträgt sechs bis acht Wochen. Infektionsweg: Meist durch Husten von Menschen mit offener Lungentuberkulose oder bei kleinen Kindern durch den Genuß von nicht abgekochter Milch oder Käse von infizierten Rindern.

Während 1954 noch 90 Prozent der Rinderbestände mit Tuberkulose infiziert waren, sind sie heute praktisch frei von Tbc. Auch die Tuberkuloseerkrankung beim Menschen ist stark zurückgegangen.

Nach dem Verlauf – vereinfacht dargestellt – unterscheidet man drei Stadien:

1. Das Primärstadium: Ein Lungenherd verkalkt narbig und heilt ab oder breitet sich zu einer Lungentuberkulose aus.
2. Das Sekundärstadium ist eine Generalisierung (Ausbreitung auf dem Blutweg) als Miliartuberkulose oder Meningitis.
3. Die Organtuberkulose befällt außer der Lunge auch Nieren, Hoden und Knochen sowie andere Organe.

Vor 30 Jahren waren fast 100 Prozent der Erwachsenen mit Tuberkulose infiziert, was man an Hand des positiven Tuberkulintests nachweisen kann. Beim großen Teil der Infizierten heilte die Tuberkulose aus; nur bei einem relativ geringen Teil lagen chronische Verlaufsformen vor. Heute sind etwa 30 Prozent der Bevölkerung tuberkulin-positiv. Die Betroffenen haben zum großen Teil die Infektion überstanden, meist in Form eines kleinen, verkalkten Lungenherdes. Der Rückgang der Tbc war möglich durch eine bessere allgemeine Hygiene, durch die Tuberkuloseimpfung (BCG) und durch die heute zur Verfügung stehenden Antibiotika. Erkrankte müssen über viele Monate mit mehreren Medikamenten behandelt werden.

Trotz der bisherigen Erfolge ist es wichtig, weiterhin auf die Tuberkulose zu achten. Die Möglichkeit, daß die Zahl der Tbc-Kranken wieder zunimmt, ist nicht von der Hand zu weisen. Menschen, die mit AIDS infiziert sind, erwerben fast alle eine Tuberkulose. Darüber hinaus ist die steigende Fluktuation der Weltbevölkerung ebenfalls ein Faktor, der die Ausbreitung begünstigt.

Leider erzielt man mit der BCG-Impfung keinen absoluten Schutz, aber einen sehr guten gegen die Generalisierung als Meningitis und Miliartuberkulose. Derzeit wird diese Impfung für besondere Risikogruppen empfohlen und in den meisten Neugeborenenstationen angeboten.

Trotz des Rückgangs der Tuberkuloseerkrankungen ist es sinnvoll, bei allen Kindern in regelmäßigen Abständen den Tuberkulintest durchzuführen.

## Diphtherie

Diese schwere Krankheit, der vor Einführung der Schutzimpfungen viele Kinder zum Opfer gefallen sind, ist bei uns heute sehr selten geworden. Dennoch treten hin und wieder Fälle auf, die sofort in ärztliche Behandlung gehören. Die Krankheitserreger sind Bakterien, die durch Tröpfcheninfektion übertragen werden. Die Inkubationszeit beträgt zwei bis fünf Tage.

Die wichtigsten Symptome sind eitrig entzündete Mandeln mit grauweißen Belägen, geschwollene Lymphdrüsen, Mattigkeit und meist nur mäßiges Fieber.

Zur Behandlung verordnet der Arzt Diphtherieheilserum und Penicillin.

Prophylaxe: Die Diphtherie-Schutzimpfung gehört zu den Standardimpfungen, die jedes Kind erhalten sollte (siehe den Abschnitt über Impfungen, S. 31).

# Geschlechtskrankheiten

Darunter versteht man solche Krankheiten, die vorwiegend oder ausschließlich durch Geschlechtsverkehr übertragen werden. Kinder werden meist von der Mutter vor oder während der Geburt infiziert.
Zu den Geschlechtskrankheiten gehört in erster Linie die Syphilis oder Lues, die jahrhundertelang eine Volksseuche war. Erst in den letzten 50 Jahren ist es gelungen, sie mit Erfolg zu bekämpfen.
Seit etwa 10 Jahren breitet sich eine neue Seuche über den Erdball aus, die man AIDS nennt. Trotz aller Bemühungen hat man noch keine wirksame Behandlung oder Prophylaxe gegen sie gefunden.
Ich will mich in der folgenden Darstellung im wesentlichen auf diese beiden genannten Geschlechtskrankheiten beschränken.
Nur kurz erwähnt werden sollen die Gonorrhoe (der Tripper) und die Infektion durch Trichomonaden. Die Gonorrhoe kann von der Mutter auf das Kind übertragen werden und eine eitrige Augenentzündung hervorrufen. Die Trichomonadeninfektion ist wenig bekannt, obgleich sie bei Erwachsenen häufig vorkommt. Sie geht mit einem starken Ausfluß bei beiden Partnern einher.
Schließlich werden auch Soorpilzinfektion und die Herpes-simplex-Infektion vom Typ 2 durch Geschlechtsverkehr übertragen, ohne daß man sie zu den ausgesprochenen Geschlechtskrankheiten rechnen kann.

# AIDS und das HIV-Virus

AIDS ist die Abkürzung für Acquired Immune Deficiency Syndrome, was in deutscher Übersetzung lautet: Syndrom der erworbenen Immunitätsschwäche. Die Krankheit wird durch das HIV-Virus (Human Immunodeficiency Virus = menschliches Virus der Immunitätsschwäche) übertragen.
Das Virus befällt vorwiegend bestimmte Zellen des Immunsystems, zum Beispiel Lymphozyten. In den befallenen Zellen vermehrt sich das Virus, und es wird dann an andere Körperzellen weitergegeben. Die befallenen Zellen werden funktionsuntüchtig, wodurch der betroffene Mensch nicht mehr in der

Lage ist, Infektionskrankheiten Widerstand entgegenzusetzen.
Die Inkubationszeit zwischen Ansteckung und Ausbruch der Krankheit liegt in der Regel zwischen drei und sechs Monaten, sie kann aber auch 20 Jahre betragen.
Die Ansteckung erfolgt beim Geschlechtsverkehr durch Sperma (männlichen Samen) oder Scheidensekret, weiterhin durch Blut- oder Serumtransfusionen und durch infizierte Injektionsnadeln. Aus der Art der Infektionsübertragung ergibt sich, daß Gruppen mit großem Risiko besonders Homosexuelle und Drogenabhängige sind. Außerdem wurden sehr viele Kinder und Erwachsene, die an Hämophilie (Bluterkrankheit) leiden, durch die für sie notwendigen Seruminjektionen infiziert. Man hat inzwischen gelernt, das Risiko für diese Gruppe weitgehend zu beseitigen. Das gleiche gilt für Bluttransfusionen.
Schließlich sind Neugeborene AIDS-kranker Mütter in der Regel ebenfalls mit dem HIV-Virus infiziert.
Andere Übertragungswege als die genannten spielen keine oder kaum eine Rolle.
Die Symptome nach Ausbrechen der Krankheit sind unterschiedlich. Am Beginn stehen meist allgemeine Abgeschlagenheit, Fieber, Durchfälle, Gewichtsabnahme und Lymphknotenschwellung. Man spricht vom Lymphadenopathie-Syndrom (LAS).
Die Immunschwäche bahnt den Weg für andere, sogenannte opportunistische Infektionen aller Art – das sind solche, die die Gelegenheit wahrnehmen, sich zu etablieren. Hier ist besonders die Tuberkulose zu nennen, die mit der Zunahme der AIDS-Kranken wieder häufiger beobachtet wird.
Bei der AIDS-Erkrankung kommt es später zu Komplikationen und Beteiligung anderer Organe, zu Hauttumoren, zu einer chronischen Hirnentzündung, schweren Lungenentzündungen und anderen Folgeerkrankungen.
Nach Ausbrechen dieser Symptome führt die Krankheit in einigen Jahren zum Tode. Geringe Fortschritte in der Behandlung sind zwar gemacht, sie reichen aber bei weitem nicht aus. AIDS dürfte eine der größten Herausforderungen für die moderne Medizin sein.

Um die weitere Ausbreitung von AIDS zu vermeiden, sind wenige, ganz einfache Maßnahmen wirkungsvoll: Partnerwechsel sollte vermieden werden. Wer dazu nicht in der Lage ist, dem ist die Anwendung von Kondomen dringend anzuraten.

## Syphilis (Lues)

Die Syphilis ist eine seit Jahrhunderten weit verbreitete Seuche. Sie wird durch Geschlechtsverkehr und von der erkrankten Mutter auf das Neugeborene übertragen. Die Erreger heißen Treponema pallidum. Es handelt sich dabei um schraubenförmige Bakterien, sogenannte Spirochaeten.
Die Lues ist eine gefährliche Geschlechtskrankheit mit relativ geringen Anfangserscheinungen und schweren Spätfolgen.
Man unterscheidet mehrere Stadien:
1. Primäraffekt, eine kleine Wunde, meist an den Genitalorganen.
2. Sekundärstadium: Vier bis acht Wochen nach dem Primäraffekt kommt es zu Lymphdrüsenschwellungen und Hautausschlägen.
3. Das Tertiärstadium ist gekennzeichnet durch Beteiligung aller Organe wie Herz, Gefäße, Haut, Knochen und Zentralnervensystem.

Die angeborene Lues wird von der infizierten Mutter auf das Neugeborene übertragen. Viele betroffene Kinder sterben jedoch bereits im Mutterleib ab.
Ein erkrankter Säugling kann folgende Symptome aufweisen: wechselnde Ausschläge, eitriger Schnupfen, Entzündungen der Netz- und Aderhaut des Auges, Milz- und Lebervergrößerung, Nierenentzündung, Lungenentzündung, Herzmuskelentzündung und andere. Weitere Krankheitszeichen treten als Spätmanifestationen erst im Schulalter auf wie Erkrankung der Hornhaut am Auge, Schwerhörigkeit sowie Zahn- und Knochenveränderungen.
Im Gegensatz zur AIDS-Erkrankung ist die Lues einer wirksamen Behandlung mit Penicillin zugänglich. Die Behandlung sollte so früh wie möglich erfolgen, bevor Veränderungen eingetreten sind, die sich nicht mehr zurückbilden. Das gilt sowohl für die erworbene als auch für die angeborene Syphilis.

# Durch Zecken übertragene Infektionen

Zwei Infektionskrankheiten werden durch einen Zeckenbiß in unseren Breiten auf den Menschen übertragen. Dabei handelt es sich um:
1. die FSME, die Frühsommer-Meningoenzephalitis, eine Virusinfektion und
2. eine Hauterkrankung, die Erythema-chronicum-migrans-Krankheit, eine Infektion durch Borrelien (Schraubenbakterien).

Die Zecke oder der Holzbock (Ixodes ricinus) besitzt einen Stechrüssel mit Widerhaken und ist ein blutsaugender Parasit für Warmblüter, nicht nur für den Menschen. Sie kommt überall in Mitteleuropa vor. Die mit dem FSME-Virus verseuchten Zecken gibt es allerdings nur in bestimmten Gebieten: in Deutschland nur in Bayern und Baden-Württemberg, die nördlicheren Gebiete sind weitgehend frei von FSME. Vom europäischen Ausland sind vor allem betroffen: Österreich, Tschechoslowakei, Ungarn, das ehemalige Jugoslawien, Polen und die alte Sowjetunion. Auch in diesen Endemiegebieten sind nicht alle Zecken von dem FSME-Virus befallen.
Mit Infektionen durch Borrelien muß man dagegen überall rechnen. Nach Untersuchungen in Norddeutschland waren etwa 20 Prozent aller gefundenen Zecken mit Borrelien infiziert.
Der Biß einer infizierten Zecke führt nicht jedesmal zu einer FSME- oder Borrelieninfektion beim Menschen.

## Frühsommer-Meningoenzephalitis

Diese Virusinfektion ist seltener, als man aufgrund der Publikationen in Presse und Fernsehen annimmt. Am stärksten betroffen sind manche Berufsgruppen wie Waldarbeiter in Österreich und die sieben- bis 14jährigen Schulkinder im gleichen Land. Die Meningitis kann einen günstigen Verlauf nehmen. Mit zunehmendem Alter kommen auch ungünstige Krankheitsverläufe vor.

# Erythema-chronicum-migrans-Krankheit (Lyme-Borreliose)

Nach der Infektion durch Zeckenbiß kann es zu verschiedenen Krankheitsstadien kommen. Relativ häufig ist das Erythema migrans. Es kann einige Wochen nach dem Zeckenbiß auftreten. Mitunter, wenn auch sehr selten, können nach Monaten und Jahren verschiedene andere chronisch verlaufende Manifestationen an der Haut (Acrodermatitis) und am Nervensystem (Meningoradikulitis) auftreten. Das Erythema migrans, was soviel wie wandernde Hautrötung bedeutet, ist eine umschriebene, kreisförmig begrenzte Hautrötung, die sich nach außen ausbreitet und in der Mitte abblaßt. Ernste Beschwerden außer etwas Juckreiz bestehen nicht. Das Erythem reagiert sehr gut auf eine Penicillinbehandlung. Neuerdings wird Tetrazyclin, ein Breitbandantibiotikum (nur für Kinder über 10 Jahren) für wirksamer gehalten, insbesondere was die Verhinderung der später auftretenden schwerwiegenden Komplikationen anlangt.

**Prophylaxe** Kinder, die durch Wälder und Büsche streifen, werden vom Holzbock weit häufiger als Erwachsene befallen. Man kann sie weitgehend durch Kleidung wie leichte Sommerhüte, langärmelige Hemden und lange Hosen schützen, was sich aber in der Praxis kaum durchführen läßt, da sich Kinder im Sommer ja leichter kleiden möchten.

Eine passive und aktive Impfung gibt es nur gegen die FSME, nicht gegen die Borrelieninfektion. Die aktive Impfung besteht aus drei Injektionen, die beiden ersten im Abstand von etwa vier Wochen, die dritte nach neun bis zwölf Monaten. Für Urlaubsaufenthalte in Österreich sollte man die aktive Impfung in Erwägung ziehen. Wenn man in Gebiete fährt, die frei von FSME sind, wie nach Norddeutschland oder in die Beneluxstaaten, ist die Impfung nicht sinnvoll, vor allem weil der Impfschutz bereits nach drei Jahren wieder nachläßt.

**Die Entfernung der Zecke**
Dabei sollte man sehr vorsichtig vorgehen, damit der Kopf nicht steckenbleibt. Früher wurde empfohlen, das Insekt mit Öl oder Klebstoff zu ersticken. Es ließ dann los und konnte leicht entfernt werden. Davon wird heute abgeraten, weil die Zecke noch ihren unter Umständen infektiösen Speichel abgeben kann. Deshalb wird heute die Entfernung mit einer Zeckenzange empfohlen.

# Pilzerkrankungen (Mykosen)

Pilzerkrankungen kommen hauptsächlich in zwei Formen vor:
1. als Hefepilze (Soor oder Candida),
2. als sogenannte Dermatophyten, die auch als Tinea corporis (Pilzbefall des Körpers) oder Tinea capitis (Pilzbefall des Kopfes) bezeichnet werden.

## Soor (Candidamykose)

Soor kommt besonders im Säuglingsalter häufiger vor. Er findet sich oft an feuchten Körperstellen im Windelbereich. Zunächst zeigen sich inselartig umschriebene rötliche Stellen, später breiten sich diese aus und fließen zusammen, so daß der gesamte

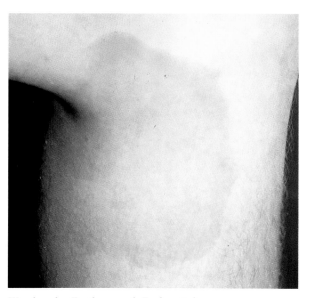

*Wanderndes Erythem nach Zeckenstich*

Windelbereich, manchmal bis zu den Oberschenkeln und bis zum Rücken, betroffen ist. Die modernen Folienwindeln schließen luftdicht ab und begünstigen das Wachstum der Pilze.

Die Behandlung des Windelsoors besteht deshalb in erster Linie in häufigem Trockenlegen. Feuchte Windeln sollten baldmöglichst gewechselt werden, auch in der Nacht. Mitunter ist es vorteilhaft, auf Großmutters alte Stoffwindeln zurückzugreifen. Diese lassen mehr Luft an die Haut als die Folienwindeln. Um die Matratze zu schützen, ist dann eine Gummiunterlage angebracht. Die häufige Pflege allein kann schon ein Abheilen bewirken. Antimykotische Salben (zum Beispiel Nystatin), die der Arzt verordnet, beschleunigen die Heilung.

Junge, empfindliche Säuglinge, besonders Frühgeborene, haben häufig in der Mundschleimhaut eine Soorerkrankung, die durch festsitzende weiße Beläge gekennzeichnet ist. Sie müssen unbedingt mit geeigneten Mitteln (zum Beispiel Nystatintropfen) behandelt werden.

Außer bei den geschilderten Fällen können Soorerkrankungen bei Ekzemkindern, beim Diabetes, bei Immunschwäche, unter antibiotischer und Cortisonbehandlung auftreten.

## Pilzbefall des Körpers (Tinea corporis)

Es handelt sich um oberflächliche, runde, infizierte Herde, die die Neigung haben, sich auszubreiten. Sie zeigen häufig einen Randwall. Eine Behandlung ist erfolgreich, wenn die Art des Pilzes durch eine im Labor angelegte Kultur festgestellt wird.

## Pilzbefall des Kopfes (Tinea capitis)

Auch der Pilzbefall des Kopfes kann durch verschiedene Pilzarten verursacht werden. Die sogenannte Trichophytie verursacht rundliche Herde mit Haarausfall. Eine Verwechslung kann vorkommen mit der Trichotillomanie, dem Haarausreißen, und der Alopecie, dem kreisrunden Haarausfall, dessen

Ursache wir nicht kennen. In jedem Fall ist bei Verdacht auf eine Pilzerkrankung eine Untersuchung und Behandlung durch den Arzt angezeigt.

# Krankheiten durch Parasiten

Parasiten oder Schmarotzer sind Lebewesen, die im, auf dem oder vom Körper anderer Lebewesen leben. Es gibt zahlreiche Parasiten, die den Menschen befallen; dazu gehören Würmer, Läuse und Milben. Die dadurch entstehenden Krankheiten können im Rahmen dieses Buches nicht vollständig besprochen werden; es werden nur die häufigsten dargestellt. Parasiten haben sich an den Wirt gewöhnt, sie beuten ihn aus, aber sie bringen ihn nicht um. Der Körper ist selbst nicht in der Lage, seine Abwehrkräfte erfolgreich gegen Parasiten einzusetzen.

## Wurmkrankheiten

### Madenwürmer (Oxyuren)

Diese Würmer sind sehr häufig. Sie sind klein, nur wenige Millimeter lang. Sie sind im Anogenitalbereich (im Bereich von After und Geschlechtsorganen) zu finden, verursachen dort Juckreiz und können lokale Entzündungen auslösen. Die Infektion erfolgt von Mensch zu Mensch. Jedes Kind infiziert sich mit seinen Händen vom Anus zum Mund immer wieder selbst. Oft ist die ganze Familie befallen. Trotz Verabreichung geeigneter Mittel ist die

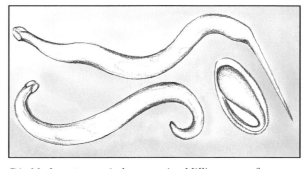

*Die Madenwürmer sind nur wenige Millimeter groß*

Beseitigung der Parasiten schwierig. Selbst wenn sich große Mengen von Würmern finden, ist die Erkrankung mit Oxyuren relativ harmlos.

### Spulwürmer (Askariden)

Spulwürmer entsprechen in Größe und Aussehen den Regenwürmern. Die Eier werden oft mit schlecht gewaschenem Blattsalat aufgenommen, wenn dieser mit menschlichen Fäkalien gedüngt ist. Beschwerden können Appetitlosigkeit, Erbrechen und Bauchschmerzen sein. Die Würmer wandern mitunter in die Lungen und verursachen dort umschriebene, relativ harmlose Entzündungen. Eine ärztliche Behandlung der Askaridiasis (Spulwurmerkrankung) sollte unbedingt erfolgen.

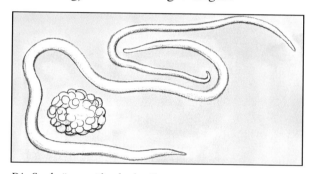

*Die Spulwürmer ähneln den Regenwürmern*

### Bandwürmer

Es gibt mehrere Arten von Bandwürmern, von denen der Rinderbandwurm (Taenia saginata) der häufigste ist. Die Infektion erfolgt durch rohes finnenhaltiges Fleisch (Tartar). Oft ist das einzige Symptom des Wurmbefalls eine Abmagerung. Mitunter gehen weiße, bandnudelartige Glieder vom Ende des Wurmes ab. Der Kopf bleibt meist im Darm zurück und wird erst durch eine medikamentöse, ärztlich überwachte Bandwurmkur abgetrieben.

## Erkrankungen durch Läuse (Pediculosis)

Durch Läuse verursachte Erkrankungen sind heute selten geworden. Läuse halten und vermehren sich nur unter schlechten hygienischen Bedingungen.

Wir unterscheiden Kopfläuse, Pediculi capitis, was soviel wie Füßchen des Kopfes bedeutet, und Filzläuse (Pediculi pubis = Füßchen der Schambehaarung). Eine Übertragung von Kopfläusen auf andere Familienmitglieder ist die Regel. In Schulen können die Parasiten an den Garderoben von einer Mütze zur anderen wandern. Bei den Betroffenen finden sich auf dem Kopf Kratzspuren, die sich sekundär eitrig entzünden können. Die lokalen Drüsen sind dann geschwollen. Kopfläuse finden sich auch in den Kleidern.

Es ist leichter, die hellen Nissen (Eier), die an den Haaren festkleben, zu finden als die etwa 3 Millimeter großen ausgewachsenen Insekten.

Die Filzläuse sind kleiner als die Kopfläuse. Sie befallen bei Erwachsenen das Schamhaar, bei Kindern die Wimpern. Die Übertragung erfolgt bei engem Körperkontakt (Geschlechtsverkehr).

Die Behandlung der Pediculosis sollte unter ärztlicher Anleitung erfolgen. Die verwendeten Mittel sind wirksam, aber toxisch (giftig).

## Krätze (Scabies)

Die Krätze ist eine typische Erkrankung des Krieges und der ersten Nachkriegszeit, wenn die hygienischen Verhältnisse schlecht sind und keine Seife zur Verfügung steht. Es handelt sich um eine Infektion mit der kleinen, unsichtbaren Krätzemilbe. Diese bohrt in die Haut tunnelartige Gänge. In diese werden die Eier abgelegt, die nach einigen Wochen schlüpfen. Durch den Juckreiz kratzt sich der Befallene, so daß es zu einer eitrigen Superinfektion kommen kann. Besonders häufig sind Hände und Füße, Achselhöhlen und die Schamgegend befallen. Aber auch der übrige Körper bleibt oft nicht verschont. Da das Krankheitsbild heute selten ist, wird die Diagnose oft nicht sofort gestellt. Es ist immer dann an Krätze zu denken, wenn mehrere Familienmitglieder an ähnlichen juckenden Hauterscheinungen leiden.

Wegen der Toxizität (Giftigkeit) der wirksamen Mittel ist besonders bei Kindern ein sorgfältiges Vorgehen bei der Behandlung nach Anleitung des Arztes angezeigt.

# Allergie und allergische Krankheiten

Unter Allergie versteht man eine Antigen-Antikörper-Reaktion, die mit der Immunität zu vergleichen ist. Allerdings ist die Immunität eine für den Organismus sinnvolle Reaktion, die Allergie bedeutet in der Regel Krankheit.

## Immunität

Bei der Immunität wirken Viren oder Bakterien als Antigene. Gegen diese bildet der Körper nach dem ersten Kontakt Antikörper, sogenannte Immunglobuline (IgM und IgG). Diese verhindern eine erneute Infektion bei späterem erneutem Kontakt. Der Körper ist immun oder gefeit.

## Allergie

Bei der Allergie tritt im Gegensatz zum Schutz, den die Immunität vermittelt, eine Sensibilisierung, das heißt eine erhöhte Empfindlichkeit, ein. Wir unterscheiden im wesentlichen vier Typen einer allergischen Reaktion, wobei der Typ I, die Sofortreaktion, die größte Rolle spielt. Die folgende Tabelle vermittelt eine Übersicht.

## Allergie Typ I

Die Allergie vom Typ I zeichnet sich durch eine Sofortreaktion aus, die innerhalb von Sekunden bis Minuten nach dem Kontakt mit dem Allergen auftritt. Ein Pollenallergiker, der im Frühjahr auf einem Waldspaziergang eine blühende Wiese betritt, kann sofort mit Heuschnupfen oder einem Asthmaanfall reagieren. Diese Sofortreaktion zeigt dem Betroffenen eindeutig den Zusammenhang zwischen Allergen (also Graspollen) und Reaktion, dem Schnupfen oder dem Asthmaanfall. Bei den anderen Allergietypen erfolgt die Reaktion erst nach Stunden oder Tagen. Der Zusammenhang zwischen dem Allergen und der Reaktion liegt deshalb nicht immer sofort auf der Hand.

Die Antigene, die bei der Allergie auch als Allergene bezeichnet werden, sind Pflanzenpollen, Tierhaare oder -schuppen, Hausstaubmilben, Schimmelpilze, Nahrungsmittel und andere. Die sogenannten Inhalationsallergene stehen also im Vordergrund. Nach ein- oder mehrmaligem Kontakt mit einem Allergen

| Übersicht über die Allergietypen (vereinfacht) | | |
|---|---|---|
| Allergietyp | Krankheitsbilder | Reaktionszeit |
| I: Sofortreaktion, anaphylaktischer Typ | Asthma, Heuschnupfen, Nesselsucht | Sekunden/Minuten |
| II: Zytotoxische Reaktion | Hämolytische Anämie Verminderung von Blutplättchen und Leukozyten | Stunden bis Tage |
| III: Arthusartiger Typ | Serumkrankheit, Vogelzüchterlunge | 6–8 Stunden |
| IV: Zellvermittelte Allergie | Kontaktallergie, Tuberkulinreaktion, Transfusionszwischenfälle | 1–14 Tage |

bildet der menschliche Körper Antikörper, die als Immunglobulin E (IgE) im Blut nachweisbar sind. Bei erneutem Kontakt mit dem Allergen reagiert das Antigen, zum Beispiel Birkenpollen, mit den IgE-Antikörpern. Hierdurch werden in bestimmten Körperzellen, den Mastzellen, sogenannte Mediatoren freigesetzt, von denen Histamin der wichtigste ist. Mediator heißt Mittler, es handelt sich also um Stoffe, die eine Reaktion vermitteln. Das Histamin ist im Körper der Stoff, der die klassischen allergischen Reaktionen vom Typ I auslöst.

Im Gegensatz zur Immunität, die eine Wiederansteckung verhindert, besteht bei der Allergie eine Überempfindlichkeit. Bei wiederholten Kontakten kann es deshalb immer wieder zu erneuten allergischen Reaktionen kommen. Das ist zum Beispiel sehr typisch bei den jedes Jahr während der Grasblüte auftretenden Heuschnupfenbeschwerden. Ein Beispiel dafür, daß sich die Reaktion bei wiederholtem Kontakt steigern kann, ist die Penicillinallergie. Hier kann es zu einem lebensbedrohlichen anaphylaktischen Schock kommen, mit schwerer Nesselsucht, starkem Schnupfen, asthmatischer Bronchitis und Kreislaufschock.

Histamin, das aus der Mastzelle freigesetzt wird, ist für die Sofortreaktion verantwortlich. Allerdings sind unter den Mediatoren der Mastzelle auch solche, die erst später, nach einer Stunde reagieren. Bei der längeren Latenzzeit ist der Zusammenhang mit den Krankheitssymptomen nicht mehr zwingend. Allergische Erkrankungen vom Soforttyp, die durch IgE vermittelt werden, sind Asthma (im Kapitel „Krankheitszeichen" S. 55 ff. ausführlich beschrieben), Heuschnupfen, Ekzem (Neurodermitis), Urtikaria (Nesselsucht) und das Quincke-Ödem.

## Allergenkarenz und andere Maßnahmen

Unter Allergenkarenz versteht man das Vermeiden des Zusammentreffens mit einem Allergen. Allergenkarenz ist zweifellos die wirksamste Maßnahme gegen eine Allergie. Wenn sie möglich ist, so ist der Allergiker beschwerdefrei. Nahrungsmittel lassen sich relativ einfach vermeiden, schwieriger ist das bei Inhalationsallergenen, also solchen, die eingeatmet werden und auf der Schleimhaut der Luftwege reagieren. Es handelt sich um:

- Pollen, wie Gräser, Roggen, Birken
- Schimmelpilze, vor allem vier Typen: Alternaria, Cladosporium, Aspergillus, Penicillium
- Hausstaubmilben
- Tierhaare oder Tierschuppen: zum Beispiel von Hund, Katze, Pferd

### Haustiere

Eine Allergenkarenz ist möglich, wenn eine Allergie gegen Haustiere wie Hund und Katze besteht. Allerdings ist es nicht leicht, ein geliebtes Tier aus der Umgebung des allergischen Patienten zu entfernen. Kinder können mit erheblichem Protest und depressiven Reaktionen auf eine Trennung reagieren. Deshalb sollte man, wenn eine familiäre allergische Belastung besteht, von vornherein auf die Anschaffung von Haustieren verzichten. Dies ist leichter, als Tiere, die bereits in einer Familie leben, wieder abzuschaffen.

### Hausstaubmilben

Nur begrenzt sind die Möglichkeiten, dem Hausstaub und den Schimmelpilzen auszuweichen. Das Hauptallergen der Hausstaubmilben befindet sich in ihrem Kot. Hausstaub findet sich überall, besonders in Teppichen, Betten und Vorhängen. Man kann mit einiger Mühe die Umgebung sanieren. In der Wohnung sollte auf Teppichböden, Vorhänge und Federbetten verzichtet werden. Es gibt waschbare Betten für Allergiker. Es besteht auch eine Möglichkeit, mit den Präparaten Acarex und Acarosan die Hausstaubmilben nachzuweisen und für eine gewisse Zeit gezielt zu vernichten. Im Hochgebirge ab Höhen von 2 000 Metern gibt es kaum noch Hausstaubmilben. Deshalb ist für Hausstauballergiker ein Aufenthalt in großen Höhen sinnvoll.

### Schimmelpilze

Bei Schimmelpilzen sind es hauptsächlich die Sporen, die als Allergene wirken. Sie finden sich auf Nahrungsmitteln, an Pflanzen und in der feuchten Erde von Blumentöpfen, auch auf Hydrokulturen. Auf Pflanzen kann man in der Wohnung relativ leicht verzichten. Auch die Befeuchtungsbehälter an den Heizkörpern sind oft ein Sammelbecken für

Schimmelpilze. Dazu kommen feuchte Räume, insbesondere schlecht belüftete Bäder.

Schimmelpilze kommen außerhalb des Hauses bei trockenem windigen Wetter reichlich vor. Sie sind vorhanden in Ställen, im Heu und im Mist. Die beliebten „Ferien auf dem Bauernhof" sind für Kinder mit Schimmelpilzallergie nicht geeignet. Auch Gartenarbeit sollte gemieden werden.

### Pflanzenpollen

Den Pflanzenpollen, unter denen Birke, Hasel, Roggen und Gräser an erster Stelle stehen, kann man kaum entfliehen, es sei denn, man reist je nach der örtlichen Blütezeit zwischen See und Hochgebirge hin und her. Das ist nicht möglich, nicht bezahlbar und hat wahrscheinlich nur einen geringen Effekt.

Für den allergischen Patienten von Bedeutung sind nur die Windbestäuber, denn nur diese erreichen ihn. Pflanzen, die durch Insekten bestäubt werden oder Selbstbestäuber sind, haben keinen Krankheitswert. Weizen spielt keine Rolle für die Allergieauslösung. Ein Blühkalender (siehe Tabelle) gibt Anhaltspunkte dafür, in welchem Monat mit Pollenflug zu rechnen ist. Seit einigen Jahren geben der Rundfunk und die Tageszeitung Hinweise darauf, in welchem Umfang mit Pollenflug zu rechnen ist. Diese Information ermöglicht es dem Allergiker unter Umständen, seinen Tages- und Wochenplan etwas darauf einzustellen. Die Graspollen fliegen über viele Kilometer. Sie sind in den frühen Morgenstunden am stärksten nachweisbar, so daß pollenempfindliche Patienten zu raten ist, bei geschlossenem Fenster zu schlafen.

### Symptomenkalender

Beim Asthma mit häufigeren Anfällen sind regelmäßige Aufzeichnungen der Anfälle hilfreich. Dazu eignet sich ein Symptomenkalender. Gehäuftes Auftreten von Mai bis Juli spricht für Gräser-Roggen-Pollenallergie. Ganzjähriges Auftreten muß an Hausstaubmilben- oder Tierhaarallergie denken lassen. Gehäufte Erkrankungen von Juni bis Oktober

### Blühkalender der wichtigsten Pflanzen, die als Windbestäuber für den Allergiker von Bedeutung sind

| Pflanze | Jan. | Febr. | März | April | Mai | Juni | Juli | Aug. | Sept. | Okt. | Nov. | Dez. |
|---|---|---|---|---|---|---|---|---|---|---|---|---|
| Erle | + | + | ++ | + | | | | | | | | |
| Haselnuß | | ++ | ++ | ++ | | | | | | | | |
| Pappel | | | ++ | ++ | + | + | | | | | | |
| Birke | | | | ++ | ++ | | | | | | | |
| Buche | | | | ++ | ++ | | | | | | | |
| Roggen | | | | | ++ | ++ | + | + | | | | |
| Gräser | | | | + | ++ | ++ | ++ | + | + | | | |
| Wegerich | | | | | ++ | ++ | ++ | ++ | + | | | |
| Beifuß | | | | | | | | + | + | + | | |
| Schimmel-pilzsporen | + | + | + | + | ++ | ++ | ++ | ++ | + | + | + | + |

Erläuterung zu Tabelle Blühkalender: ++ = starker, + = geringer Pollenflug. Die Blühzeiten geben nur Mittelwerte an. In Gebirgslagen liegen die Termine später als angegeben.

können durch Schimmelpilze ausgelöst sein. Es muß jedoch betont werden, daß es praktisch keinen Patienten gibt, bei dem ein Asthma allein auf Allergie zurückzuführen ist. Das empfindliche Bronchialsystem reagiert auf viele Ursachen wie Allergene, Infekte, Kälte, Anstrengung, Tabakrauch, Luftverunreinigungen, Staub, CO, $SO_2$, Stickoxyde und Analgetika (Schmerz-Fieber-Mittel). Analgetika, besonders Acetylsalicylsäure (Aspirin) können mitunter Asthmaanfälle auslösen. Deshalb sollten diese Medikamente nur zurückhaltend eingesetzt werden.

### Medikamente gegen Inhalationsallergene

Antiallergisch wirkende Arzneimittel sind die Cromoglycinsäure und die modernen, nicht müde machenden Antihistaminika (Hismanal, Teldane). Die Cromoglycinsäure steht in drei Darreichungsformen zur Verfügung: zur Inhalation für die Bronchien, für Nase und Augen. Wirksamkeit und Verträglichkeit dieser Medikamente ist sehr gut. Sie werden vor allem beim allergischen Asthma und Heuschnupfen eingesetzt.

### Hyposensibilisierung

Bei allergischen Erkrankungen wird häufig eine Hyposensibilisierung versucht. Man versteht darunter, durch Injektionen mit steigenden Allergextrakten den allergischen Patienten gegenüber seiner Allergie unempfindlich zu machen. Das Verfahren ist zeitaufwendig und nicht ganz ungefährlich, weil überschießende allergische Reaktionen provoziert werden können. Die Befürworter des Verfahrens sehen Erfolge bis 80 Prozent. Kritische Studien, die den Erfolg einer Behandlung mit Hyposensibilisierung belegen, gibt es nicht. Deshalb kann man diese Behandlung nicht vorbehaltlos empfehlen. Gesichert ist der Erfolg einer Hyposensibilisierung bisher nur bei der Bienengiftallergie.

# Heuschnupfen

Der Heuschnupfen bietet ein sehr charakteristisches Bild. Als Arzt kann man gut beobachten, daß die bekannten Patienten, die an Heuschnupfen leiden, am gleichen Tag, wenn die Graspollen fliegen, in die Sprechstunde kommen. Je nach Intensität des Pollenflugs, aber auch nach Schweregrad des Krankheitsbildes sind Augen und Nase mehr oder weniger stark betroffen. Die Augen zeigen mitunter neben der Rötung eine starke Schwellung der Bindehäute. Der Patient meidet helles Licht. Die Nase läuft stark, und der Betroffene leidet unter einem dauernden Niesen.

Einzelne Patienten zeigen zusätzlich eine asthmatische Reaktion der Bronchien. Viele Heuschnupfenkranke haben ihre Beschwerden nur in der Zeit der Frühblüher Hasel und Birke, andere nur während der Grasblüte.

Die Behandlung des Heuschnupfens erfolgt mit Cromoglycinsäure für Augen und Nase. Bei vielen Patienten ist das ausreichend, wenn nicht, kann ein Antihistaminikum (Teldane, Hismanal) dazugegeben werden. Die früher üblichen Injektionen mit einem Cortison-Depotpräparat sollten möglichst vermieden werden. An den Injektionsstellen bildet sich nämlich eine Atrophie, das heißt, es tritt ein umschriebener Schwund der Muskulatur ein. Wenn sehr starke Beschwerden bestehen, die auf Cromoglycinsäure und Antihistaminika nicht ansprechen, kann man für einige Tage Cortison in Tablettenform geben.

# Nahrungsmittelallergie

### Kuhmilchallergie

Die Kuhmilchproteinallergie wurde bereits im Kapitel „Krankheitszeichen" unter dem Stichwort „Durchfall" behandelt. Sie tritt nur in den ersten beiden Lebensjahren auf. Hier sollen deshalb andere Erscheinungen allergischer und pseudoallergischer Art, die durch Nahrungsmittel verursacht werden, besprochen werden.

### Pseudoallergie

Die Pseudoallergie wird auch als Intoleranzreaktion bezeichnet. Sie ist keine echte Allergie mit einer Antigen-Antikörper-Reaktion. Sie verursacht nur ein ähnliches klinisches Bild wie die echte allergische Reaktion. Allerdings sind die Erscheinungen in der Regel nicht so schwerwiegend.

Pseudoallergische Reaktionen werden häufig durch Medikamente ausgelöst, zum Beispiel Aspirin, Ampicillin, Penicillin, Erythromycin und Rheumamittel. Sie werden weiterhin durch Konservierungsmittel und Farbstoffe ausgelöst, die in Nahrungsmitteln enthalten sind. Eine Reihe von beliebten Speisen wie Wein, Erdbeeren, Schokolade, Sauerkraut, Thunfisch enthalten histaminähnliche, gefäßaktive Substanzen. Diese lösen pseudoallergische Reaktionen, meist in Form einer Nesselsucht (Urtikaria), aus.

Andererseits werden Nahrungsmittelallergien und -unverträglichkeiten oft zu Unrecht vermutet. Viele Menschen neigen dazu, Beschwerden wie Bauch-, Kopfweh oder Übelkeit auf eine Allergie oder Unverträglichkeit durch Nahrung zurückzuführen. Man sollte bei einem entsprechenden Verdacht kritisch prüfen, ob er zutrifft.

Im Prinzip können alle Nahrungsmittel eine echte Allergie mit Bildung von IgE oder auch eine Pseudoallergie hervorrufen. In Frage kommen vor allem Obstsorten, Gewürze, Fisch, Fleisch, Milch, Nüsse, aber auch andere.

Die Auswirkungen sind verschieden: Ausschläge wie Urtikaria (Nesselsucht), Verschlechterung eines Ekzems oder auch Erscheinungen an den Atmungsorganen. Die Auswirkungen auf Ekzem und Asthma dürften allerdings nur bei einer sehr geringen Zahl von Patienten eine Rolle spielen.

### Nesselsucht (Urtikaria)

Unter einer Urtikaria versteht man einen Ausschlag, der nur an einzelnen Körperstellen, aber auch über den ganzen Körper verteilt auftreten kann. Die einzelne Effloreszenz ist die Quaddel (Urtica). Sie ist erhaben, besteht aus kleinen Bläschen und juckt stark. Jeder hat die Erscheinung schon einmal erlebt, wenn er mit Brennnesseln in Berührung gekommen ist.

Menschen, die empfindlich oder allergisch sind, können auf bestimmte Nahrungsmittel, auf Arzneimittel, aber auch auf Wärme, Kälte, Reiben mit einer Urtikaria reagieren. Sehr oft besteht eine chronische Urtikaria über Monate. Allerdings sind Kinder sehr selten, Erwachsene wesentlich häufiger befallen.

# Ekzem, Neurodermitis und Dermatitis atopica

Diese drei Bezeichnungen haben die gleiche Bedeutung. Es handelt sich bei einem Ekzem um die häufigste chronische Krankheit der Haut. Zusammen mit Asthma und Heuschnupfen zählt das Ekzem zu den sogenannten Atopien. Diese drei klassischen atopischen Krankheiten sind erblich. Darauf wurde im Kapitel „Wissenswertes über Vererbung" (S. 14 ff.) näher eingegangen.

Die Erkrankungsrate in der Bevölkerung ist erheblich. Nach Untersuchungen in Schweden fanden sich unter 7- bis 14jährigen Jungen etwa 6 Prozent und unter den Mädchen 9 Prozent mit einem Ekzem. Wenn beide Eltern davon befallen sind, liegt die Wahrscheinlichkeit, daß ein Kind ebenfalls erkrankt, bei 40 Prozent. Die Ausprägung der Krankheit bei verschiedenen Patienten kann sehr unterschiedlich sein.

Das Ekzem kann isoliert oder auch kombiniert mit Asthma oder Heuschnupfen auftreten. Es kann in

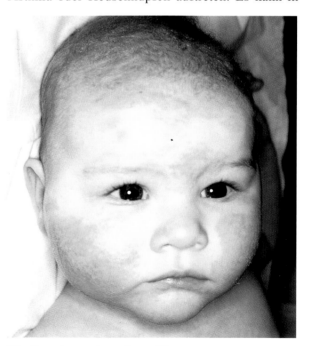

*Säuglingsekzem mit trockenen Wangen*

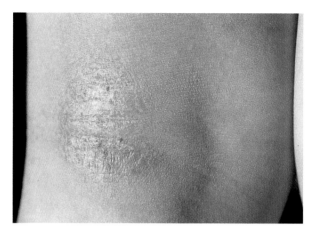

*Beugeekzem mit Lichenifikation*

verschiedenen Lebensaltern einsetzen. Oft beginnt es schon in frühem Säuglingsalter. Etwa die Hälfte der Patienten, die im Kindesalter an einer Neurodermitis leiden, sind später frei davon. Allerdings bleibt in der Regel die trockene, empfindliche Haut. Unter der trockenen, fettarmen Haut leiden alle Ekzemkranken. Oft ist diese zunächst der einzige Befund, der auf ein Ekzem hinweist, bis später andere Erscheinungsformen hinzukommen. Die Ausprägung der Hauterscheinungen ist jedoch sehr unterschiedlich. Mitunter ist die ganze Haut befallen, manchmal nur umschriebene Stellen.

Die einzelnen Effloreszenzen sind vielgestaltig. Es finden sich Rötungen, Kratzspuren, flächenhafte Verdickungen mit Vergröberung der Hautfelderung (Lichenifikation), gelbliche Krusten, blutige Krusten, schließlich ein Pigmentverlust an betroffenen Stellen.

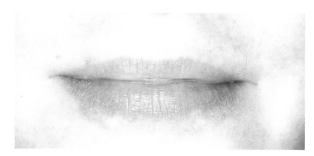

*Leckekzem um den Mund herum*

Sehr quälend kann der Juckreiz sein, der viele Kinder nicht schlafen und auch tagsüber nicht zur Ruhe kommen läßt. Das permanente Kratzen verstärkt die Hauterscheinungen.

In verschiedenen Lebensaltern zeigt die Neurodermitis unterschiedliche Gestalt. Im Säuglingsalter nach dem ersten Lebensvierteljahr ist oft nur das Gesicht betroffen mit trockenen Wangen (siehe dazu auch die Abbildung auf Seite 88), zum Teil Krusten und Kratzspuren, im Kleinkindesalter sind Arme und Beine beteiligt. Im Schulalter entwickelt sich ein sogenanntes Beugeekzem. Vorwiegend die Ellenbeugen und Kniekehlen zeigen eine Lichenifikation, also eine Verdickung der Haut mit Vergröberung der Hautfelderung.

**Besondere Ekzemformen**

Besondere Ekzemformen sind: Das Leckekzem um den Mund herum (das Spannungsgefühl der trockenen Haut veranlaßt das Kind, mit der Zunge Lippen und Haut dauernd anzufeuchten, wodurch die Haut ständig neu geschädigt wird), das Ekzem an den Ohrläppchen, die immer wieder einreißen, und das Ekzem an den Händen und Füßen. Es gibt auch einzelne münzförmige Ekzemherde.

Besonders bei einer ausgebreiteten Neurodermitis kann es zu bakteriellen Superinfektionen mit eitrigen Ausschlägen kommen.

**Grundzüge der Ekzembehandlung**

Es ist wichtig, zu versuchen, den Juckreiz zu mindern. Alles, was die Haut reizen kann, muß vermieden werden. Dazu gehören zu häufige Waschungen, insbesondere mit alkalischen Seifen. Statt Seife verwendet man zur Reinigung alkalifreie Reinigungsmittel.

Baden sollte man auf zweimal in der Woche mit Ölzusatz, zum Beispiel Balneum hermal, beschränken. Es ist sinnvoll und bringt Erleichterung, wenn die betroffenen Hautstellen mit fetthaltigen Salben behandelt werden (zum Beispiel Linola fett).

Um Schwitzen zu vermeiden, sollte die Kleidung der Jahreszeit angemessen luftig sein. Baumwolle und Seide sind geeignete Kleidungsmaterialien; synthetische Stoffe und Schafwolle sollten hingegen vermieden werden.

# Quincke-Ödem

Ein Ödem ist ein Flüssigkeitsaustritt aus dem Gefäßsystem ins Gewebe. Beim Quincke-Ödem handelt es sich um eine starke Schwellung der Lippen und der Weichteile um das Auge herum, meist einseitig. Auch andere Körperregionen können betroffen sein. Die Krankheit tritt in Schüben auf und kann sehr bedrohliche Formen annehmen.
Die Entstehung der Ödeme beruht auf einem angeborenen, erblichen Mangel eines Hemmstoffes, der sogenannten C1-Esterase. Es kommt deshalb zur Freisetzung von körpereigenen Stoffen, die die Gefäßdurchlässigkeit steigern und damit das Ödem auslösen. Die Behandlung besteht in der Injektion des fehlenden Hemmstoffs (Inhibitors).

## Strophulus infantum

Der Strophulus infantum (Strophulus des Kindes) tritt besonders häufig bei Kindern im Vorschulalter auf. Es handelt sich um kleine Knötchen, mitunter mit Bläschen versehen, die sich meist an den unbedeckten Körperstellen finden, im Gesicht, an Armen und Beinen. Der Juckreiz hält sich in Grenzen.
Die Ursache sind meist Insektenstiche, seltener alergisch wirkende Nahrungsmittel. Meist erfolgt eine Rückbildung ohne Behandlung. Bei starkem Juckreiz kann man Antihistaminsalben anwenden.

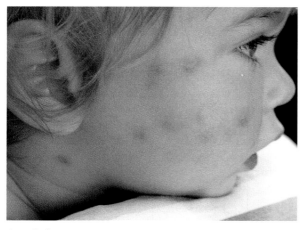

*Strophulus*

# Allergien vom Arthustyp (III)

Dabei handelt es sich um die Serumkrankheit und die sogenannte Vogelzüchterlunge.

## Serumkrankheit

Die Serumkrankheit trat früher häufig auf, als noch Tetanus-, Tollwut- und Diphtherieserum vom Pferd oder Rind für Impfstoffe verwendet wurde. Die erste Injektion wurde vertragen, eine spätere Gabe des Serums der gleichen Tierart führte zu einer ausgeprägten Nesselsucht, eventuell sogar zu einem allergischen Schock. Man kann heute die Serumkrankheit vermeiden, indem man ausschließlich Seren menschlicher Herkunft zum Impfen benutzt.

## Vogelzüchterlunge (exogen allergische Alveolitis)

Es handelt sich hierbei um eine Allergie vom Typ III, die vornehmlich durch Antikörper der IgG-Klasse vermittelt wird. Es kommt zu allergischen Entzündungen in den Wänden der Alveolen (Lungenbläschen). Wegen deren Beteiligung heißt diese Erkrankung auch exogen allergische Alveolitis.
Die allergische Alveolitis tritt bei Menschen auf, die intensiven Kontakt zu Vögeln haben. Das sind nicht nur die Taubenzüchter, sondern auch andere Vogelliebhaber, die sich zu Hause einen Ziervogel halten. Das Krankheitsbild heißt auch Farmerlunge, weil Heu als auslösendes Allergen in Frage kommt. Auch manche selten angewandte Medikamente können die gleichen Veränderungen hervorrufen.
In meiner Praxis konnte ich ein sportliches, 8jähriges Mädchen beobachten. Sie kletterte regelmäßig auf eine Fichte, auf der häufig Tauben saßen. Nach mehreren Monaten bemerkte sie, daß sie eine kleine Steigung mit ihrem Fahrrad nicht mehr schaffte, die sie vorher mühelos bewältigen konnte. Sie klagte zunehmend über Luftnot bei Anstrengung. Die Einschränkung der Lungenfunktion und die Röntgenaufnahme der Lunge erbrachten dann Hinweise auf

eine exogen allergische Alveolitis. In unserem Fall war die Behandlung, die sich über viele Monate hinzog, erfolgreich.

In den Lungenbläschen findet der Sauerstoffaustausch statt, der bei der allergischen Alveolitis zunehmend gestört ist. Die Patienten leiden an einem fortschreitenden Luftmangel, werden immer kurzatmiger und sind schließlich körperlich nicht mehr leistungsfähig. Die Lungenfunktionsprüfung zeigt eine zunehmende Einschränkung der Vitalkapazität, dem Gesamtfassungsvermögen der Lunge. Unbehandelt nimmt die Alveolitis einen ungünstigen Verlauf.

Die allergische Alveolitis wird in der Hauptsache mit einer langfristigen Cortisonbehandlung bekämpft. Diese bringt sehr gute Erfolge, wenn sie frühzeitig beginnt. Ebenso wichtig ist es, den Kontakt mit allen Vogelarten, auch Gänsen, Enten und Hühnern, zu meiden. Leider wird die Krankheit oft erst in einem fortgeschrittenen Stadium erkannt, in dem die Behandlung nur einen eingeschränkten oder keinen Erfolg mehr hat.

**Prophylaxe:** Die allergische Alveolitis ist zwar selten, wegen ihres ungünstigen Verlaufs sollte man es sich aber überlegen, ob man sich einen Ziervogel hält. Oft entwickelt sich erst nach jahrelangem Kontakt bei seinen Besitzern eine Alveolitis.

# Allergien Typ IV

Zu den Allergien vom Typ IV, dem Spättyp, gehören das Kontaktekzem und das Erythema nodosum, außerdem rechnet man die Tuberkulinreaktion (Tuberkulintest) und die Transplantatabstoßung dazu.

## Kontaktekzem

Das Kontaktekzem entsteht nach längerem Kontakt mit verschiedenen Stoffen, zu denen vor allem Nickel, Kosmetika und Salben gehören. Es handelt sich wie gesagt um eine Allergie vom Typ IV, dem ausgeprägten Spättyp. Reaktionen sind nach 24 bis 72 Stunden zu erwarten.

Beim Kontaktekzem durch Nickel findet man an den Stellen des Kontakts, zum Beispiel an den Einstichlöchern von Ohrringen oder an Gürtelschnallen, die mit der bloßen Haut in Berührung kommen, umschriebene, entzündliche, gerötete Hautpartien. Die Diagnose eines Kontaktekzems läßt sich durch einen Epikutantest stellen. Man gibt das zu prüfende Mittel in einen kleinen Behälter und klebt es auf die Haut (epi-cutan) des Rückens. Nach 24 Stunden liest man die Reaktion ab. Im positiven Fall zeigen sich eine Rötung und eine Gruppe von kleinen Knötchen oder Bläschen (siehe Abbildung).

*Positiver Epikutantest auf Nickel*

## Erythema nodosum

Dieses Erythem ist eine allergische Reaktion vom Spättyp. Das klinische Bild ist charakteristisch. Meist finden sich an den Streckseiten der Unterschenkel, seltener an den Unterarmen ein oder mehrere umschriebene bläulich-rote Flecke, die etwas erhaben sein können. Sie jucken manchmal, schmerzen aber nicht.

Vor mehr als 30 Jahren war das Auftreten eines solchen Erythems ein ziemlich sicherer Hinweis auf eine Tuberkulose. Heute ist die Tbc selten geworden, deshalb finden sich meist andere Ursachen für das Erythema nodosum, zum Beispiel Virusinfekte oder Sulfonamide und andere Arzneimittel. Trotzdem muß der Arzt nach einer Tuberkulose suchen und diese ausschließen.

# Erkrankungen der Atemwege

Die Atemwegserkrankungen wurden zum Teil bereits in den Abschnitten Husten und Allergie behandelt. Hier soll ein Überblick gegeben werden.

**Anatomie und Physiologie**
Die Atemwege dienen dem Vorwärmen, Reinigen und Anfeuchten der Luft. Ihre Abschnitte sind:
■ Nasenraum, durch Scheidewand getrennt,
■ Nasennebenhöhlen (neben der Nasenhöhle),
■ Rachenraum,
■ Kehlkopf (Larynx),
■ Luftröhre (Trachea),
■ Lungen mit Bronchien, Bronchiolen, Alveolen (Lungenbläschen).

Die Nasennebenhöhlen sind Hohlräume im Schädelknochen, die mit Nasenschleimhaut ausgestattet sind und die sich häufig entzünden. Diese Entzündung wird Sinusitis genannt und ist eine häufige Begleiterscheinung eines banalen Schnupfens.

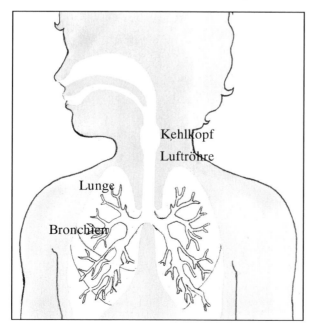

*Atemwege*

Im oberen Teil des Rachenraumes befinden sich die Rachenmandeln (Adenoide). Die Gaumenmandeln (Tonsillen) sitzen tiefer, hinter der Zunge.
Der Rachenraum geht nach unten in den Kehlkopf über. Er hat ein festes, knorpeliges Skelett und ist oben durch die Stimmritze (Glottis) verschlossen. Unterhalb des Kehlkopfes schließt sich die Luftröhre an, die durch Knorpelstangen stabilisiert wird. Sie teilt sich für jede Lungenhälfte in zwei Hauptbronchien. Diese verzweigen sich nach Art einer Baumkrone in immer feinere Bronchien; die kleinsten heißen Bronchiolen. Sie gehen in die Lungenbläschen (Alveolen) über. In diesen findet der Gasaustausch zwischen Atmosphäre und Blut statt.
**Die Atmung** wird durch die Atemmuskulatur in Gang gehalten, insbesondere durch die Zwischenrippenmuskeln und das Zwerchfell. Diese Muskeln erweitern bei der Einatmung den Brustkorb und entspannen sich bei der Ausatmung.

## Lungenentzündungen (Pneumonien)

Es gibt eine ganze Reihe verschiedener Typen von Pneumonien mit unterschiedlichem Zustandsbild. Dieses ist abhängig von der Art des Erregers und weiterhin vom Alter des Kindes. Die meisten Pneumonien sind Bronchopneumonien, das heißt daß neben dem Lungengewebe auch die Bronchien befallen sind.
Lungenentzündungen waren früher sehr gefürchtet, weil viele Menschen daran starben. Seit Antibiotika zur Verfügung stehen, lassen sich die meisten dieser Erkrankungen gut beherrschen. Das gilt allerdings nicht im gleichen Maße für Patienten mit Immunmangelzuständen.

**Das klinische Bild einer Lungenentzündung**
Die Kinder zeigen folgende Symptome:
■ Kranker Eindruck, Appetitlosigkeit, Reizhusten;
■ Fieber, mitunter eine Kontinua, das heißt gleichbleibend hoch über Tage um 39 bis 40 Grad;

- Tachypnoe (beschleunigte Atmung). Mitunter ist die Atmung schmerzhaft gepreßt; dies insbesondere dann, wenn eine Rippenfellbeteiligung vorliegt;
- Nasenflügelatmen findet sich häufig;
- Bauchweh bei Lungenentzündung täuscht mitunter eine Blinddarmentzündung vor;
- Meningismus (Zeichen einer Hirnhautreizung).

Nicht alle genannten Symptome sind obligatorisch, das heißt, sie müssen nicht alle gleichzeitig auftreten.

## Pneumonien des Neugeborenen

Angeborene Pneumonien sind solche, die das Kind über die Plazenta (den Mutterkuchen) von der Mutter übertragen bekommen hat. Es handelt sich um Infektionen, die bei der Mutter keine Krankheitserscheinungen hervorrufen, beim Kind jedoch um so stärkere. In diese Gruppe gehören die Toxoplasmose- und die Zytomegalieinfektion.
Pneumonien durch Aspiration (Inhalieren von Erbrochenem oder Speisen in die Luftwege) sind beim Neugeborenen keine Seltenheit.

## Pneumonien jenseits des Neugeborenenalters

### Masernpneumonie
Die Masernpneumonie ist eine häufige durch Viren hervorgerufene Lungenentzündung, sie kann oft sehr schwer verlaufen. Nicht ganz selten bahnt die Virusinfektion anderen bakteriellen Infektionen den Weg (bakterielle Superinfektion).

### Mykoplasmenpneumonie
Die Mykoplasmenpneumonie ist häufig und hat einen relativ gutartigen Verlauf.

### Ornithose-Psittacose-Pneumonie
Diese Lungenentzündung wird durch Papageien und andere Vögel übertragen und kann einen sehr unangenehmen Verlauf nehmen. Die Behandlung erfolgt mit Antibiotika (Tetracyclin).

### Lobäre Pneumonie
Die lobäre Pneumonie gilt als die klassische Pneumonieform. Lobus heißt der Lappen, die Lobärpneumonie ist auf einen Lungenlappen oder Teile eines solchen begrenzt (Segmentpneumonie). Sie ist in den letzten Jahrzehnten seltener geworden. Die Erreger sind Pneumokokken, kugelförmige Bakterien, die paarweise zusammenliegen. Die Pneumokokkenpneumonie spricht gut auf eine antibiotische Behandlung an (Penicillin).

### Weitere Pneumonien
**Staphylokokken und Haemophilus influenzae** sind weitere bakterielle Erreger, die Lungenentzündungen hervorrufen.
**Die Tuberkulose** verursacht wechselnde Infiltrationen (entzündliche Veränderungen) des Lungengewebes. Sie bedarf einer langen Kombinationsbehandlung von mehreren spezifischen Antibiotika. Bei sorgfältiger Behandlung sind die Aussichten auf eine Heilung gut. Weitere Einzelheiten finden Sie im Kapitel „Infektionskrankheiten".
**Bedingungen, die besondere Pneumonieformen begünstigen,** sind Immunmangelzustände, eine zytostatisch-immunsuppressive Behandlung, Erkrankung an AIDS. Dabei kommt es häufig zu Pilzinfektionen und zur Lungenentzündung.
**Die Mukoviszidose** ist eine Erbkrankheit, bei der Lungen und Bauchspeicheldrüse befallen sind. Die Kinder leiden infolge des zähen Schleims, der in den Bronchien festsitzt, an Infektionen der Lungen und Bronchien.
**Die bronchiale Obstruktion** ist ebenfalls ein Wegbereiter für Lungenentzündungen. Unter Obstruktion versteht man eine Verengung der Bronchien, welche die Ausatmung erschwert.

## Emphysem (Lungenüberblähung)

Bleibt eine Obstruktion über Monate und Jahre bestehen, so führt das mit der Zeit zu einer Erweiterung der Lungenbläschen, der Alveolen, verbunden mit einer erweiterten Lunge, einem erweiterten Brustkorb sowie chronischer Kurzatmigkeit. Diesen Zustand bezeichnet man als Emphysem.

# Rippenfellentzündung

Eine Pleuritis (Rippenfellentzündung) tritt meist als Komplikation einer Lungenentzündung auf. Sie kann trocken oder feucht sein. Die feuchte Pleuritis kann einen serösen Erguß (aus Serum bestehend) oder einen eitrigen Erguß enthalten. Letzterer ist in der Regel durch Bakterien infiziert. Eine Rippenfellentzündung macht, zumindest am Anfang, starke Schmerzen und führt zu erheblichen Atembeschwerden und Luftnot. Einen Rippenfellerguß kann man abpunktieren. Je nach dem Erreger ist eine antibiotische Behandlung mit Erfolg möglich.

## Bronchitis

Eine Bronchitis ist ein häufiges Symptom eines viralen Infektes. Sie geht mit Husten und oft etwas Auswurf einher. Meist heilt eine Bronchitis ohne Maßnahmen ab. Es kann aber auch zu einer bakteriellen Superinfektion kommen. Mitunter breitet sich die Bronchitis zu einer Bronchopneumonie aus.

## Bronchiolitis

Die Krankheit tritt bei Säuglingen auf und wird durch Viren oder das Bakterium Haemophilus influenzae hervorgerufen. Gegen letzteres ist im ersten Lebensjahr eine Impfung möglich. Die Bronchiolitis verursacht ein schweres Krankheitsbild mit einer stark beschleunigten Atmung, Einziehungen am Brustkorb, bläulicher Verfärbung (Cyanose) und anderer Symptomatik. Oft ist eine klinische Behandlung erforderlich.

## Fremdkörperaspiration

Bei der Fremdkörperaspiration (Eindringen eines Fremdkörpers in die Luftwege) gelangen zum Beispiel Erdnüsse, Getreidekörner, Erbsen, kleine Bonbons bei Unachtsamkeit durch Einatmen in die Luftwege. Deshalb ist es ratsam, Kleinkindern derartige Dinge nicht anzubieten. Unmittelbar nach dem Aspirieren des Fremdkörpers kommt es meist zu einem sehr heftigen, unstillbaren Husten, mitunter zu einem pfeifenden Atemgeräusch und bläulicher Gesichtsverfärbung. Diese Symptome können plötzlich wieder verschwinden, was durch die Verlagerung des Fremdkörpers an eine Stelle, an der er nicht mehr reizt, bedingt ist. Fremdkörper, die nicht erkannt und nicht entfernt werden, können nach einiger Zeit durch Entzündungen erneut starke Beschwerden machen.

Auffällige Hustenanfälle, wie oben geschildert, sollten Veranlassung sein, ein Kind sofort untersuchen zu lassen. Ein frischeingedrungener Fremdkörper läßt sich mit einem Endoskop leicht entfernen. Bei solchen, die entzündlich verwachsen sind, ist das wesentlich schwieriger.

## Echter Croup

Beim Croup, Pseudocroup und der Epiglottitis handelt es sich um entzündliche Erkrankungen im Bereich des Kehlkopfes mit zum Teil unsicherem Ausgang.

Der echte Croup ist eine bedrohliche Komplikation der Diphtherie. An ihr sind in der ersten Hälfte unseres Jahrhunderts viele Kinder gestorben. Inzwischen ist die Diphtherie, nicht zuletzt durch die Impfung, selten geworden. Im Abstand von Jahrzehnten kommt es hier und da zu einem kleineren Epidemieherd. Die Impfung hat deshalb auch weiterhin ihre Berechtigung.

Der Diphtherie-Croup ist durch sogenannte Pseudomembranen gekennzeichnet. Es handelt sich um weißliche, feste Auflagerungen, die die Stimmritze verengen oder verschließen. Es besteht die Gefahr der Erstickung, wenn nicht durch einen Luftröhrenschnitt oder eine Intubation eingegriffen wird.

## Pseudocroup

Dabei handelt es sich um eine häufige Erkrankung, die im Alter von sechs Monaten bis zu sechs Jahren auftritt. Ein Teil der betroffenen Kinder leidet in den ersten Lebensjahren öfter an diesem Symptom. Die

Ursache ist eine akut auftretende Enge im Bereich der Stimmritze (Glottis).

Man unterscheidet zwei ätiologisch (ursächlich) verschiedene, in der Praxis nicht immer eindeutig zu trennende Formen:

1. den sogenannten allergischen Croup (spasmodic Croup) und
2. den akuten infektiösen Croup = subglottische Laryngitis (Entzündung der Luftröhre unterhalb der Stimmritze)

Ein Teil der Kinder mit einem allergischen Croup entwickelt später ein Asthmasyndrom.

Für den Infektcroup sind ganz bestimmte Viren verantwortlich zu machen, und zwar solche, die auch banale grippale Infekte verursachen: Parainfluenzaviren, Echoviren und Masernviren.

### Einfluß des Wetters und der Luftverschmutzung

In der kinderärztlichen Praxis kann man beobachten, daß oft mehrere Pseudocroupfälle zum gleichen Termin beobachtet werden. Man kann diese Häufung mit Wetterveränderungen, nämlich Frontendurchzügen, dem Übergang vom Hoch zum Tief, in Verbindung bringen.

Mitte der achtziger Jahre wurde das Problem des Pseudocroup in der Fach- und Laienpresse heftig diskutiert. Es wurde eine starke Zunahme des Syndroms vermutet und auf eine industrielle Luftverschmutzung bezogen. Durch umfangreiche statistische Erhebungen der Pseudocroupfälle durch die Kinderkliniken und niedergelassenen Kinderärzte hat sich inzwischen gezeigt, daß keine Häufigkeitszunahme zu konstatieren ist und die Zusammenhänge in der vermuteten Form nicht zu sichern waren. Trotz dieser Feststellung muß betont werden, daß weiterhin große Anstrengungen notwendig sind, die Verschmutzung unserer Luft zu vermindern.

### Symptomatik

Je nachdem wie stark die entstehende Stimmritzenenge ist, zeigt sich ein mehr oder weniger ausgeprägtes Krankheitsbild. Meist nachts aus dem Schlaf heraus wird das Kind mit einem bellenden Husten wach. Die begleitende Luftnot ist verschieden stark ausgeprägt. Bei der Einatmung hört man ein juchzendes Geräusch, was mit einer zunehmenden Enge der Stimmritze leiser wird und ganz verschwinden kann (aphonisch wird). Die verständliche Unruhe und Angst des Kindes kann in Panik umschlagen, die auch die Umgebung ergreift.

### Behandlung

Für die Behandlung ist deshalb wichtig, daß Ruhe bewahrt wird. Recht guten Einfluß auf die Luftnot hat die frische Luft. Am besten bringt man das Kind auf den Balkon. Dies führt meist zu einer deutlichen Besserung. Cortison (zum Beispiel Rectodelt-Zäpfchen zu 100 Milligramm) ist in dieser Situation das Arzneimittel der Wahl. Die Dosis darf nicht zu gering sein. Eine Wirkung ist erst nach etwa 20 Minuten zu erwarten. Eine antibiotische Behandlung ist bei der allergischen bzw. viralen Ursache des Leidens nicht angezeigt. Nur wenige der Kinder müssen in der Klinik behandelt werden, und nur selten ist eine Intubation (Einlegen eines Röhrchens in die Luftröhre) als letzte Maßnahme zur Sicherstellung der Atmung notwendig.

# Kehldeckelentzündung (Epiglottitis)

Die Epiglottitis ist eine akute Entzündung der Epiglottis (des Kehldeckels). Es handelt sich um eine schwere Infektion durch das Bakterium Haemophilus influenzae. Der gleiche Keim ist dadurch bekannt, daß er bei Kleinkindern eine Meningitis und eine Pneumonie hervorrufen kann.

Durch die im Säuglingsalter durchgeführte HIB-Impfung (Haemophilus B) kann das Auftreten dieser Krankheiten weitgehend verhindert werden.

Folgende Symptome sind zu beobachten: akuter Krankheitsbeginn, rasche, fortschreitende Entwicklung, Fieber, stark entzündliche Schwellung der Epiglottis (des Kehldeckels), Unmöglichkeit zu schlucken, Speichelfluß, zunehmende bedrohliche Luftnot mit Erstickungsgefahr.

Eine Behandlung, die frühzeitig mit einem Breitbandpenicillin (Amoxycillin) einsetzt, kann zu einem Rückgang der Symptome führen. Eine Intubation (Einführung eines Röhrchens vom Mund in den Kehlkopf) läßt sich nicht immer umgehen.

# Erkrankungen des Herzens und der Kreislauforgane

**Anatomie und Physiologie**

Das Herz und der Kreislauf haben die Aufgabe, das Blut durch den Körper bis an die fernsten Stellen zu transportieren. Dabei hat das Blut vor allem die folgenden Funktionen:

- Transport von Sauerstoff und Kohlendioxyd,
- Transport der Nährstoffe, insbesondere Glukose für die Energiegewinnung,
- Abtransport der Abbauprodukte aus dem Stoffwechsel,
- Regulierung des Säure-Basen- und Elektrolythaushaltes,
- Wärmetransport und Wärmeregulation,
- Infektabwehr durch die Leukozyten (weiße Blutkörperchen) des Blutes.

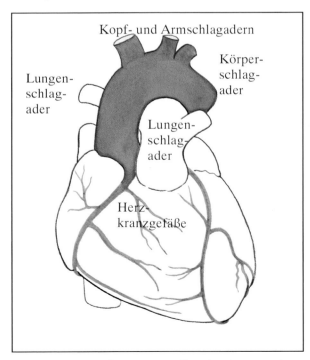

*Herz. Weitere Einzelheiten zum Aufbau des Herzens siehe Abbildung Seite 100 (offener Ductus Botalli)*

**Das Herz**

Das Herz ist das zentrale Organ des Körpers, eine Pumpe, die den Kreislauf in Gang hält. Es besteht aus zwei weitgehend symmetrischen Hälften, dem rechten und dem linken Herzen. Jede Hälfte ist wiederum unterteilt in einen Vorhof und eine Kammer. Diese sind getrennt durch je eine Segelklappe, rechts die Trikuspidalis (dreizipflig), links die Mitralis (zweizipflig). Die Ausflußbahnen der Kammern (Ventrikel) sind durch Taschenklappen von den großen Arterien getrennt. Der rechte Ventrikel pumpt das Blut über die Pulmonalklappe in die Pulmonalarterie (Lungenschlagader). Vom linken Ventrikel führt der Blutstrom über die Aortenklappe in die Aorta (große Körperschlagader). Die vier Klappen sind Ventile und lassen das Blut nur in einer Richtung passieren, der Rückstrom wird verhindert. Den Blutkreislauf kann man unterteilen in:

- den Lungen- oder kleinen Kreislauf und
- den Körper- oder großen Kreislauf.

Jeder Kreislauf hat seine eigene Pumpe:
- der Lungenkreislauf den rechten Herzmuskel,
- der Körperkreislauf den linken Herzmuskel.

Die Wandschichten von innen nach außen:
- Endokard (Herzinnenhaut)
- Myokard (Herzmuskel)
- Perikard (Herzbeutel)

Das Endokard (Herzinnenhaut) ist eine Deckschicht. Die Herzklappen sind ein Teil des Endokards. Das Myokard bildet entsprechend seiner Funktion einen kräftigen Hohlmuskel. Das Perikard (Herzbeutel) umgibt das Herz außen wie eine schützende Hülle. Die Muskelschichten der Vorhöfe sind relativ dünn. Die Ventrikel haben dagegen eine sehr kräftige Muskulatur, wobei die des linken Ventrikels, der den großen Kreislauf versorgt, gegenüber dem rechten wesentlich stärker ist.

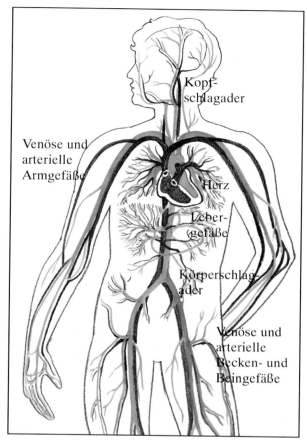

*Blutkreislauf*

durch die Trikuspidalis (dreizipflige Klappe) in den rechten Ventrikel. Diesen verläßt es durch

die Lungenarterie (Arteria pulmonalis) und gelangt

in die Lungen. Dort findet der Gasaustausch statt, die Erythrozyten (die roten Blutkörperchen) werden mit Sauerstoff beladen. Durch die

Lungenvenen kommt das Blut in den

linken Vorhof und strömt weiter

durch die Mitralis (zweizipflige Herzklappe) in den linken Ventrikel. Diesen verläßt es durch die

Aortenklappe und gelangt in die Aorta (Körperschlagader)

**Die Aorta** (Körperschlagader) macht zunächst einen Bogen nach links und verläuft dann abwärts entlang der Wirbelsäule. Sie teilt sich in zwei Beckenarterien, von denen Abzweigungen in die Beine gehen. Vom Aortenbogen erfolgt die Versorgung der Arme und des Kopfes. Von der absteigenden Aorta erhalten die inneren Organe ihre Blutversorgung. Die großen Arterien teilen sich in immer kleinere Gefäße auf. Sie gehen schließlich in Kapillaren (Haargefäße) über. In diesen findet der Sauerstoffaustausch mit den Körperzellen statt. Von den Kapillaren gehen die Venen aus, die dem Herzen das Blut wieder zuführen. Sie vereinigen sich zu immer größeren Gefäßen und sammeln sich in der oberen und unteren Hohlvene, die in den rechten Vorhof münden.

## Arterien und Venen

Der Transport des Blutes geschieht in Blutgefäßen. Wir unterscheiden Arterien (Schlagadern) und Venen. Arterien führen das Blut vom Herzen weg. Ihre Wandschichten sind kräftig. Venen führen das Blut zum Herzen hin. Sie haben eine weniger kräftige Wand als die Arterien. Die großen Arterien, die vom Herzen wegführen, sind rechts die Pulmonalarterie und links die Aorta. Die großen Venen, die zum Herzen hinführen, sind rechts die obere und untere Hohlvene und links die Lungenvenen.

## Verlauf des Bluttransportes

Das sauerstoffarme Blut kommt durch die große Hohlvene in den rechten Vorhof, gelangt

## Das Lymphsystem

Es gibt noch ein zweites Transportsystem im menschlichen Körper, das sogenannte Lymphgefäßsystem. Der Inhalt der Lymphgefäße ist eine milchige Flüssigkeit, die sich in und zwischen den Körperzellen befindet. Das Lymphsystem vermittelt den Stoffaustausch zwischen dem Blut und den Körperzellen und sorgt auch für den Abtransport von Abbauprodukten. Es hat keinen eigenen geschlossenen Kreislauf, sondern befindet sich im Nebenschluß des Blutkreislaufs. Die im Verlauf des Lymphsystems eingeschalteten Lymphdrüsen haben eine Filterfunktion und eine Bedeutung bei der Infektabwehr. Sie schwellen bei Entzündungen oft an. Zum Beispiel sind die Kieferwinkeldrüsen bei

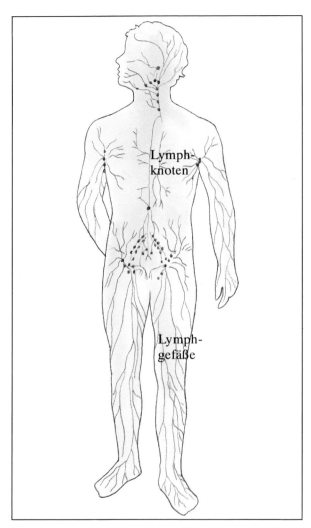

*Lymphsystem*

einer Mandelentzündung verdickt, oder bei einer eitrigen Entzündung am Finger schwillt die Lymphdrüse in der Achselhöhle an und ist schmerzhaft.

### Fötaler Kreislauf (Kreislauf des Ungeborenen)
Im Mutterleib und beim jungen Säugling zeigt die Muskulatur des rechten Herzens gegenüber links ein Übergewicht. Das hat seine Ursache in den Besonderheiten des fötalen Kreislaufs (Fötus = Leibesfrucht nach der 8. Schwangerschaftswoche). Der Fötus erhält seinen Sauerstoff über die Plazenta

(Mutterkuchen), die Lunge hat noch keine Funktion und wird nicht durchblutet. An zwei Stellen weist das Herz deshalb einen Kurzschluß auf, damit das Blut direkt vom rechten zum linken Herzen fließen kann. Das geschieht einmal auf Vorhofebene durch das sogenannte ovale Loch (Foramen ovale) in der Vorhofscheidewand, zum anderen zwischen den beiden großen Schlagadern, der Lungenschlagader und der Aorta. Die Kurzschlußverbindung heißt Ductus Botalli.

Nach der Geburt muß der Kreislauf auf das Leben außerhalb des mütterlichen Körpers umgestellt werden. Beide Kurzschlüsse, das Foramen ovale und der Ductus Botalli, schließen sich. Der rechte, der Lungenkreislauf, und der linke, der Körperkreislauf, sind dann getrennt. Damit ist die Sauerstoffversorgung des Organismus gewährleistet.

Die physiologische (normale) Rechtsherzhypertrophie des Neugeborenen, die durch die Besonderheiten des fötalen Kreislaufs bedingt ist, wird innerhalb von Monaten und Jahren abgebaut.

Die Dicke der Muskulatur des Herzens kann sich auch bei Herzfehlern veränderten Erfordernissen anpassen. Bei Mehrarbeit wird die Wand des Herzmuskels dicker, das heißt er hypertrophiert. Hypertrophie heißt wörtlich Überernährung. Je nachdem, welche Herzseite hypertrophiert, sprechen wir entweder von einer Rechts-, Links- oder beidseitigen Hypertrophie.

Wird eine Herzkammer über längere Zeit zu sehr belastet, so dehnt sie sich aus. Das nennt man Dilatation.

Kann der Herzmuskel seine Arbeit nicht mehr leisten, spricht man von Herzinsuffizienz.

### Methoden der Herzuntersuchung
Es macht heute keine Schwierigkeit mehr, bei einem Herzfehler eine Diagnose zu stellen:
- ■ Je nach Art oder Schwere eines Vitium (Herzfehlers) ist ein Kind unauffällig, oder es zeigt allgemeine Symptome wie beispielsweise Appetit- und Gedeihstörungen.
- ■ Der erste festgestellte Befund ist of ein Geräusch, das der Arzt beim Säugling hört. Geräusche entstehen zum Beispiel an Scheidewanddefekten oder an Stenosen (Verengungen der Klappen).

- Das Elektrokardiogramm (Ekg) läßt Schlüsse auf Hypertrophien des Herzmuskels zu und ist besonders für die Dokumentation von Rhythmusstörungen geeignet.
- Eine Röntgenuntersuchung ergibt Aufschluß über die Größe des Herzens und welche einzelnen Abschnitte auffällig vergrößert sind.
- Bei der Herzkatheterisierung und Angiokardiographie werden die Herzhöhlen mit einem Kunststoffschlauch katheterisiert, die Innendrucke gemessen und mit Kontrastmittel die Herzhöhlen dargestellt. Diese Methode erlaubt die genaue Diagnose der Art des Herzfehlers.
- In der Sonographie hat man weitere differenzierte Verfahren entwickelt. Die Farbdoppler-Sonographie erlaubt heute eine Diagnostik, die die Angiokardiographie in weiten Bereichen ersetzen kann und mit geringerem Aufwand und Risiko verbunden ist.

# Angeborene Herzgefäßfehlbildungen (Angiokardiopathien)

Wir sprechen von Herzgefäßmißbildungen, weil die dem Herzen nahe liegenden Gefäße oft in eine Fehlbildung einbezogen sind. Die Bezeichnung Herzfehler wird aber meist im Sinne einer Herzgefäßfehlbildung gebraucht.

Die Entwicklung des Herzens in der Embryonalzeit findet in der 3. bis 7. Schwangerschaftswoche statt. Es ist nicht verwunderlich, daß bei dem komplex gebauten Organ gelegentlich Entwicklungsstörungen vorkommen.

### Ursachen der angeborenen Herzfehler

Etwa 1 Prozent der Neugeborenen kommt mit einem angeborenen Herzfehler zur Welt. Herzfehler gehören damit zu den häufigsten Fehlbildungen. Die Ursachen sind nicht immer klar. Am bekanntesten ist die Rötelnembryopathie. Durch eine Rötelninfektion einer Schwangeren während der sensiblen embryonalen Phase kann das Herz geschädigt werden. Auch andere Ursachen wie zum Beispiel Thalidomid (Contergan) können für Herzfehler verantwortlich sein. Bei einem geringen Teil läßt sich Erblichkeit nachweisen. Die Beobachtungen sprechen für einen sogenannten multifaktoriellen Erbmodus (siehe dazu auch das Kapitel „Wissenswertes über Vererbung", S. 14/15).

Die angeborenen Herzfehler sind hauptsächlich durch Scheidewanddefekte, durch Verschlüsse (Atresien) oder Teilverschlüsse (Stenosen) an den Ausflußbahnen gekennzeichnet. Die Scheidewanddefekte führen zu Kurzschlüssen, die man Shunt nennt. Meist liegt ein Rechts-links-Shunt vor, seltener ein Links-rechts-Shunt.

Man teilt die Herzfehler in zwei Gruppen ein, in solche

- mit Links-rechts-Shunt ohne Cyanose (Blausucht) und
- mit Rechts-links-Shunt mit Cyanose.

### Cyanose

Eine Cyanose (Blaufärbung der Haut) liegt vor, wenn das Blut nicht ausreichend mit Sauerstoff gesättigt ist. Dies ist beim Rechts-links-Shunt der Fall, weil nur ein Teil des Blutes in die Lunge gelangt und ein großer Teil direkt in den großen Kreislauf abfließt.

### Die häufigsten Herzfehler sind

- Vorhofseptumdefekt
- Ventrikelseptumdefekt (Herzscheidewanddefekt)
- Persistierender offener Ductus Botalli
- Pulmonalstenose (Stenose der Lungenschlagader)
- Fallot-Tetralogie
- Aortenisthmusstenose

# Vorhofseptumdefekte

Es gibt zwei Typen von Vorhofseptumdefekten, die man als Ostium-Primum- und Ostium-Secundum-Defekt bezeichnet. Diese Benennung hängt mit dem primären und sekundären Septum, das sich in der Embryonalzeit bildet, zusammen. Wie beim Ventrikeldefekt besteht beim Vorhofseptumdefekt ein Links-rechts-Shunt.

### Ostium-Primum-Defekt

Der Ostium-Primum-Defekt sitzt im unteren Bereich des Septums nach den Ventrikeln zu. Er schließt oft die Segelklappen mit ein und verursacht ein schwereres Krankheitsbild als der Secundumdefekt. Auch die Operation ist schwieriger. Nicht immer ist eine vollständige Korrektur möglich.

### Ostium-Secundum-Defekt

Der Ostium-Secundum-Defekt sitzt höher als der Primumdefekt. Er verursacht selten ein schwereres Krankheitsbild.

## Ventrikelseptumdefekt

Dieser Defekt in der Herzscheidewand ist mit 25 Prozent Anteil der häufigste aller Herzfehler. Er kann verschieden groß sein. Kleine Defekte machen wenig Beschwerden und können sich im Säuglingsalter von allein schließen. Große Defekte dagegen beeinträchtigen das Allgemeinbefinden erheblich. Wir beobachten mangelndes Gedeihen und Luftnot bei Anstrengung.

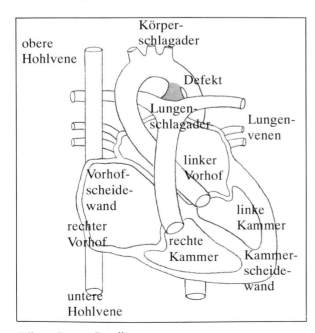

*Offener Ductus Botalli*

Der kleine und mittelgroße Ventrikelseptumdefekt verursacht einen Links-rechts-Shunt. Bei großen Defekten kommt es zu einer zunehmenden Belastung der Pulmonalarterie und damit zu einer Shunt-Umkehr, das heißt zu einem Rechts-links-Shunt. Während ein mäßiger Links-rechts-Shunt keine wesentlichen Beschwerden macht, bedeutet ein Rechts-links-Shunt wegen der mangelhaften Lungendurchblutung eine unzureichende Sauerstoffversorgung des Blutes. Das Kind sieht blau, cyanotisch, aus, seine körperliche Leistungsfähigkeit ist stark eingeschränkt.

## Offener Ductus Botalli

Der Ductus Botalli persistens ist der fehlende Verschluß der fötalen Verbindung zwischen der Lungenarterie und der Aorta. Beim Offenbleiben des Ductus kommt es zu einem Links-rechts-Shunt. In der Regel sind die Kinder in ihrem Allgemeinbefinden nicht beeinträchtigt.
Da der Ductus außerhalb des Herzens liegt, braucht dieses für eine Operation nicht eröffnet zu werden. Der Ductus war deshalb der erste Herzfehler, der operiert worden ist.

## Pulmonalstenose

Eine Pulmonalstenose ist eine Verengung der Ausflußbahn des rechten Ventrikels. Dieser entwickelt je nach Schweregrad eine Hypertrophie der Muskulatur, um dadurch die mangelnde Blutzufuhr zur Lunge auszugleichen. Leichtere Stenosen werden gut toleriert, hochgradige Stenosen der Pulmonalklappe führen zu schwerer Beeinträchtigung des Kindes und zur Verkürzung der Lebenszeit, wenn nicht frühzeitig operiert wird.

## Fallot-Tetralogie

Dies ist der häufigste cyanotische Herzfehler. Cyanotisch bedeutet, daß ein Rechts-links-Shunt vorliegt.

Wie der Name Tetralogie sagt, hat dieser Herzfehler vier Einzeldefekte (griechisch tetra = vier):
1. eine Pulmonalstenose,
2. eine auf dem Kammerseptum reitende Aorta. Die Ausflußöffnung der Aorta liegt teils über dem rechten, teils über dem linken Ventrikel,
3. einen Ventrikelseptumdefekt,
4. eine Hypertrophie des rechten Ventrikels.

Diese Konstellation führt zu einem Rechts-links-Shunt, weil die Pulmonalstenose nur wenig Blut in die Lungen passieren läßt. Der größte Teil strömt deshalb durch das Kammerseptum in den linken Ventrikel. Der rechte Ventrikel hat erhebliche Mehrarbeit zu leisten und entwickelt eine zunehmende Hypertrophie. Kinder mit einer Fallot-Tetralogie haben eine Cyanose und sind in ihrer körperlichen Leistungsfähigkeit deutlich eingeschränkt. Die Stärke der Cyanose und Belastbarkeit ist je nach Schweregrad der Pulmonalstenose verschieden ausgeprägt. Um mehr Sauerstoff zu bekommen, entwickeln die Kinder eine Polyglobulie, das heißt eine Vermehrung der roten Blutkörperchen.
Kinder mit schweren Formen einer Tetralogie oder auch anderen Formen cyanotischer Herzfehler vermeiden es, sich hinzustellen, sondern nehmen eine sitzende Haltung ein. Derartige Bilder sieht man heute aber nicht mehr, weil die Kinder früh operiert werden.

## Aortenisthmusstenose

Dies ist eine angeborene Verengung der Aorta am Übergang vom Aortenbogen in den absteigenden geraden Teil. Dieser Fehler macht etwa 5 Prozent aller Angiokardiopathien aus.
Die Stenose liegt unterhalb des Abgangs der arteriellen Gefäßversorgung von Armen und Kopf. Man kann deshalb die Pulse an den Handgelenken gut tasten, während die der Leistenbeuge und am Fuß nicht fühlbar sind.
Ein weiteres Kennzeichen ist, daß der Blutdruck am Arm deutlich erhöht und an den unteren Gliedmaßen erniedrigt oder nicht meßbar ist. Der linke Ventrikel muß Mehrarbeit leisten und entwickelt eine

deutliche Hypertrophie. Nicht operierte Patienten sind in den ersten 20 Jahren beschwerdefrei, danach führt der hohe Blutdruck zunehmend zu Komplikationen.

### Behandlung
Die Behandlung aller genannten und anderer Herzfehler besteht heute in der frühzeitigen Operation, meist bereits im ersten Lebensjahr. Es ist im Laufe der letzten Jahre möglich geworden, auch komplizierte Herzfehler in der überwiegenden Zahl mit gutem Erfolg zu operieren.

# Erworbene Herzklappenfehler

Diese Fehler werden zum überwiegenden Teil durch eine rheumatische Entzündung verursacht. Es handelt sich dabei um eine Folgekrankheit von Streptokokkeninfekten der Tonsillen (Gaumenmandeln) oder von Scharlach. Beide Erkrankungen können heute durch Penicillin behandelt werden (siehe dazu auch das Kapitel „Infektionskrankheiten", S. 75ff.), was konsequent geschehen sollte.
Unterbleibt eine Penicillinbehandlung nach einem Streptokokkeninfekt, so besteht die Gefahr, daß sich nach einer Zeit von wenigen Wochen ein akutes rheumatisches Fieber entwickelt.

### Rheumatisches Fieber
Das akute rheumatische Fieber hat drei Manifestationen:
- einen akuten Gelenkrheumatismus (Polyarthritis) mit Beteiligung mehrerer Gelenke,
- eine Karditis (Beteiligung des Herzens), die alle drei Schichten betreffen kann:
  - das Endokard als Endokarditis (Herzinnenhautentzündung),
  - das Myokard als Myokardis (Herzmuskelentzündung) und
  - das Perikard als Perikarditis (Herzbeutelentzündung).

Die Endokarditis und Myokarditis liegen häufig gleichzeitig vor als Endomyokarditis. Eine Perikarditis ist selten. Sind alle drei Schichten betroffen, sprechen wir von Pankarditis.

Eine rechtzeitige Behandlung des rheumatischen Fiebers führt in der Regel zu einer Ausheilung der Entzündungserscheinungen. Die Behandlung wird mit Penicillin und Cortison durchgeführt.

Bei einem nicht behandelten rheumatischen Fieber kann es zu einer Herzmuskelinsuffiziens oder zu Herzklappenfehlern kommen. Am häufigsten ist die Mitralklappe betroffen. Meist liegt die Kombination von einer Insuffizienz und einer Stenose vor.

Derartige Fälle verlaufen ungünstig und führen zu zunehmenden Insuffizienzerscheinungen des Herzens. Sie waren früher eine häufige Todesursache im jugendlichen Alter und später. Seit Einführung des Penicillins sind die schweren Folgen des rheumatischen Fiebers erfreulicherweise auf einen Bruchteil zurückgegangen.

# Herzrhythmusstörungen

Darunter versteht man Unregelmäßigkeiten in der Herzschlagfolge. Es sind Störungen, die vom Reizleitungssystem des Herzens ausgehen. Dieses sorgt normalerweise für eine regelmäßige Erregung und Weiterleitung dieser Erregung an die gesamte Herzmuskulatur. Es gibt langsame (bradykarde) oder schnelle (tachykarde) Rhythmusstörungen. Besonders häufig sind Extrasystolen, darunter versteht man Schlagfolgen, die den normalen Rhythmus durchbrechen.

Herzrhythmusstörungen können angeboren oder erworben sein. Es handelt sich hier um ein umfangreiches Gebiet. Das Ekg (Elektrokardiogramm) erlaubt es, die zahlreichen Rhythmusstörungen zu differenzieren. Eine Behandlung ist in vielen Fällen möglich.

# Bluthochdruck

Der Bluthochdruck spielt bei Kindern nicht die Rolle wie bei Erwachsenen. Die sogenannte essentielle Hypertonie kommt im Kindes- und Jugendalter kaum vor. Wenn ein erhöhter Blutdruck bei einem Kind oder Jugendlichen festgestellt wird, so kommen folgende Krankheiten in Frage:

■ die Isthmusstenose der Aorta, eine angeborene Angiokardiopathie,
■ Nierenkrankheiten (Glomerulonephritiden),
■ Tumore der Nebennierenrinde,
■ Blei- und Quecksilbervergiftungen.

# Orthostatische Dysregulation

Die orthostatische Dysregulation (Orthostasesyndrom) ist eine Regulationsstörung des Kreislaufs. Gemeinhin wird angenommen, der Betroffene habe einen zu niedrigen Blutdruck. So trifft das jedoch nicht zu. Vielmehr sind es die Schwankungen mit plötzlichem Abfall des Blutdrucks, insbesondere beim längeren Stehen oder morgens beim Aufstehen, die die Beschwerden auslösen.

Der Betroffene wird blaß, es wird ihm übel, und er kann plötzlich umfallen und für einige Sekunden nicht ansprechbar sein. Trotzdem ist diese Anfälligkeit harmlos und führt zu keinen ernsten Störungen. Mädchen und Frauen sind von einem Orthostasesyndrom öfter betroffen als das männliche Geschlecht. Es handelt sich weitgehend um Personen mit einer schlanken bis mageren Konstitution.

Es gibt die Möglichkeit einer medikamentösen Behandlung, die jedoch keine Besserung auf Dauer bringt. Sinnvoller ist ein regelmäßiges körperliches Training, Sport und Schwimmen. Leistungssport ist allerdings nicht geeignet.

# Erkrankungen der Verdauungsorgane und Vitaminmangelkrankheiten

**Anatomie und Physiologie**

Die Verdauungsorgane bestehen aus einem Schlauchsystem mit folgenden Abschnitten:
- Mundhöhle
- Ösophagus (Speiseröhre)
- Magen mit Magenpförtner (Pylorus)
- Duodenum (Zwölffingerdarm)
- Dünndarm mit dem oberen Abschnitt Jejunum und dem unteren Ileum
- Colon (Dickdarm), bestehend aus Blinddarm mit Appendix (Wurmfortsatz), aufsteigendem, querverlaufendem und absteigendem Colon, dem Sigma und Rectum (Mastdarm)

Im Nebenschluß des Dünndarms liegen die Leber und das Pankreas (die Bauchspeicheldrüse). Sie münden gemeinsam in das Duodenum (den Zwölffingerdarm).

Die Innenschicht des Verdauungstraktes wird von einer Schleimhaut ausgekleidet, die reichlich Drüsen enthält. Dort findet die Aufbereitung der Nahrung statt; dabei wird sie in kleinste Bestandteile aufgeschlüsselt und resorbiert, das heißt in die Blut- oder Lymphbahn aufgenommen. Die Nahrung dient der Energiegewinnung und dem Stoffwechsel. Die Weiterbeförderung der Nahrung im Verdauungskanal geschieht durch die Peristaltik. Dies sind konzentrische Wellen, die aus Richtung Mund in Richtung After laufen und durch die Muskulatur der Darmwand ausgelöst werden.

## Der Stoffwechsel

Als Nahrungsstoffe benötigt der Organismus:
- Eiweiße, enthalten zum Beispiel im Fleisch oder in der Milch;
- Kohlenhydrate, zum Beispiel Zucker;
- Fette, zum Beispiel Butter, Margarine.

Außerdem benötigt der Organismus
- Vitamine;
- Mineralstoffe = Salze, zum Beispiel Natrium, Kalium, Calcium;
- Spurenelemente, zum Beispiel Eisen, Jod, Fluor, Magnesium;
- Wasser.

Die meisten Lebensmittel enthalten mehrere Nahrungsstoffe:
- Getreide enthält Eiweiß und Kohlenhydrate.
- Milch enthält Eiweiß, Kohlenhydrate (Zucker) und Fette.

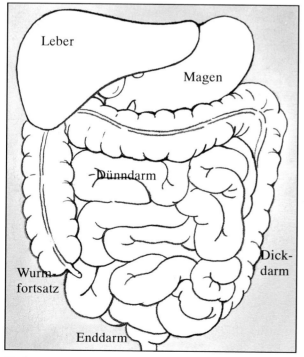

*Verdauungsorgane*

| Energiebedarf pro Tag | | |
|---|---|---|
| Der Energiebedarf pro Tag liegt bei einer landesüblichen Mischkost im Mittel: | | |
| für einen Säugling zwischen | 500 und 800 | Kalorien |
| für ein Kind von sechs Jahren bei | 1 500 | Kalorien |
| für einen Erwachsenen bei | 2 500 | Kalorien |
| Mehrbedarf bei Schwangeren | 300 | Kalorien |
| Mehrbedarf bei Stillenden | 700 | Kalorien |

■ Obst und Gemüse enthalten Kohlenhydrate (Zucker), wenig Eiweiß und fast kein Fett, dagegen viel Ballaststoffe, die für eine geregelte Verdauung wichtig sind und nicht resorbiert werden.

■ Kartoffeln enthalten wertvolles Eiweiß und Kohlenhydrate.

Der Körper muß von den angegebenen Nahrungsmitteln gewisse Mindestmengen aufnehmen, um existieren zu können. Die Energiezufuhr durch die Nahrung wird in Kalorien angegeben. Schwerarbeit und Leistungssport erhöhen natürlich den Bedarf eventuell auf das doppelte. Bleibt die Kalorienzahl wesentlich unter dem notwendigen Maß, nimmt der Mensch an Gewicht ab. über seinen Bedarf, so nimmt er zu, es entwickelt sich eine Adipositas (Übergewichtigkeit, Fettsucht).

**Eiweiß**
Eiweiß ist ein wichtiger Nahrungsbestandteil, denn der menschliche Körper baut sich wesentlich aus Eiweiß auf. Die kleinsten Bausteine des Eiweiß sind die Aminosäuren. Damit eine Resorption der Eiweiße im Dünndarm erfolgen kann, muß eine Aufschlüsselung in Aminosäuren erfolgen. Der Organismus kann acht Aminosäuren nicht selbst synthetisieren, sondern muß sie mit der Nahrung zuführen. Diese acht Aminosäuren werden als essentielle = wesentliche Aminosäuren bezeichnet. Besonders reich an diesen essentiellen Aminosäuren sind tierische Produkte: Fleisch, Fisch, Milch und Eier. Das Endprodukt des Eiweißstoffwechsels ist der Harnstoff, der viel Stickstoff enthält, er wird in der Leber hergestellt und über den Harn ausgeschieden.

Für die Nahrungsaufnahme ist ein angemessenes Maß notwendig, jedes Zuviel und jedes Zuwenig kann schaden.

**Optimale Eiweißzufuhr**
Das Eiweißoptimum in der Nahrung in Gramm pro Kilogramm Körpergewicht pro Tag wird folgendermaßen angegeben:

| | |
|---|---|
| für Erwachsene: | 1 g |
| für Kleinkinder wegen ihres raschen Wachstums: | 2 bis 2,4 g |
| für Schulkinder, Schwangere und Stillende: | 1,2 bis 2 g |

Dazu ein Beispiel: 100 g Rind-, Kalb- oder Schweinefleisch ohne Fett enthalten etwa 22 g Eiweiß. 100 g Milch enthalten 3,3 g Eiweiß.

**Kohlenhydrate**
Die Kohlenhydrate machen den Hauptteil unserer Nahrung aus. 50 bis 55 Prozent des Kalorienbedarfs sollte aus Kohlenhydraten gedeckt werden. Für eine ausgewogene Nahrung werden 5 bis 6 Gramm Kohlenhydrate pro Kilogramm Körpergewicht pro Tag empfohlen. Zucker ist ein reines Kohlenhydrat. Nährmittel und Getreide enthalten vorwiegend Kohlenhydrate in Form von Stärke.

### Fette

Fette sind wichtige Energielieferanten. Der Kaloriengehalt der Fette ist mehr als doppelt so hoch wie der der Eiweiße und Kohlenhydrate. Die Fette setzen sich aus Glycerin und Fettsäuren zusammen. Nach der chemischen Struktur unterscheidet man gesättigte und ungesättigte Fettsäuren. Ungesättigte Fettsäuren haben in ihrem Molekül Doppelbindungen. Diejenigen mit zwei- beziehungsweise dreifacher Doppelbindung heißen Linol- und Linolensäure. Diese werden essentielle Fettsäuren genannt, weil sie für den Organismus ein wesentlicher Nahrungsbestandteil sind. Er kann sie selbst nicht aufbauen. Die essentiellen Fettsäuren, Linol- und Linolensäure, kommen in pflanzlichen Ölen reichlich, aber auch in der Butter ausreichend vor. Der Gesamtanteil der Fette an der Nahrung sollte 25 bis 35 Prozent betragen.

Außer den reinen Fetten gibt es noch fettähnliche Stoffe, die Lipide. Sie finden sich besonders reichlich im Nervensystem.

### Die Verdauung

Der Stoffwechsel beginnt mit der Verdauung im Dünndarm. Nach Aufschlüsselung der Nahrung in einzelne Bausteine erfolgt die Resorption, das heißt die Aufnahme der Nahrungsbestandteile in den Darm und den Abtransport über die Blut- und Lymphgefäße. Die Resorption erfordert die Aufspaltung der Nährstoffe in kleine Einheiten:

- Eiweiße in Aminosäuren
- Kohlenhydrate in Monosaccharide wie Traubenzucker
- Fette in Fettsäuren und Glycerin

Die Aufspaltung ist ein komplizierter Vorgang, der in zahlreichen Stufen erfolgt. Er wird gesteuert durch Fermente = Enzyme, das sind sogenannte Biokatalysatoren (Katalyse = Aufspaltung), die jeweils für ganz bestimmt Nährstoffe und für einen ganz bestimmten Bereich der Spaltung zuständig sind. Man spricht deshalb von einer substratspezifischen Wirkung des Enzyms.

Wichtige Enzyme (Fermente) sind:

- Proteasen = eiweißspaltende Fermente, zum Beispiel Pepsin, Trypsin,

- Karbohydrasen = Fermente für die Kohlenhydratspaltung, zum Beispiel Laktase (für Lactose = Milchzucker), Saccharase (für Saccharose = Kochzucker), Amylase (für Stärke = Amylum),
- Lipasen = fettspaltende Fermente.

### Die Rolle der Vitamine

Vitamine sind wie die Fermente Biokatalysatoren. Katalysatoren sind in der Chemie Stoffe, die in ganz geringer Menge eine chemische Reaktion in Gang bringen oder beschleunigen, ohne dabei selbst verbraucht zu werden.

Die Vitamine sind indirekt an Verdauung und Stoffwechsel beteiligt. Sie müssen mit frischer Nahrung zugeführt werden. Vitamine werden als fertige Substanz oder in einer Vorform, dem Provitamin aufgenommen, das im Körper in seine wirksame Form umgewandelt wird. Ein Teil der Vitamine wird zu einem Co-Enzym, das heißt, das Vitamin bildet einen Baustein für Enzyme, die der Organismus benötigt. Fehlen einzelne Vitamine oder besteht ein Mangel, so entstehen Vitaminmangelkrankheiten. Wir unterscheiden wasserlösliche und fettlösliche Vitamine. Zu den wasserlöslichen Vitaminen zählen die Gruppe der B-Vitamine und das Vitamin C. Zu den fettlöslichen gehören die Vitamine A, D, E und K (siehe dazu die Tabelle auf der folgenden Seite). Weitere Hinweise siehe im Kapitel „Ernährung".

# Vitaminmangelkrankheiten

Einige der Vitaminmangelkrankheiten sollen im folgenden kurz besprochen werden.

## Skorbut

Der Skorbut oder die Möller-Barlow-Krankheit ist die klassische Vitamin-C-Mangelkrankheit. Die Seefahrer vom 16. bis ins 18. Jahrhundert litten an ihr, weil sie wochenlang ohne frisches Obst und Gemüse auskommen mußten. Es hat mehr als 200 Jahre gedauert, bis man die Ursache für den Skorbut fand und lernte, ihn mit Hilfe von Zitrus-

## Tabelle der Vitamine (Auswahl)

| Name | Vorkommen | Mangelkrankheiten |
|---|---|---|
| **Wasserlösliche Vitamine** | | |
| B₂   Riboflavin | Leber, Hefe, Getreide, grünes Gemüse | Haut- und Schleimhautentzündung |
| B₆ Pyridoxin | Leber, Hefe, Getreide, grünes Gemüse | Krämpfe |
| B₁₂ Cobalamin | Leber, Eier, Milch | Perniziöse Anämie |
| C Ascorbinsäure | Zitrusfrüchte, Paprika, Kartoffeln, grünes Blattgemüse | Skorbut, Blutungen |
| **Fettlösliche Vitamine** | | |
| A Retinol | Gemüse, Karotten, Früchte, Leber, Milch | Nachtblindheit |
| D Calciferol | Leber, Fette, tierische Öle | Rachitis |
| E Tokopherol | Pflanzenöle, Getreidekeime | Störung der Frühgeborenentwicklung |
| K Phytonadion | Leber, grüne Pflanzen | Blutungsneigung |

früchten zu vermeiden und zu heilen. Skorbut war noch in diesem Jahrhundert auch bei Säuglingen weit verbreitet, bis man anerkannte, daß einer künstlichen Ernährung Vitamin-C-haltige Frischstoffe zugesetzt werden müssen.

Krankheitszeichen: Das Allgemeinbefinden ist gestört. Die Kinder sind appetitlos, weinerlich und haben Schmerzen. Es besteht eine gefäßbedingte Blutungsneigung. Deshalb kommt es zu Zahnfleischbluten, Blutungen in die Haut und Blutungen unter die Knochenhaut. Dadurch entstehen an den Rippen und an den Knochen der Gliedmaßen deutliche schmerzhafte Verdickungen.

Wenn man nicht auf eine ausreichende Vitaminversorgung achtete, so war es noch vor wenigen Jahrzehnten keine Seltenheit, daß Skorbut und Rachitis bei einem Patienten gleichzeitig zu beobachten waren.

# Rachitis

Die Vitamin-D-Mangelrachitis ist seit Einführung einer regelmäßigen Rachitis-Prophylaxe mit Vitamin-D-Tabletten eine Seltenheit geworden. Mitunter finden sich trotzdem noch Fälle, falls die Prophylaxe versäumt wird und die Kinder das Haus nicht verlassen und kaum die Sonne sehen.

Das Vitamin D ist nämlich in einer Vorstufe in der Haut enthalten und wird durch Sonnenbestrahlung oder UV-Licht in das wirksame Vitamin D umgewandelt. Da diese „natürliche" Bildung des Vitamin D häufig unzureichend ist, wurde die Rachitis-Prophylaxe eingeführt. Zur Zeit erhält jedes Kind in den ersten ein bis zwei Lebensjahren 500 Einheiten Vitamin D täglich, meist kombiniert mit Fluor. Der Bedarf ist bei Frühgeborenen erhöht.

Klinisches Bild: Das Vitamin D bewirkt eine Regulierung des Calcium- und Phosphatstoffwechsels und sorgt für die Ossifikation, das heißt Knochenbildung, besonders am wachsenden kindlichen Skelett. Besteht ein Vitamin-D-Mangel, so kommt es besonders an den Wachstumszonen des Knochens zu typischen Auftreibungen, weil statt des Knochens überschießend Knorpel gebildet wird. Solche Verdickungen finden sich bevorzugt an den Rippenbögen (sogenannter Rosenkranz) und an den Hand- und Fußgelenken. Der Knochen des Hinterhaupts zeigt oft eine weiche Stelle (Craniotabes), die der Arzt mit den Fingern tasten kann.

Das Krankheitsbild ist je nach Schweregrad unterschiedlich. Mit Beginn der Industrialisierung sind besonders in England zahlreiche Kinder infolge der durch die Rachitis erhöhten Anfälligkeit an Zweiterkrankungen, wie Masern und anderen Infektionskrankheiten, gestorben. Die Rachitis wird deshalb auch englische Krankheit genannt.

Die Behandlung der Vitamin-D-Mangel-Rachitis erfolgt wie die Prophylaxe mit Vitamin-D-Tabletten, allerdings mit höheren Dosen. Die normalen Lebensmittel enthalten alle zuwenig D-Vitamin, auch Muttermilch und Kuhmilch. Lebertran ist das einzige Nahrungsmittel mit einem hohen Vitamin-D-Gehalt. Lebertran hat jedoch gegenüber den Tabletten den Nachteil, daß sein Vitamin-D-Gehalt nicht standardisiert ist, er ist großen Schwankungen unterworfen. Aus diesem Grund ist die Behandlung mit Tabletten vorzuziehen, weil damit eine genaue Dosierung möglich ist.

# Vitamin-K-Mangel des Neugeborenen

Ein Vitamin-K-Mangel des Neugeborenen kommt zustande, wenn eine zu geringe Menge des Vitamins von der Mutter auf das Kind übertragen wurde. Das Krankheitsbild ist gekennzeichnet durch starke Hautblutungen und Schleimhautblutungen. Daneben kann es zu Hirnblutungen und Blutungen an anderen inneren Organen kommen. Vitamin-K-Injektionen bringen eine rasche Besserung.

# Erkrankungen des Verdauungsapparates

Eine Reihe von Erkrankungen der Verdauungsorgane wurden im Abschnitt „Krankheitszeichen" unter den Stichwörtern Bauchschmerzen, Erbrechen und Durchfall bereits besprochen: Appendizitis (Blinddarmentzündung), Obstipation (Verstopfung), Nabelkoliken, Einkoten, Hirschsprung-Krankheit, Pylorospasmus (Magenpförtnerkrampf), Colon irritabile (reizbarer Dickdarm), Dyspepsie, Gastritis, Gastroenteritis (Magen-Darm-Entzündung), Kuhmilchallergie, Zöliakie, Anorexie (Pubertätsmagersucht), Bulimie (Eß-Brech-Sucht).

Einige wichtige, bisher nicht behandelte Krankheiten sollen nun im folgenden dargestellt werden.

## Magen- und Zwölffingerdarmgeschwür

Das Magen- und Zwölffingerdarmgeschwür (Ulcus) ist bei Kindern und Jugendlichen zwar selten, man muß jedoch bei hartnäckigen Beschwerden daran denken. Es kommt bei Knaben häufiger als bei Mädchen vor. Die Beschwerden sind unterschiedlich, meist bestehen Oberbauchschmerzen, mitunter blutiges Erbrechen und bei einem blutenden Geschwür schwarzer Stuhl. Die Diagnose wird durch eine Endoskopie (Magenspiegelung) oder eine Röntgenkontrastuntersuchung gestellt.

Die Behandlung wird hauptsächlich mit sogenannten H2-Rezeptoren-Blockern durchgeführt.

Eine neuere Behandlung des Ulcus beruht auf der Bekämpfung einer Infektion durch einen Keim, der im Dünndarm und am Pylorus, dem Magenpförtner, gefunden wird. Es handelt sich um das Bakterium Helicobacter (Campylobacter) pylori. Es liegen Ergebnisse vor, nach denen eine Bekämpfung dieses Erregers durch eine antibiotische Behandlung die Rückfallrate des Ulcus wesentlich vermindert hat. Diese Behandlung hat sich allerdings noch nicht allgemein durchgesetzt.

# Darmverschluß

Der Ileus (Darmverschluß) ist stets ein schwerwiegendes Krankheitsbild. Bei einem Ileus kann der Darminhalt nicht weiterbefördert werden. Die Folge sind ein aufgetriebener Leib (Meteorismus), galliges Erbrechen und oft nach einer Latenzzeit mit Absetzen von blutigem Stuhl eine völlige Stuhlverhaltung. Man unterscheidet den paralytischen und den mechanischen Ileus.

### Lähmungsdarmverschluß
Der paralytische Ileus (Lähmungsdarmverschluß) beruht auf einer Lähmung der Darmmuskulatur. Damit ist die Peristaltik, die den Transport des Darminhaltes bewirkt, aufgehoben. Die Ursachen der Darmmuskulaturlähmung sind vielfältig: schwere Infektionen, besonders die Peritonitis (Bauchfellentzündung), Einwirkung von Giften und Kaliumverlust. Kalium benötigt die Muskelzelle zu ihrer Tätigkeit. Bestimmte Abführmittel können zu einem Kaliumverlust führen und damit Darmträgheit und Darmverschluß bewirken.

### Mechanischer Darmverschluß
Der mechanische Ileus beruht auf einem Hindernis im Verlauf des Magen-Darm-Kanals, das auf erworbene und angeborene Ursachen zurückgeführt werden kann.
Ein erworbener mechanischer Ileus kann nach Operationen durch Verwachsungen auftreten. Bekannt ist der Ileus, der nach dem Verzehr von großen Mengen Obst, zum Beispiel Kirschen oder Trauben, auftritt. Bei einer Invagination stülpt sich ein höher gelegener Darmteil in einen darunter liegenden und führt zum Verschluß; meist schiebt sich dabei der Dünn- in den Dickdarm.
Der angeborene mechanische Ileus hat viele Ursachen: Lageanomalien des Darmes mit falschen Drehungen (Rotationen) können einen Ileus bewirken; in allen Darmabschnitten können Atresien, das sind vollkommene Verschlüsse, oder Stenosen, das sind Verengungen, vorkommen.
Die Behandlung eines Ileus kann nur in einer geeigneten Klinik geschehen. Die meisten betroffenen Kinder müssen operiert werden, viele in den ersten

Lebenstagen. Bei einigen ist eine konservative Behandlung möglich, zum Beispiel bei einer Invagination. Auf alle Fälle ist eine intensive Allgemeinbehandlung erforderlich mit bilanzierten (dem Bedarf angepaßten) Infusionen sowie einer Kreislauf- und einer antibiotischen Therapie.

# Morbus Crohn und Colitis ulcerosa

Beides sind chronisch entzündliche Darmerkrankungen. Sie haben in ihrem klinischen Bild eine Reihe Gemeinsamkeiten. Trotzdem sind sie diagnostisch gut zu unterscheiden. Bei beiden ist die Ursache nicht klar. Man vermutet Störungen im Immunsystem und kann psychosomatische Einflüsse nicht ausschließen. Die Erkrankung betrifft ältere Kinder, Jugendliche und Erwachsene.
Das klinische Bild ist zunächst uncharakteristisch. Es beginnt mit Appetitmangel und Bauchschmerzen, es folgen schleimige, zum Teil blutige Durchfälle und Gewichtsabnahme. Bei der Blutuntersuchung zeigen sich Zeichen einer Entzündung. Eisen- und Vitaminmangel sind die Folgen. Die Endoskopie (Darmspiegelung) ermöglicht in der Regel eine eindeutige Diagnose.

### Morbus Crohn
Der Morbus Crohn oder die Enteritis regionalis zeigt meist einen Befall des unteren Dünndarms und des aufsteigenden Dickdarmschenkels. Mitunter sind auch höhere Darmabschnitte bis zum Magen befallen. Es handelt sich um chronische entzündliche Geschwür- und Fistelbildungen der Darmschleimhaut, die zu Stenosen, das heißt Einengung des Darmdurchmessers führen können.

### Colitis ulcerosa
Die Colitis ulcerosa ist eine chronische Entzündung der Dickdarmschleimhaut mit blutenden Geschwüren. Meist ist der untere Colonbereich (Dickdarmbereich) betroffen.
Die Behandlung der beiden Erkrankungen erfordert Sachkenntnis und Geduld. Die entzündlichen Reaktionen der Darmschleimhaut versucht man mit einem Salicylpräparat, Mesalazin, zu unterdrücken.

In Phasen der Verschlechterung hat sich die diätetische Behandlung mit Elementarkost („Astronautenkost") bewährt. Perforierende (durchbrechende) Fisteln beim Morbus Crohn erfordern meist operative Eingriffe.

Die Verläufe der chronisch entzündlichen Darmerkrankungen sind unterschiedlich. Die Prognose kann schwer vorausgesagt werden.

# Erkrankungen der Leber und Gallenwege

Die Leber ist die größte und wichtigste Stoffwechseldrüse des Organismus. Sie wird mit Blut versorgt durch die Leberarterie und die Pfortader. Die Leberarterie versorgt die Leber mit Sauerstoff. Die Pfortader erhält aus dem Darmbereich die Abbauprodukte von Eiweißen, Kohlenhydraten und Fettsäuren. Aus der Leber treten die Gallengänge aus; sie vereinigen sich in dem gemeinsamen Gallengang. Dieser mündet in den Zwölffingerdarm. In einem Nebenschluß des Gallenganges liegt die Gallenblase.

Die Hauptaufgaben der Leber sind
■ die Stoffwechsel- und Entgiftungsfunktion und
■ die Galleproduktion.

Unter Stoffwechsel (Metabolismus) versteht man die gesamten Vorgänge des Abbaus und des Umbaus der Nahrungsstoffe in den Stoffwechselorganen (Darm, Leber). Dazu gehören die Assimilation, das heißt die Angleichung an die eigene Körpersubstanz.

Die Entgiftung ist eine entscheidende Aufgabe der Leber. Sie nimmt alle Produkte aus dem Darm wie ein großes Filter auf und sorgt für Weiterverarbeitung und Entgiftung. Ein Beispiel ist die Beseitigung des aus der Darmfäulnis stammenden giftigen Ammoniaks. Dieser wird in ungiftigen Harnstoff umgewandelt und ausgeschieden.

Die Galle enthält Gallensäuren, Gallenfarbstoffe (Bilirubin und Biliverdin), Cholesterin und Lipide. Bilirubin ist ein Abbauprodukt des roten Blutfarbstoffes Hämoglobin.

Die Gallesäuren dienen zur Verdauung der Fette. Sie spalten das Fett in feine Teilchen auf, was man Emulgierung nennt.

Die Eiweiße werden in der Leber aus einzelnen Bausteinen, den Aminosäuren, synthetisiert. Der beim Um- und Abbau von Eiweiß freiwerdende Stickstoff wird zu Harnstoff aufgebaut und über die Nieren ausgeschieden. Die Transaminasen (SGOT, SGPT), die als Leberfunktionsproben dienen und deren Werte bei einer Hepatitis (Leberentzündung) erhöht sind, entstehen ebenfalls hier.

Kohlenhydrate werden in Form des Stärkeproduktes Glykogen in der Leber gespeichert. Dieser Energielieferant Glykogen kann bei Bedarf jederzeit mobilisiert werden. Das geschieht mit Hilfe des Hormons des Nebennierenmarks Adrenalin.

## Gelbsucht

Das Ikterussyndrom (die Gelbsucht) beziehungsweise die Hyperbilirubinämie ist die Folge eines vermehrten Anfalls des Gallenfarbstoffes aus dem roten Blutfarbstoff Hämoglobin oder eines verminderten Abbaus von Bilirubin. Der Ikterus wird von einem mehr oder weniger starken Juckreiz begleitet. Es gibt eine große Zahl von Krankheitszuständen, die mit einer Gelbsucht einhergehen. Einige wichtige sind hier aufgezählt:
■ Der Neugeborenenikterus beruht auf verstärktem Abbau roter Blutkörperchen und Hämoglobins.
■ Die Erythroblastose beruht auf einer Rhesus- oder AB0-Blutgruppenunverträglichkeit.
■ Angeborene, erbliche Ikterusformen beruhen auf Enzymmangel.
■ Die Hepatitis A, B und C sind Virusinfektionen.
■ Andere Infektionskrankheiten mit Hepatitis wie Mumps, EB-Virus, Typhus.
■ Der Verschlußikterus entsteht durch eine angeborene Gallengangsatresie (Verschluß). Andere Ursachen sind: Entzündung oder Steine.

Neugeborenenikterus und Erythroblastose wurden bereits im Kapitel „Erkrankungen des Neugeborenen", die Hepatitis im Kapital „Infektionskrankheiten" behandelt.

# Chronische Hepatitis

Die chronische Hepatitis (Leberentzündung) ist meist die Folge einer Hepatitis-B-Infektion, seltener einer Hepatitis-C-Infektion. Die Hepatitis A verursacht keine chronischen Verläufe. Hepatitis A, B und C sind Leberentzündungen, die durch verschiedene Viren hervorgerufen werden und verschiedene Verlaufsformen haben.
Wir unterscheiden zwei chronische Verlaufsformen der Hepatitis:
- die chronisch persistierende Hepatitis und
- die chronisch aggressive Hepatitis als schwerere Verlaufsform.

Hinweise geben die Laborwerte. Sie zeigen erhöhte Transaminasen (Leberfunktionsproben), außerdem ist die Bildung der Antikörper gegen Hepatitis, das

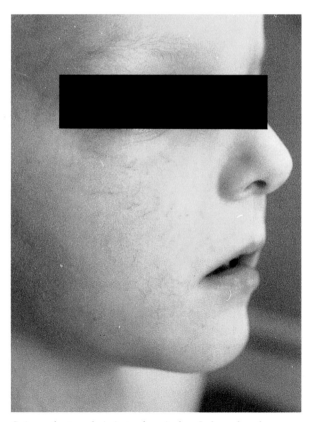

*Spinnwebnävus bei einer chronischen Lebererkrankung*

heißt die Immunabwehr, unzureichend. eine Sicherung der Diagnose ist durch eine Leberpunktion und eine histologische Untersuchung (Untersuchung des Gewebes) möglich.
Der Verlauf der persistierenden Hepatitis ist in der Regel günstig. Die chronisch aggresive Hepatitis dagegen zeigt meist einen zunehmend schlechteren Befund und kann in eine Leberzirrhose übergehen.

# Leberzirrhose

Bei der Leberzirrhose findet sich eine fortschreitende Zerstörung des normalen Lebergewebes und Ersatz durch funktionsuntüchtiges Bindegewebe. Die Folge sind zunehmende Einschränkungen der Leberfunktion.
Das Krankheitsbild zeigt Verdauungsbeschwerden, Leibweh, Blähungen, Appetitmangel, Gewichtsabnahme und Lebervergrößerung. Später, mit Nachlassen der Leberfunktion, treten Blutungen auf. Im Endstadium kommt es zu schweren Blutungen aus Varizen (Krampfadern) der Speiseröhre. Ein sichtbares Zeichen der Haut am Oberkörper und im Gesicht sind kleine, spinnwebartige Gefäßerweiterungen (siehe Abbildung).

# Gallengangsatresie

Die Gallengangsatresie ist eine angeborene Erkrankung. Atresie bedeutet Verschluß der Gallengänge. Wir unterscheiden eine intrahepatische mit Verschluß der in der Leber gelegenen kleinen und eine extrahepatische Gallengangsatresie mit Verschluß der außerhalb der Leber gelegenen größeren Gallengänge.
Beide Formen haben ähnliche Symptome. Nach der Geburt entsteht eine zunehmende Gelbsucht mit starkem Juckreiz. Die Stühle sind grauweißlich, weil die Gallenfarbstoffe fehlen.
Die Behandlung muß sich auf palliative (mildernde) Maßnahmen beschränken. Eine operative Korrektur der Fehlbildung ist nicht möglich. Nur Teilerfolge werden erreicht. Die Prognose der Gallengangsatresien ist deshalb sehr ungünstig.

# Erkrankungen der Harn- und Geschlechtsorgane

## Anatomie und Physiologie

Das Harnsystem besteht aus den beiden Nieren, den Harnleitern, der Harnblase und der Harnröhre.
Die Niere hat zwei Schichten, die Nierenrinde und das Nierenmark. Das Mark besteht aus mehreren pyramidenförmigen Lappen, die mit ihren Spitzen zum Nierenhilus hinweisen. Der Nierenhilus ist der Ort, an dem das Nierenbecken und die Gefäßversorgung liegt.
An den Pyramidenspitzen liegen die Nierenpapillen. Daraus tritt der Harn, der sich im Nierenbecken sammelt, um dann weiter in die Harnleiter und Blase transportiert zu werden.

## Die Aufgaben der Nieren

■ Ausscheidung von Stoffwechselprodukten, insbesondere dem Harnstoff, dem Abbauprodukt der Eiweiße,

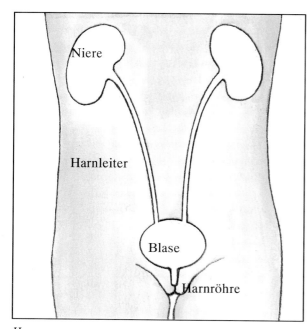

*Harnorgane*

■ Aufrechterhaltung einer konstanten Elektrolytkonzentration (Konzentration der Blutsalze),
■ Aufrechterhaltung des Wassergehaltes des Organismus,
■ Regulierung des Säure-Basen-Gleichgewichts,
■ Ausscheidung von Fremdsubstanzen.

Diese Funktionen werden auf eine komplizierte Weise von den Nieren erfüllt. Sie filtern das Blut und nehmen ihm die überflüssigen Schlackenstoffe. Die Elektrolytausscheidung wird reguliert unter Einfluß des Hormons Aldosteron.

## Bestandteile des Harns

Der Harn enthält als regelmäßige Bestandteile Harnstoff, Harnsäure und Kreatinin. Sie stammen alle aus dem Eiweißstoffwechsel. Bei Niereninsuffizienz (Nierenversagen) und Urämie (Harnvergiftung) steigen diese drei Substanzen im Blut an, weil sie nicht mehr ausgeschieden werden können.
Weiterhin sind anorganische und organische Substanzen im Harn enthalten, zum Beispiel Kochsalz, Calcium, Phosphate und andere.
Die gelbe Farbe kommt vom Urobilin, das aus dem Urobilinogen entsteht.
Krankhafte Befunde im Harn sind
■ Proteinurie (Eiweisausscheidung),
■ Hämaturie (Ausscheidung von roten Blutkörperchen),
■ Leukozyturie (Ausscheidung von weißen Blutkörperchen),
■ Bakteriurie (Ausscheidung von Bakterien),
■ Glucosurie (Ausscheidung von Zucker),
■ Bilirubinurie (Ausscheidung von gelbem Blutfarbstoff im Urin).

## Proteinurie

Eine Proteinurie findet sich vor allem bei den Nephrosen und den Glomerulonephritiden (Nierenentzündungen). Es gibt mehrere Formen, die zum Teil ungünstige Verläufe haben. Harmlose vorübergehende Proteinurien können nach fieberhaften Infekten auftreten, außerdem auch bei Infektionen des Harnwegsystems.

### Hämaturie

Hämaturie bedeutet Ausscheidung von Blut im Urin. Bei der Makrohämaturie ist der Harn sichtbar rot gefärbt, so daß Blutbeimengungen sofort erkennbar sind. Unter Mikrohämaturie versteht man eine geringe Blutausscheidung, die nur im Mikroskop zu erkennen ist. Mitunter hat der Harn dabei eine schmutzig grüne Farbe. Bei Hämaturien muß man in erster Linie an Nierenentzündungen denken; es gibt aber auch harmlose vorübergehende Hämaturien. In jedem Falle muß die Ursache genau geklärt werden.

### Leukozyturie

Eine Leukozyturie bedeutet, daß weiße Blutkörperchen im Urin ausgeschieden werden. Dieser Befund deutet fast immer auf eine Entzündung in den Harnwegen hin. Dabei kann es sich um eine Nierenbeckenentzündung, eine Blasen- oder eine Harnröhrenentzündung handeln. Meist ist das ganze System befallen, so daß man von einer Harnwegsentzündung spricht.

### Bakteriurie

Bakterien im Urin finden sich bei Entzündungen der Harnwege, meist zusammen mit Leukozyten.

# Nierenerkrankungen

**Nierenentzündungen** (Glomerulonephritiden) sind gekennzeichnet durch
- Hämaturie (Ausscheidung von roten Blutkörperchen),
- Proteinurie (Ausscheidung von Eiweiß) und
- Blutdruckerhöhung.

Es handelt sich um Entzündungen in den Glomeruli (Nierenkörperchen), die eine entscheidende Aufgabe bei der Harnbereitung haben. Bei einem Teil der Glomerulonephritiden liegt eine Zweiterkrankung nach Streptokokkeninfekten und Scharlach vor. Durch ausreichende Behandlung der Streptokokkeninfekten sind diese Nephritiden vermeidbar. Nicht alle Nierenentzündungen heilen aus. Sie können in eine chronische Niereninsuffizienz mit allmählichem Nierenversagen übergehen.

# Nephrotisches Syndrom

Eine große Gruppe von Nierenerkrankungen gehen mit einer massiven Proteinurie (Eiweißausscheidung) einher. Wegen des Eiweißverlustes kann das im Blut enthaltene Wasser nicht in der Blutbahn gehalten werden, und es tritt ins Gewebe aus. Es bilden sich Ödeme, die besonders im Gesicht auffallen. Nephrosen haben unterschiedliche Ursachen und zeigen chronische Verläufe über Monate und Jahre. Trotzdem sprechen die meisten dieser Erkrankungen auf eine Cortisonbehandlung gut an. Sie neigen aber zu Rezidiven (Rückfällen), so daß eine regelmäßige Kontrolle erfolgen muß.

# Harnwegsinfektionen

Infektionen sind bei Kindern keine Seltenheit. Mädchen sind häufiger davon betroffen als Knaben.
Symptome: Oft liegen nur Appetitmangel und Gedeihstörungen vor. Mitunter kommt es zu Bauchschmerzen. Brennen oder Schmerzen beim Wasserlassen deuten auf eine Beteiligung der Harnröhre (Urethritis) hin. Der Urin wird dann nur in kleinen Portionen entleert. Nur in einem Teil der Fälle tritt Fieber auf.
Diagnostik: Bei allen fieberhaften und Erkrankungen mit Bauchbeschwerden ist an eine Harnwegsinfektion zu denken. Der Kinderarzt untersucht deshalb häufig den Urin. Liegt eine Harnwegsinfektion vor, so finden sich in einem sorgfältig gewonnenen Urin Bakterien und meist auch Leukozyten (weiße Blutkörperchen). Die Bakterien lassen sich durch eine Kultur nach ihrer Art bestimmen. In einem sogenannten Antibiogramm läßt sich ermitteln, gegen welche Antibiotika eine Empfindlichkeit be-

steht. Daraus ergibt sich eine gezielte, sinnvolle antibiotische Behandlung. Die Anwendung der beliebten Blasentees hat keinen Einfluß auf die Harnwegsinfektion.

Als Ursachen einer Harnwegsinfektion finden sich meist keine Besonderheiten. Allerdings ist bei Mädchen mit ihrer kurzen Harnröhre beim Waschen darauf zu achten, daß die Harnröhrenmündung nicht mit Kot verunreinigt wird. Dies könnte zu Harnwegsinfektionen führen.

In manchen Fällen lassen sich anatomische, zum Teil angeborene Fehlbildungen an den Nieren und ableitenden Harnwegen nachweisen. Eine häufige Ursache für Infektionen der Harnwege sind Refluxstörungen, das bedeutet, daß ein Teil des Harns infolge eines mangelnden Verschlusses aus der Blase in die Ureter (Harnleiter) zurückfließt. Ein weiterer Grund sind Obstruktionen (einengende Abflußstörungen). Diese führen fast immer zu Infektionen. Die meisten anatomischen Auffälligkeiten lassen sich heute mit Erfolg operativ behandeln. Auf eine sorgfältige Hygiene beim Stuhlgang ist zu achten. Die organischen Anomalien kann man mit Hilfe der Ultraschalluntersuchung weitgehend klären. Mitunter sind zusätzlich Röntgenuntersuchungen mit Kontrastmitteln erforderlich.

Die Klärung der Ursache von Harnwegsinfektionen ist sehr wichtig. Ungeklärte und unzureichend behandelte Infektionen führen eigentlich immer zu chronischen und fortschreitenden Veränderungen der Niere. Daraus resultiert nicht selten eine Niereninsuffizienz (Funktionsunfähigkeit).

# Nierensteine (Nephrolithiasis)

Nierensteine finden sich nicht nur bei Erwachsenen, sondern auch bei Kindern. Bei etwa der Hälfte der Patienten sind Ursachen für die Steine nicht zu ermitteln; bei einer großen Anzahl der übrigen Patienten sind sie die Folge von Fehlbildungen der Harnwege. Die Zusammensetzung der Steine ist unterschiedlich. Mehr als die Hälfte sind Oxalatstein. Häufig sind auch Phosphat- und Cystinsteine. Je nach Größe und Sitz sind die Symptome und damit die Behandlung unterschiedlich.

# Krankheiten der Geschlechtsorgane

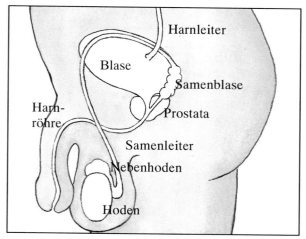

*Die männlichen Geschlechtsorgane*

## Phimose

Die Phimose ist eine Verengung der Vorhaut, so daß sich diese nicht zurückschieben läßt, ohne daß blutende Einrisse entstehen. Wenn eine echte Enge der Vorhaut besteht, ist eine Operation notwendig.

### Vorhautverklebung
Sehr häufig wird die physiologische Vorhautverklebung mit der Phimose verwechselt. Jeder Junge kommt mit einer Vorhautverklebung zur Welt. Im Laufe von ein bis mehreren Jahren löst sich das Vorhautblatt ohne Zutun. Es wird gern an der Vorhaut manipuliert, um die Lösung zu beschleunigen. Das ist nicht nötig, sondern für das Kind schmerzhaft und falsch.

## Hypospadie

Die Hypospadie ist eine Verlagerung der Harnröhrenöffnung. Es gibt verschiedene Grade. Die Mündung kann im Bereich der Glans (Eichel), im Bereich des Penisschaftes oder am Damm liegen.

# Hodenhochstand

Der Hoden wandert während der Fötalzeit aus dem Bauchraum in den Hodensack. Auf diesem Weg kann er aufgehalten werden und im Bauchraum oder Leistenkanal fixiert sein, wodurch ein Maldescensus testis (Hodenhochstand, Fehllagerung des Hodens) entsteht. Man unterscheidet verschiedene Grade des Hodenhochstandes.

### Kryptorchismus
Ein Kryptorchismus (verborgener Hoden) bedeutet, daß äußerlich kein Hoden zu sehen oder fühlen ist. Es handelt sich dann entweder um einen in der Bauchhöhle liegenden oder fehlenden Hoden (Hodenaplasie).

### Leistenhoden
Der Leistenhoden ist in der Leiste fixiert und dort zu tasten.

### Gleithoden
Der Gleithoden befindet sich über dem Eingang zum Skrotum (Hodensäckchen), er läßt sich mit einiger Mühe ins Skrotum herabziehen, schnellt beim Loslassen aber sofort nach oben zurück.
Behandlung: Für die Entwicklung des Hodens ist eine Temperatur nötig, die unter der des Bauchraums liegt, daher sind alle genannten Formen des

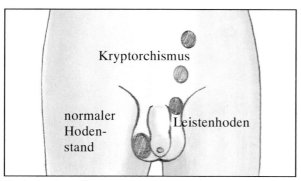

*Hodenhochstand*

pathologischen Hodenhochstandes behandlungsbedürftig. Kryptorchismus und Leistenhoden bedürfen einer operativen Therapie. Der Gleithoden spricht mit einiger Wahrscheinlichkeit auf eine hormonelle Therapie an.

### Physiologischer Hodenhochstand beim Neugeborenen
Mitunter ist bei der Geburt der Descensus (Abstieg) des Hodens noch nicht ganz erfolgt. Dies geschieht dann in der Regel innerhalb des ersten Lebensjahres. Eine Behandlung ist nicht erforderlich.

### Pendelhoden
Der Pendelhoden ist ein Hoden, der wechselnd einmal im Skrotum, dann im Leistenkanal zu finden ist. Er bedarf keiner Behandlung.
Die Beurteilung der verschiedenen Formen des Hodenhochstandes und die Entscheidung, ob eine Behandlung erforderlich ist oder nicht, ist in vielen Fällen schwierig.

# Erkrankungen der weiblichen Geschlechtsorgane

Hier sollen nur die Entzündung von Schamlippen (Vulva) und Scheide (Vagina), die man als Vulvovaginitis bezeichnet, betrachtet werden. Sie gehen mit einem Scheidenausfluß (Fluor), mitunter aber auch einer Entzündung der Schamlippen einher. Oft ist Juckreiz die Folge. Die häufigste Ursache eines hellen weißen Fluors ist die hormonelle Umstellung in der Vorpubertät. Ist der Fluor stark, zeigt er eine gelbgrüne Farbe und einen intensiven Geruch, so muß an andere Ursachen gedacht werden wie Verletzungen, Manipulationen und Fremdkörper in der Vagina. In jedem Fall muß der Arzt beziehungsweise der Kindergynäkologe um Rat gefragt werden. Eine sorgfältige Hygiene beim Stuhlgang und Waschen ist die beste Prophylaxe.

# Erkrankungen der Drüsen mit innerer Sekretion

Drüsen mit innerer Sekretion oder endokrine Drüsen geben ihre Wirkstoffe in das Innere des Körpers ab. Im Gegensatz dazu sondern die exokrinen Drüsen ihre Säfte nach außen oder in Hohlorgane ab, so zum Beispiel die Schweißdrüsen auf die Körperoberfläche und die Verdauungsdrüsen in den Darm.

## Hormone

Hormone sind Wirkstoffe, die in den endokrinen Drüsen gebildet werden. Sie entfalten ihre Wirkung bereits in ganz geringen Mengen. Die Produktion und Absonderung der Hormone wird nach Bedarf gesteuert.

## Funktionsstörungen

Funktionsstörungen der endokrinen Drüsen können in einer Unterfunktion oder einer Überfunktion bestehen. Die Medizin ist heute in der Lage, die meisten Unterfunktionen durch Substitution (medikamentöser Ersatz) des fehlenden Hormons erfolgreich zu behandeln. Dies gilt in besonderer Weise für die Schilddrüsenunterfunktion, die Hypothyreose. Kinder mit dieser häufigsten endokrinen Störung sind heute geistig und körperlich völlig gesund. Vor Einführung einer Hormonbehandlung waren sie dazu verdammt, ein Leben als geistig Behinderte mit zusätzlichen anderen Symptomen zu führen.

## Diagnostik der endokrinen Drüsen

Es ist heute möglich, durch Bestimmung der Hormone und anderer Substanzen im Blut alle endokrinen Drüsen auf ihre Funktionsfähigkeit zu überprüfen und festzustellen, ob eine Unter- oder Überfunktion vorliegt.

## Das System der Hormone

Die Hormondrüsen untereinander bilden ein System, in dem eine mehr oder weniger enge gegenseitige Beeinflussung nach Art eines Regelkreissystems vorhanden ist. Wir können drei Arten von Hormonen unterscheiden:

1. Releasing-Hormone des Hypothalamus, die andere Hormone der Hypophyse freisetzen können,
2. glandotrope Hormone des Hypophysenvorderlappens, die die endokrinen Drüsen im Körper stimulieren,
3. effektorische Hormone, die direkt auf das Körpergewebe einwirken.

Im Hypothalamus, einem Nervenzentrum des Zwischenhirns, befinden sich hormonproduzierende Zellen. Diese bilden sogenannte Releasing-Hormone, die bei Bedarf an den Hypophyensenvorderlappen (Hirnanhangsdrüse) weitergegeben werden und dort andere Hormone freisetzen. Da die Hormone des Hypothalamus über Nervenfasern zur Hypophyse transportiert werden, spricht man von Neurosekretion.

Der Hypothalamus ist zugleich die Verbindung vom vegetativen Nervensystem zum Hormonsystem. Dies sei an einem Beispiel gezeigt: Die Ausschüttung von Adrenalin bei Streß oder Angst erfolgt durch die Vermittlung eines Releasing-Hormons des Hypothalamus. Adrenalin als „Notfallshormon" setzt den Körper in die Lage, höhere Leistungen zu vollbringen.

## Hypophyse (Hirnanhangsdrüse)

Die Hypophyse sitzt in unmittelbarer Nähe des Hypothalamus in einer Knochennische der Schädelbasis. Sie besteht aus dem Vorder- und dem Hinterlappen und wiegt etwa 0,6 Gramm.
Die Hormone des Hypophysenhinterlappens sind Adiuretin und Oxytocin. Sie wirken im Gegensatz zu einigen Vorderlappenhormonen direkt auf ihre Erfolgsorgane ein und nicht über die Aktivierung anderer Drüsen.

**Diabetes insipidus neurohormonalis**

Das Hormon (Adiuretin) wirkt auf die Niere ein und ermöglicht ihr einen konzentrierten Harn zu produzieren. Beim Diabetes insipidus neurohormonalis (Wasserharnruhr) fehlt das Hormon. Da eine Konzentration des Harns nicht möglich ist, muß der Körper täglich mehrere Liter Urin ausscheiden. Das wiederum zwingt den Patienten, täglich 5 bis 10 Liter zu trinken. Die Ursache des Diabetes insipidus kann angeboren, aber auch durch einen Hirntumor bedingt sein. Die Behandlung besteht heute in der nasalen (durch die Nase) Verabreichung eines synthetischen Hormonpräparates.

**Diabetes insipidus renalis**

Es gibt eine weitere Erkrankung im Zusammenhang mit Adiuretin, den Diabetes insipidus renalis. Hier liegt primär eine Störung im System der Nierenkanälchen vor. Die Niere spricht auf das Adiuretin nicht an. Sie kann deshalb keinen konzentrierten Urin ausscheiden. Es kommt zu einer ähnlichen, meist nicht so ausgeprägten Störung wie beim Diabetes insipidus neurohormonalis. Der renale Diabetes insipidus ist X-chromosomal erblich (siehe dazu auch das Kapitel „Wissenswertes über Vererbung").

Das Oxytocin des Hypophysenhinterlappens wirkt wehenanregend und hat unter der Geburt seine hauptsächliche Funktion.

Der Hypophysenvorderlappen wird stimuliert von den Releasing-Hormonen des Hypothalamus. Einige Hypophysenvorderlappen-Hormone sind sogenannte glandotrope Hormone, das heißt solche Hormone, die auf andere Hormondrüsen einwirken, die in der Peripherie liegen. Neben den glandotropen Hormonen produziert die Hypophyse auch einige effektorische Hormone, die direkt auf das Gewebe wirken. Solche effektorischen Hormone der Hypophyse sind das Wachstumshormon und das Prolaktin.

**Hypophysärer Zwergwuchs**

Das Wachstumshormon (STH) ist für das Längenwachstum verantwortlich. Kinder mit STH-Mangel bleiben zunehmend hinter dem Wachstum Gleichaltriger zurück. Die Körperproportionen bleiben erhalten. Man spricht vom hypophysären Zwergwuchs. Kinder und Erwachsene mit dieser Störung sind lediglich sehr klein, haben aber sonst keine Behinderungen.

Die Behandlung des hypophysären Kleinwuchses ist heute mit künstlich hergestelltem menschlichem Wachstumshormon möglich, so daß es keine hypophysären Zwerge mehr geben muß.

Das Prolaktin ist ebenfalls ein effektorisches Hormon der Hypophyse. Es fördert die Milchbildung in der Brust. Seine Ausschüttung wird über das vegetative Nervensystem durch das Saugen des Kindes angeregt.

Die glandotropen Hormone der Hypophyse steuern andere endokrine Drüsen im Körper. Erst diese entfalten durch effektorische Hormone ihre Wirkung im Organismus. Die Hypophyse schüttet folgende glandotropen Hormone aus:

- TSH (thyreoideastimulierendes Hormon), stimuliert die Schilddrüse.
- ACTH (adrenocorticotropes Hormon), stimuliert die Nebennierenrinde,
- FSH (follikelstimulierendes Hormon) und
- LH (Luteinisierungshormon) wirken auf die Keimdrüsen.

Die auf die Keimdrüsen (Gonaden) wirkenden Hormone LH und FSH werden gemeinsam auch Gonadotropine genannt.

# Schilddrüse

Die Schilddrüse (Thyreoidea) liegt vor der Luftröhre unterhalb des Schildknorpels. Sie bildet zwei Hormone, das Thyroxin (T4) und das Trijodthyronin (T3). Die Schilddrüsenhormone enthalten Jod. Deshalb ist in der Nahrung auf eine ausreichende Jodzufuhr zu achten. Eine natürliche Jodquelle ist Seefisch, den man einmal in der Woche essen sollte. Schilddrüsen-Diagnostik mit TSH (thyreoidea-stimulierendes Hormon). Die Schilddrüse wird von der Hypophyse durch das glandotrope TSH stimuliert. Bei mangelnder Funktion der Schilddrüse nimmt die Stimulation von seiten der Hypophyse zu. Es findet sich eine erhöhte TSH-Konzentration im Blut. Eine angeborene Hypthyreose kann heute durch ein einfaches TSH-Screening nachgewiesen und der notwendigen Behandlung mit Thyroxin zugeführt werden.

Funktion der Schilddrüsenhormone: T3 und T4 wirken auf den Stoffwechsel, auf die Ausreifung der Nerven und damit auf das Längenwachstum und die geistige Entwicklung.

Die Erkrankungen der Schilddrüse sind vor allem Unter- und Überfunktion, Kropf und Entzündungen.

### Kropf (Struma)

Der Kropf (Struma) im Kindesalter kann verschiedene Ursachen haben:

■ die Neugeborenenstruma bei Jodmangel der Mutter,
■ Jodmangel in der Nahrung, besonders im Trinkwasser,
■ verschiedene Entzündungen der Schilddrüse,
■ Synthesestörungen der Schilddrüsenhormone,
■ eine Hyperthyreose = Schilddrüsenüberfunktion (Morbus Basedow)

Eine euthyreote Struma bei älteren Kindern und Jugendlichen beruht in der Regel auf Jodmangel. Euthyreot bedeutet, daß die Schilddrüsenfunktion trotz der Struma normal ist. Mit der Vergrößerung der Schilddrüse versucht der Organismus das Joddefizit auszugleichen. Deshalb ist Jodzufuhr die einzige Therapie. Sie wird mit Jodidtabletten durchgeführt. Unser Trinkwasser enthält in weiten Gebieten zu wenig Jod. Zur Vorbeugung einer Struma ist wöchentlich eine Mahlzeit mit Seefisch wegen seines hohen Jodgehalts zu empfehlen.

### Schilddrüsenunterfunktion (Hypothyreose)

Dies ist die häufigste endokrinologische Erkrankung im Kindesalter. Unter 4 000 Neugeborenen wird aufgrund des Neugeborenen-Screenings eine Schilddrüsenunterfunktion gefunden.

Die sogenannte primäre Form der Hypothyreose beruht auf einer Störung der Schilddrüse selbst. Sie kann eine sehr ausgeprägte Symptomatik annehmen. Bei der sekundären Form liegt ein Ausfall des TSH, des thyreoideastimulierenden Hormons der

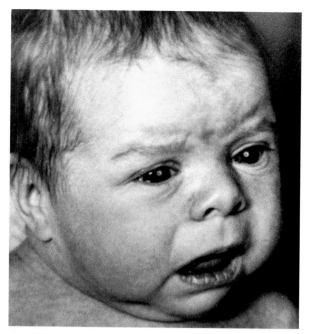

*Schilddrüsenunterfunktion vor und nach Behandlung bei einem Kind im Alter von zwei (oben) beziehungsweise fünf Monaten (unten)*

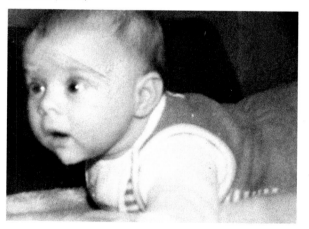

Hypophyse, vor. Die letztere Form ist selten und hat eine leichtere Symptomatik.

Bevor eine Hormonbehandlung möglich war, zeigten die Kinder ausgeprägte Krankheitszeichen. Als Neugeborene waren sie noch unauffällig. Innerhalb weniger Monate veränderten sie sich in ihrem

Wachstum und ihren Aussehen sehr stark. Die Kinder zeigten grobe, stumpfe Gesichtszüge. Das Wachstum war stark verlangsamt, ebenso die psychomotorische Entwicklung.

Die Behandlung mit Schilddrüsenhormon ist seit mehreren Jahrzehnten möglich. Mit dem TSH-Screening im Rahmen der Vorsorgeuntersuchung kann eine Diagnose beim Neugeborenen gestellt werden. Damit ist eine Behandlung zu einem frühen Zeitpunkt möglich.

Eine Verzögerung der Therapie von mehreren Monaten kann einen nicht mehr gut zu machenden Hirnschaden verursachen.

### Schilddrüsenüberfunktion (Hyperthyreose, Basedow-Erkrankung)

Diese Krankheit tritt meist erst in der Pubertät, häufiger bei Mädchen als bei Knaben, auf. Die Ursache für eine Schilddrüsenüberfunktion ist nicht völlig geklärt.

Die Symptomatik ist eindeutig: Es kommt zur Abmagerung trotz gesteigerten Appetits, zu Durchfällen, Frieren, Steigerung der Herzfrequenz, zu einem Glanzauge mit Hervortreten des Augapfels und zu einer Struma (Kropf). Hinzu kommen starke Unruhe, fehlende Konzentration, Nachlassen der körperlichen und geistigen Leistungsfähigkeit.

Die Diagnose erfolgt durch Hormonbestimmung. Der Thyroxinspiegel ist stark erhöht. Das TSH (thyreoideastimulierendes Hormon) entsprechend stark unterdrückt. Die Behandlung im Kindesalter erfolgt in der Regel durch eine thyreostatische Behandlung, das heißt, es werden Medikamente gegeben, die auf die Schilddrüse eine hemmende Wirkung haben.

## Nebenschilddrüsen

Die Nebenschilddrüsen, auch Epithelkörperchen genannt, sind vier linsengroße Hormondrüsen, die der Schilddrüse von hinten anliegen. Ihr Wirkstoff ist das Parathormon. Das Parathormon ist lebenswichtig, es hat eine entscheidende Funktion im Calcium-Phosphat-Stoffwechsel und damit für den Knochenaufbau.

### Überfunktion

Eine Überfunktion der Nebenschilddrüsen (Hyperparathyreoidismus) kommt extrem selten vor. Er führt zu erhöhter Freisetzung von Calcium aus dem Skelett.

### Unterfunktion

Eine Unterfunktion der Nebenschilddrüsen (Hypoparathyreoidismus) kann auftreten

- beim Neugeborenen infolge einer verzögerten Ausreifung der Nebenschilddrüsen,
- als primärer erblicher Hypoparathyreoidismus,
- nach Operation eines Schilddrüsenkrebses, wenn die Epithelkörperchen mit entfernt wurden.

Die akuten Symptome der Unterfunktion der Epithelkörperchen (Hypoparathyreoidismus) bei Neugeborenen und nach chirurgischen Eingriffen sind sehr dramatisch. Infolge Calciummangels im Blut kommt es zu tetanischen und mitunter epilepsieartigen Anfällen. Die Behandlung wird mit hohen Vitamin-D-Dosen und Calcium durchgeführt.

## Nebennieren

Die Nebennieren sitzen wie Kappen beiden Nieren auf. Man unterscheidet die Nebennierenrinde und das Nebennierenmark. Beide haben verschiedene Funktionen. Die Nebennierenrinde stellt drei Hormone her: die Glucocorticoide, Mineralocorticoide und die Androgene.

Glucocorticoide: Es gibt mehrere Glucocorticoide. Das wirksamste ist das Cortisol (Hydrocortison). Cortisol fördert die Glukosebildung aus Eiweiß und die Herstellung von Glykogen (Stärke) in der Leber. Außerdem wirkt es entzündungshemmend, was bei rheumatischen Krankheiten therapeutisch ausgenutzt wird.

Sinkt der Cortisolspiegel ab, so reagiert der Hypothalamus mit dem Corticotropin-Releasing-Hormon; dieses stimuliert das ACTH des Hypophysenvorderlappens, das seinerseits die Nebennierenrinde zur Cortisolausschüttung anregt. In Notfall- und Streßsituationen wird Cortisol vermehrt ausgeschüttet.

Von den Mineralocorticoiden der Nebennierenrinde ist das wichtigste das Aldosteron. Diese Hormone sind über eine Beeinflussung der Ausscheidungsfunktion der Nieren an der Regulation der Serumelektrolyte beteiligt.

Die Androgene haben sowohl bei Jungen als bei Mädchen eine vermännlichende (virilisierende) Wirkung. Penis und Clitoris vergrößern sich, die Schambehaarung vermehrt sich. Treten derartige Symptome bei einem Kind auf, so ist an einen Nebennierenrindentumor zu denken.

### Funktionsstörungen der Nebennierenrinde
■ Nebennierenrindeninsuffizienz,
■ kongenitales Adrenogenitales Syndrom (AGS),
■ Cushing-Syndrom (Nebennierenüberfunktion)

Die Nebennierenrindeninsuffizienz, das heißt der Ausfall der Funktionen, kann angeboren oder erworben sein. Die Symptome ergeben sich aus den geschilderten Hormonwirkungen. Es kommt zu steigendem Kräfteverfall, Blutdruckabfall, Gewichtsabnahme, Durchfall, Teilnahmslosigkeit und anderen Symptomen.

Das Nebennierenmark produziert die beiden Hormone Adrenalin und Noradrenalin, die in ihrer chemischen Beschaffenheit nahe verwandt sind.

Adrenalin ist ein Hormon für Notfallsituationen, in die der Organismus jederzeit geraten kann. Bei psychischer Erregung wird der Regelkreis Hypothalamus – Hypophyse – Nebennierenmark in Gang gesetzt, und es erfolgt die Ausschüttung von Adrenalin. Adrenalin steigert das Herzzeitvolumen. Weiterhin erweitert es die Bronchien, hemmt die Peristaltik des Magen-Darm-Kanals, baut Glykogen in der Leber ab und erhöht damit den Glukosespiegel. Die beschriebenen Reaktionen setzen Kraftreserven des Körpers frei, die in Notfallsituationen wichtig sind.

## Bauchspeicheldrüse

Die Langerhans-Inseln sind spezialisierte Zellgruppen, die über die Bauchspeicheldrüse inselartig verstreut sind und den endokrinen Anteil dieser Drüse

darstellen. Der größte Teil der Bauchspeicheldrüse dient der Verdauung. Die Langerhans-Inseln produzieren zwei Hormone: Insulin und Glukagon. Beide sind Gegenspieler im Zuckerstoffwechsel.

Das Insulin dient der Verwertung der Glukose (Traubenzucker), es steigert den Glukosetransport und fördert seinen Abbau sowie die Glykogenbildung (Stärke) in der Leber und im Muskel. Auf diese Weise wird der Blutzuckerspiegel gesenkt. Wenn Insulin fehlt, kommt es zur Zuckerkrankheit (Diabetes mellitus).

Das Glukagon steigert den Glykogenabbau und erhöht dadurch den Blutzuckerspiegel.

Der Glukosespiegel (Blutzuckerspiegel) wird durch die genannten und weitere Hormone im Normbereich zwischen 70 und 120 mg Prozent gehalten. Steigt der Blutzucker, so wird Insulin ausgeschüttet, was einen Blutzuckerabfall bewirkt. Ein Absinken des Glukosespiegels unter 70 mg Prozent wird durch Freisetzung von Glukagon, Adrenalin und des Wachstumshormons verhindert.

### Zuckerkrankheit (Diabetes mellitus)
Diabetes mellitus beruht auf einem Insulinmangel, der zu einer Glukoseverwertungsstörung führt. Die Folge davon ist eine Erhöhung des Blutzuckers, eine Hyperglykämie und eine Ausscheidung von Zucker im Urin, eine Glykosurie. Es gibt mehrere Diabetestypen. Man unterscheidet insulinabhängige und nicht insulinabhängige Formen.

Der Typ-I-Diabetes, der Kinder- und Jugendtyp, kommt ohne Insulinbehandlung nicht aus. Er ist insulinabhängig. Die Kinder erkranken meist innerhalb der ersten zehn Lebensjahre.

Der Typ-II-Diabetes, der Erwachsenentyp, manifestiert sich meist erst in der zweiten Lebenshälfte. Die Patienten kommen in der Regel ohne Insulin aus, solange sie sich diätetisch halten und gewichtsbewußt leben.

Die Diabetesbehandlung des Typ I ist heute mit Blut- und Urinzuckerkontrollen und anderen Laboruntersuchungen gut zu steuern. Bei richtigem Einsatz von Insulin, das heute als Humaninsulin in sofort wirksamer und in verschiedenen Depotformen zur Verfügung steht, läßt sich eine ausgeglichene Zuckerstoffwechsellage erreichen.

# Erkrankungen des Blutes und Geschwulstkrankheiten

„Blut ist ein ganz besonderer Saft" sagt Mephisto in Goethes Faust zu Recht. Es hat für alle Menschen eine besondere Bedeutung. Blutende Wunden rufen bei vielen große Angst hervor. Das Blut ist ein flüssiges Organ, das zwischen allen Teilen des Körpers vermittelt.

### Aufgaben des Blutes

Blut bewegt sich in den Blutgefäßen, den Arterien und Venen. In den Arterien des großen Kreislaufs findet sich das mit Sauerstoff angereicherte, arterielle, hellrote Blut. In den Venen, die zum rechten Herzen führen, hat das Blut seinen Sauerstoff abgegeben und erscheint dunkelrot.

Im einzelnen hat das Blut folgende Aufgaben:

- Sauerstofftransport von den Lungen zu den einzelnen Körperzellen und Transport des Kohlendioxyds von den Zellen zur Lunge,
- Versorgung der Körperzellen mit Nährstoffen, Hormonen und Vitaminen,
- Regulierung des Wärmeausgleichs im Organismus,
- Transport der Abfallprodukte des Stoffwechsels,
- entscheidende Funktion bei der Abwehr von Krankheitserregern.

### Zusammensetzung des Blutes

Die Gesamtmenge des Blutes beim Menschen beträgt 7 bis 8 Prozent des Körpergewichts. Ein Erwachsener von 65 Kilogramm Gewicht hat etwa 5 Liter Blut. Blut besteht aus:

- Blutzellen (zu etwa 47 Prozent) und
- Blutplasma (zu etwa 53 Prozent) der Gesamtblutmenge.

An Blutkörperchen unterscheiden wir
1. Erythrozyten (rote Blutkörperchen);
2. Leukozyten (weiße Blutkörperchen), diese werden unterteilt in neutrophile Granulozyten,

eosinophile Granulozyten, basophile Granulozyten, Lymphozyten, Monozyten;
3. Thrombozyten (Blutplättchen).

Die einzelnen festen und flüssigen Bestandteile des Blutes haben vielseitige Aufgaben, in denen sie sich sehr gut ergänzen.

### Erythrozyten (rote Blutkörperchen)

Die Erythrozyten bilden den Hauptanteil der Blutzellen. In einem Kubikmillimeter Blut sind beim Mann etwa fünf Millionen, bei der Frau 4,5 Millionen Erythrozyten enthalten. Die Normalzahlen für Kinder liegen bei vier Millionen. Eine Ausnahme stellt das Neugeborene dar, es hat etwa fünf bis sechs Millionen Erythrozyten. Der Überschuß wird in den ersten Monaten abgebaut (Trimenonreduktion).

Die Neubildung der Erythrozyten erfolgt im roten Knochenmark, anfänglich in allen Knochen, beim Erwachsenen nur noch in den platten Knochen des Schädels, des Brustbeines, der Rippen, der Wirbelkörper und des Beckens.

Die Erythrozyten enthalten das Hämoglobin, den roten Blutfarbstoff. Dieser hat die Aufgabe, Sauerstoff in der Lunge aufzunehmen und an die Körperzellen abzugeben. Außerdem befördert er das Abfallprodukt Kohlendioxid zur Ausscheidung in die Lungen. Der Sauerstoff ist zur Energiegewinnung notwendig. Diese entspricht einen langsam ablaufenden Verbrennungsvorgang.

Die normale Konzentration des Hämoglobins liegt etwa bei 14 bis 15 Gramm pro Deziliter (g/dl). Sie beträgt beim Neugeborenen jedoch 19 bis 20 Gramm. Mit drei Monaten tritt die sogenannte Trimenonreduktion auf etwa 11,5 g/dl ein. Danach folgt ein kontinuierlicher Anstieg.

Das Hämoglobin macht etwa ein Drittel der Gesamtmasse der Erythrozyten aus. Das Verhältnis ist ziemlich konstant. Sinkt der Hämoglobingehalt aus Krankheitsgründen ab, was zum Beispiel beim Eisenmangel der Fall ist, so entsteht eine hypochrome Anämie (farbstoffarme Blutarmut). Es gibt auch Anämien, bei denen der Farbstoffgehalt in jedem einzelnen Erythrozyten erhöht ist. Dies wird als eine hyperchrome Anämie bezeichnet.

| Normale rote Blutwerte (Durchschnittswerte) | | |
|---|---|---|
| Alter | Hämoglobin in g/dl | Erythrozyten in Mill. |
| Neugeborenes | 19,5 | 5,6 |
| 3 Monate | 11,5 | 3,8 |
| 2–6 Jahre | 12,8 | 5,0 |
| 7–12 Jahre | 13,8 | 5,1 |
| Jgdl. u. erw. Männer | 14,9 | 5,4 |
| Jgdl. u. erw. Frauen | 14,4 | 5,0 |

**Leukozyten (weiße Blutkörperchen)**
Normal liegt die Zahl der Leukozyten zwischen 5 000 und 10 000 pro Kubikmillimeter Blut. Sie machen also nur den 1 000sten Teil der Erythrozyten aus. Ist ihre Zahl erhöht, sprechen wir von Leukozytose, ist sie erniedrigt, von Leukopenie. Es gibt drei Formen von Leukozyten: Granulozyten, Lymphozyten und Monozyten.

**Die Granulozyten** stellen die Mehrzahl der weißen Blutkörperchen dar. Sie machen etwa 60 bis 70 Prozent aller Leukozyten aus. Bei Kindern sind es weniger, statt dessen haben sie höhere Lymphozytenzahlen.
Man unterscheidet drei Formen von Granulozyten nach der Färbbarkeit ihrer Granula (Körnchen) im Zelleib: neutrophile, eosinophile und basophile Granulozyten.
Die neutrophilen Granulozyten stellen den überwiegenden Anteil aller Granulozyten dar. Man bezeichnet sie auch als Kampfzellen, was bedeutet, daß sie

entscheidend an der Abwehr von Infektionen durch Bakterien und Beseitigung von Gewebstrümmern beteiligt sind. Eiter setzt sich hauptsächlich aus neutrophilen Granulozyten zusammen, die die Infektion direkt an der Stelle des Eiterherdes bekämpft haben.
Die eosinophilen und basophilen Granulozyten machen jeweils nur wenige Prozent der Leukozyten im Blut aus. Bei allergischen Erkrankungen sind die eosinophilen mitunter erhöht.

**Die Lymphozyten:** Ihre Zahl liegt bei 30 bis 40 Prozent der Granulozyten. Kinder haben oft höhere Werte, besonders Säuglinge, bei denen Zahlen um 80 Prozent normal sind. Die Lymphozyten sind ganz entscheidend an der Abwehr von Infekten beteiligt. Sie haben ein sogenanntes immunologisches Gedächtnis, mit dessen Hilfe Viren, mit denen der Körper einmal in Berührung gekommen ist, später wiedererkannt und unschädlich gemacht werden. Dieser Schutz wird erreicht durch Immunglobuline, Eiweißstoffe des Blutes. Man nennt diesen erworbenen Schutz Immunität oder Feiung.

Man kann drei Typen von Lymphozyten mit verschiedenen Aufgaben unterscheiden:
1. T-(= Thymus-)Lymphozyten für die zellvermittelte Immunität,
2. B-(= Bursa-)Lymphozyten für die auf das Blut bezogene (humorale) Immunität,
3. O-Lymphozyten oder Killerzellen, die körperfremde Zellen auflösen.

Die humorale Immunität wird durch die Bildung von Immunglobulinen, die als Abwehrstoffe wirken, erreicht.
Die Lymphozyten kreisen nur zu etwa 2 Prozent im Blut, sonst sind sie in den folgenden Organen verteilt: Knochenmark, Thymus, Lymphknoten, Milz, Darmwand und in anderem Gewebe.

**Die Monozyten** sind die größten Blutzellen, ihre Zahl liegt um 5 Prozent pro Kubikmillimeter. Sie sind zur Phagozytose befähigt, das heißt, sie sind in der Lage, fremde Zellen oder Teile von ihnen zu beseitigen.

### Thrombozyten (Blutplättchen)

Die Thrombozyten sind sehr kleine Scheiben. Ihre Zahl beträgt etwa 200 000 in einem Kubikmillimeter Blut. Die Blutplättchen haben eine entscheidende Funktion bei der Blutgerinnung.

### Blutplasma

Das Blutplasma ist der flüssige Teil des Blutes und macht gut die Hälfte (zirka 53 Prozent) aus. Es enthält:

- 90 Prozent Wasser;
- Elektrolyte (Blutsalze), 10 Gramm pro Liter;
- Proteine (Eiweiße), 70 bis 80 Gramm pro Liter;
- Nährstoffe, Abbauprodukte des Stoffwechsels, Vitamine, Spurenelemente und andere.

Die Elektrolyte mit der größten Bedeutung sind: Natrium, Kalium, Calcium und Chlorid. Für die Körperfunktionen ist es wichtig, daß ihre Konzentration exakt in einem Gleichgewichtszustand gehalten wird.
Die Eiweißkörper des Blutplasmas teilt man in Albumine und Globuline ein. In der Globulinfraktion sind die wichtigen Immunglobuline vorhanden, die für die körpereigene Abwehr zuständig sind.

### Blutgerinnung

Die Blutgerinnung ist ein Selbstschutz des Körpers gegen die Verblutung. Die Grundlage ist die Bildung von Fibrin. Dieses bildet mit Hilfe eines Fasergerüstes ein festes Gerinnsel, so daß das Blut fest wird. Fibrin ist im flüssigen Blut in einer Vorstufe, dem Fibrinogen enthalten. Durch eine Reihe enzymatischer Vorgänge, an der auch die Thrombozyten beteiligt sind, erfolgt die Umwandlung zum Fibrin.

# Krankheiten des Blutes

Wesentliche Erkrankungen des Blutes sind vor allem die Anämien, die die roten Blutkörperchen betreffen, aber auch die weißen Blutkörperchen können krankhaft vermehrt oder vermindert sein und entsprechende Krankheitserscheinungen hervorrufen.

# Anämien

Bei den Anämien liegt eine Verminderung der Erythrozyten- und Hämoglobinwerte wesentlich unter die Werte der Altersnorm vor. Sie sind je nach Schweregrad gekennzeichnet durch Blässe, Mattigkeit, Appetitlosigkeit, mitunter auch Ikterus (Gelbsucht).
Man unterscheidet im wesentlichen vier Gruppen von Anämien:

1. Hypoplastische Anämien, bei denen eine mangelnde Bildung des Hämoglobins besteht, zum Beispiel wegen Eisenmangels,
2. Hämolytische Anämien, bei denen ein vermehrter Blutabbau vorliegt, meist angeborene Erkrankungen,
3. Anämien mit ungenügender Neubildung, zum Beispiel die Mittelmeeranämie,
4. Anämien durch Blutverlust.

### Trimenonreduktion

Die Trimenonreduktion (Anämie der ersten drei Lebensmonate) ist ein physiologischer (normaler) Zustand, der eintritt, nachdem der Überschuß an Erythrozyten, den das Neugeborene mit auf die Welt bringt, abgebaut ist. In den ersten Monaten nach der Geburt ist die Bildung neuer roter Blutkörperchen eingeschränkt. Außerdem ist die Lebensdauer fetaler Erythrozyten eingeschränkt. Diese und andere Faktoren tragen zu einer Anämie in den ersten Lebensmonaten bei, die jedoch keine Krankheitserscheinungen hervorruft und keiner Behandlung bedarf.

### Frühgeborenenanämie

Die Frühgeborenenanämie hat die gleichen Ursachen wie die Trimenonanämie. Der Grad der Blutarmut ist jedoch stärker ausgeprägt. Während die Trimenonreduktion zu Hämoglobinwerten von 11 bis 12 Gramm pro Deziliter führt, findet man bei Frühgeborenen nur Konzentrationen von 7 bis 10 Gramm pro Deziliter.
Die Prognose der Frühgeborenenanämie ist trotzdem auch ohne Behandlung gut. In schweren Fällen werden zur Behandlung Transfusionen mit Erythrozyten durchgeführt.

Der Eisenbedarf eines Frühgeborenen ist höher als der eines reifgeborenen Kindes und kann durch die Nahrung allein nicht gedeckt werden. Deshalb ist es von Fall zu Fall notwendig, ein Eisenpräparat zu geben.

### Eisenmangelanämie

Eisenmangelanämien können viele Ursachen haben. Vor allem spielen Blutverluste aus dem Darmkanal durch Geschwüre und chronische Entzündungen eine Rolle. Bei chronisch wiederkehrenden Infekten ist die Eisenverwertbarkeit gestört. Man spricht dann von Infektanämie.

Die Behandlung der Eisenmangelanämie erfolgt mit oraler (durch den Mund) Eisengabe. Eine Ausnahme stellt die Infektanämie dar, bei der es leicht zu einer Eisenüberladung kommen kann, weil Eisen im Körper gespeichert ist.

### Hämolytische Anämien

Diese Anämien sind durch eine Verkürzung der Lebenszeit der Erythrozyten von normalerweise 120 Tagen auf etwa 20 Tage gekennzeichnet.

Es gibt mehrere erbliche Formen der hämolytischen Anämien, von denen die Kugelzellenanämie die häufigste ist (siehe dazu auch das Kapitel „Wissenswertes über Vererbung", Seite 13).

**Die Kugelzellenanämie** ist autosomal dominant erblich. Das bedeutet, der Erkrankte gibt die Anämie an die Hälfte seiner Nachkommen weiter. Die Erkrankung ist mit dem Leben relativ gut vereinbar. Bei schweren Fällen muß die Milz entfernt werden, allerdings nicht vor dem fünften Lebensjahr. Da nach diesem Eingriff eine erhöhte Infektbereitschaft besteht, wird eine Penicillinprophylaxe vorgenommen.

**Die Sichelzellenanämie** ist ein Defekt in der Hämoglobinbildung. Sie ist autosomal rezessiv erblich und kommt bei schwarzen Völkern vor. Es kommt zum Befall innerer Organe wie Leber, Nieren. Die Betroffenen sterben oft im Kindesalter.

**Die ß-Thallassämien** (Mittelmeeranämien) sind ebenfalls autosomal rezessiv erblich. Die Minor-

form ist mit dem Leben gut vereinbar. Wer dagegen an der Majorform erkrankt ist, kann nur durch regelmäßige Transfusionen und Eisenentzug am Leben erhalten werden (siehe auch das Kapitel „Wissenswertes über Vererbung", Seite 13).

### Methämoglobinämien

Dabei handelt es sich um Veränderungen des Hämoglobins durch toxische (giftige) Substanzen. Die Veränderung zu Methämoglobin macht das Hämoglobin unfähig, Sauerstoff aufzunehmen. Die Kinder, Säuglinge sind besonders gefährdet, bekommen eine Zyanose (Blaufärbung der Haut) und können innerlich ersticken, weil die Zellen keinen Sauerstoff erhalten.

Methämoglobinbildner sind vor allem erhöhte Mengen von Nitriten im Trinkwasser, wie sie früher häufig in Brunnen auf dem Lande vorkamen. Außerdem können manche Medikamente wie Sulfonamide oder Chinin zu einer Methämoglobinbildung führen.

### Megablastuläre Anämien

Diese Anämien zeichnen sich durch zu große Erythrozyten (Megalozyten) aus, was in der Regel auf einen Vitamin-$B_{12}$-Mangel zurückzuführen ist. Die Ausreifung der Erythrozyten ist aus diesem Grund gestört.

Der $B_{12}$-Mangel beruht auf einer Mangelernährung oder auf einer schweren Darmerkrankung mit Resorptionstörungen.

### Perniziöse Anämie

Die perniziöse Anämie kommt vorwiegend bei Erwachsenen vor auf Grund einer Atrophie (Schwund) der Magenschleimhaut. Es fehlt der sogenannte Intrinsic-Faktor, der zur Resorption (Aufnahme) des Vitamins $B_{12}$ notwendig ist.

### Anämien durch Blutgruppenunverträglichkeit

Diese Anämien sind im Kapitel „Erkrankungen des Neugeborenen" (Seite 60) näher beschrieben.

### Blutungsübel (Hämorrhagische Diathesen)

Die Blutungsübel werden im Kapitel „Haut", Seite 133, ausführlicher behandelt.

## Auffälligkeiten bei Leukozyten (weißen Blutkörperchen)

### Neutropenie

Hierbei handelt es sich um eine Verminderung der neutrophilen Granulozyten unter die Norm. Sie kommt selten als ererbte Form vor; außerdem kann eine Neutropenie auch erworben sein durch Mangelernährung und Medikamente (Zytostatika, Thyreostatika und andere).

### Neutrophilie

Eine Neutrophilie ist eine Vermehrung der neutrophilen Granulozyten über die Norm. Sie kommt besonders häufig bei bakteriellen Infektionen vor.

## Geschwulstkrankheiten

Die Onkologie ist die Lehre von den Geschwulstkrankheiten. Es gibt zahlreiche gutartige Geschwülste, aber auch bösartige. Die letzteren nennt der Arzt auch maligne Tumore. Die Leukosen machen zusammen mit einigen Tumoren der lymphatischen Organe mehr als die Hälfte (52 Prozent) sämtlicher malignen (bösartigen) Erkrankungen im Kindesalter aus. Der Anteil der Hirntumoren sowie der embryonalen Tumoren beträgt dabei jeweils ungefähr 20 Prozent.

Embryonale Tumore entwickeln sich aus unreifen Zellen der frühen Schwangerschaft. Die Zahl der Knochentumore und Karzinome (Krebsgeschwülste) ist gering.

Die Leukose und der Morbus Hodgkin sollen aus der großen Zahl der malignen Erkrankungen des Kindesalters besprochen werden, da sie relativ häufig sind und eine günstige Heilungschance von 80 Prozent und darüber haben.

## Leukämie (Leukose)

Leukämien oder Leukosen im Kindesalter sind die häufigsten bösartigen Erkrankungen beim Kind. Man unterscheidet drei Formen:
1. die akute lymphatische Leukämie (ALL),
2. die akute myeloische Leukämie (AML) und
3. seltene Leukämien.

Die akute lymphatische Leukämie (ALL) ist mit 80 bis 85 Prozent die bei weitem häufigste Form. Man kann aufgrund der modernen Therapie damit rechnen, daß etwa 80 Prozent der befallenen Kinder geheilt werden können. Vor 30 Jahren hat kaum ein Kind die Leukose überlebt.

Krankheitsbild: Es handelt sich um ein akut beginnendes Leiden mit hohem Fieber, Blässe und Blutungen. Das Knochenmark bildet pathologische (krankhaft veränderte) Zellen, die Lymphoblasten. Das Blut ist davon überschwemmt.

Die Behandlung mit Zytostatika und Röntgenbestrahlung ist für die Kinder sehr eingreifend und schmerzhaft. Wegen der erreichten Erfolge ist diese Therapie jedoch sinnvoll.

Für die Kinder, die mit Erfolg die Leukämie überstanden haben, besteht allerdings leider ein Risiko von etwa 10 Prozent nach einer Latenzzeit von mehreren Jahren an einem Zweittumor zu erkranken.

## Morbus Hodgkin

Der Morbus Hodgkin oder die Lymphogranulomatose ist eine Entartung von Zellen der Lymphknoten. Auf dem Blutwege erfolgt eine Ausbreitung auf andere Lymphknoten. In einem fortgeschrittenen Stadium können Knochenmark, Lungen, Skelettsystem, Hirn und andere Organe befallen werden.

Heute ist mit einer zytostatischen und Strahlentherapie eine Heilungsrate von 90 Prozent möglich.

# Erkrankungen der Haut

## Aufbau der Haut

Die Haut besteht aus drei Schichten:
- der Epidermis (Oberhaut),
- dem Corium (Lederhaut) und
- der Subkutis (Unterhaut)

Epidermis und Corium zusammen bilden die Kutis (Haut im engeren Sinne).

Die Epidermis oder Oberhaut ist aus vielen Epithelschichten (Deckzellschichten) aufgebaut, die verhornen können, sich oben abstoßen und aus der Tiefe ergänzt werden. Verletzungen der Epidermis heilen ohne Narbe ab.

Das Corium oder die Lederhaut besteht aus Bindegewebe. Dieses bildet einen festen, widerstandsfähigen Verband. Leder beispielsweise ist ein haltbar gemachtes Produkt aus dem Corium von Tieren.

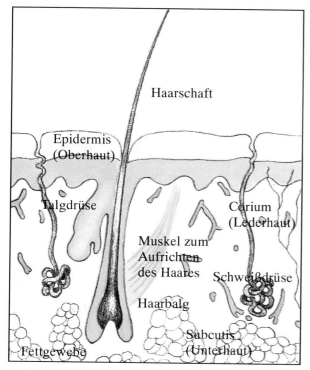

*Aufbau der Haut*

Die Subkutis oder Unterhaut besteht hauptsächlich aus Fettgewebe, das der Polsterung und Wärmeisolation dient.

Zu den Anhangsgebilden der Haut (Adnexen) gehören: Nägel, Haare, Talgdrüsen und Schweißdrüsen. Außerdem befinden sich in der Haut Gefäße und Nerven.

## Aufgaben der Haut

Die Aufgaben der Haut sind vielfältig:
- Schutz vor Viren und Bakterien,
- Schutz vor Kälte und Überhitzung,
- Schutz vor Verletzungen,
- Speicherorgan für Wasser und Blut,
- Temperaturregulation durch Schweißdrüsen und Blutgefäße,
- die Vermittlung von Tast- und Temperaturempfindungen.

## Der Hautbefund

Der Hautarzt benutzt zur Beschreibung eines krankhaften Hautbefundes bestimmte Fachausdrücke, von denen hier die wichtigsten besprochen werden sollen, weil sie anschließend bei der Betrachtung der Hautkrankheiten von Wichtigkeit sind. Ein begrenzter Hautbefund wird als Herd bezeichnet.

Welche Kriterien sind bei der Beschreibung eines Herdes zu beachten?
- die Lokalisation, das heißt, in welcher Körperregion liegt der Herd?
- die Effloreszenz = „Hautblüte", das heißt, aus welchen kleinsten Hautveränderungen besteht der Herd?
- die Anordnung: rund, oval, unregelmäßig
- die Ausdehnung: groß-, kleinflächig.

Die Effloreszenz (Hautveränderung, wörtlich: Hautblüte) ist die kleinste Einheit einer Hauterkrankung. Diese ist für die Diagnose von besonderer Bedeutung.

Auf der nächsten Seite seien einige wichtige Effloreszenzen genannt:

- Fleck = Macula, Beispiel: Sommersprossen, Masern,
- Knötchen = Papel, Beispiel: Mückenstich,
- Quaddel = Urtica, beetartig erhabene Flüssigkeitsansammlung, juckt, Beispiel: Nesselsucht,
- Bläschen = Vesicula, Beispiel: Windpocken,
- Blase = Vesica, Beispiel: Brandblase,
- Pustel: mit Eiter gefülltes Bläschen oder Blase.

# Schädigungen der Haut durch äußere Einflüsse

Die Haut bietet einen sehr guten Schutz gegenüber Einwirkungen der Außenwelt. Trotzdem kommt es im täglichen Leben immer wieder zu Verletzungen des Hautorgans.

Am häufigsten sind Schnitt- oder Schürfwunden, die sich Kinder und Erwachsene bei Spiel, Sport oder bei der Arbeit täglich zuziehen können. Hitze oder Kälteeinwirkungen können ebenfalls mehr oder weniger starke Hautverletzungen hervorrufen. Schließlich sind auch chemische Einwirkungen durch ätzende Substanzen wie Säuren, Basen oder auch Pflanzensäfte nicht selten. Nicht zu vergessen sind Hautausschläge durch Medikamente und Nahrungsmittel. Eine Reihe dieser Schädigungen werden im Kapitel „Unfälle" erwähnt. Im folgenden seien einige weitere Beispiele genannt.

## Frostbeulen

Frostbeulen (Pernionen) beobachtet der Kinderarzt oft beim ersten Frost, wenn man sich auf die kalte Jahreszeit noch nicht ganz eingestellt hat. Typisch ist die Lokalisation an den seitlichen Rändern des Fußes. Dies sind Stellen, an denen der Schuh oft eng anliegt oder drückt und an denen die Durchblutung behindert ist. Derartige Kälteschäden treten oft schon bei Temperaturen um den Gefrierpunkt auf. Feuchte Schuhe und Füße wirken begünstigend. Bei Säuglingen sieht man bei Frost häufig bläulich-rote kältegeschädigte Wangen. Die Mütter sind oft über-

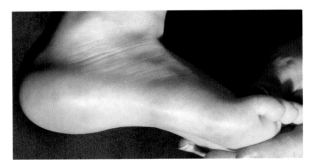

*Frostbeulen bei fünf Jahre alten Jungen*

rascht, weil ihnen die Entstehungsursache nicht klar ist. Bei Frost, schon bei Temperaturen um den Nullpunkt, muß man die Wangen der Kleinkinder vor Kälte schützen; Eincremen nützt nicht allzuviel.

## Wiesendermatitis

Bei der Wiesendermatitis (Dermatitis striata bullosa pratensis) handelt es sich um eine Photodermatitis, hervorgerufen durch Stoffe aus dem Stengel des Wiesenbärenklaus (Heracleum spondyleum) oder des Riesenbärenklaus, der Herkulesstaude (Heracleum montegazzianum). Unter langwelligem UV-Licht und Feuchtigkeit, oft nach dem Baden oder bei hoher Luftfeuchtigkeit, bewirkt der Saft beider Doldengewächse nach einer Latenzzeit von 24 Stunden Rötung und Bildung von Blasen, die unter Pigmentierung (Einlagerung von Farbstoffen in die Haut) abheilen.

Therapie: Es genügen unspezifische Cremes. Kortikoidsalben werden mitunter empfohlen, sind in der Regel aber nicht notwendig.

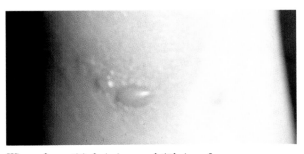

*Wiesendermatitis bei einem achtjährigen Jungen*

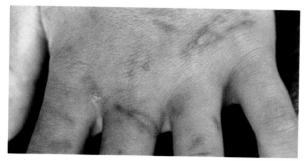

*Pigmentierte streifenförmige Hautveränderungen (Abheilungsstadien der Wiesengräserdermatitis) bei einem Kind im Alter von acht Jahren.*

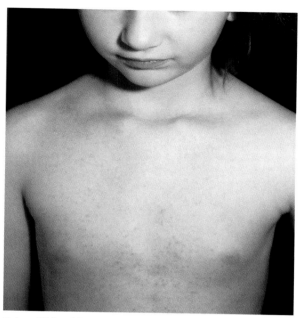

*Schweißfriesel bei einem sechsjährigen Mädchen*

# Schweißfriesel oder Hitzfriesel (Miliaria)

Es handelt sich um eine Reaktion auf Hitze. Die Ursache ist eine Verlegung der Ausführungsgänge der Schweißdrüsen. Wir finden die Miliaria meist im Sommer bei hoher Außentemperatur, eine direkte Sonneneinstrahlung ist zur Auslösung der Erscheinungen nicht nötig. Bei manchen Kindern besteht offensichtlich eine Veranlagung zu derartigen Reaktionen. Man unterscheidet drei Ausprägungen steigender Stärke:

- Miliaria cristallina (Friesel) mit fließendem Übergang zur
- Miliaria rubra mit rosaroten papulösen Bläschen und
- Miliaria profunda, die gekennzeichnet durch große, dunkelrote Papeln (Knötchen) ist. Sie kommt nicht in unseren Breiten, sondern als extreme Form in den Tropen vor.

Bei der Miliaria cristallina und Miliaria rubra finden sich meist an Brust und Rücken zahlreiche, winzige Bläschen, die nicht zusammenfließen. Es gibt fließende Übergänge zwischen den beiden Formen. Die Erscheinungen einer Miliaria klingen spontan ab, wenn die Hitzewirkung zurückgeht.

Oft wird bei der Miliaria von „Sonnenallergie" gesprochen. Das Krankheitsbild hat jedoch zur Allergie keinerlei Beziehung.

# Sonnenbrand (Dermatitis solaris)

Der Sonnenbrand ist die Folge der direkten Einwirkung der Sonnenbestrahlung. Es kommt zu Verbrennungen ersten oder zweiten Grades, das heißt mit Rötung und mit Blasenbildung. Je nach Ausdehnung der Einwirkung sind mehr oder weniger große verschiedene Körperstellen betroffen. Bei Kindern, die sich im Schwimmbad gesonnt haben, zeigt der Rücken, bei Säuglingen oft das Gesicht Folgen der Sonnenbestrahlung.

Die Gefährlichkeit der Sonne wird besonders zu Beginn der ersten heißen Tage im Frühjahr unterschätzt. Ein häufiger Fehler besteht darin, daß Säuglinge auf dem Balkon abgestellt werden. Es wird dann nicht bedacht, daß die Sonne wandert und der vorher schattige Platz später in der vollen Sonne liegt. Bei einem Säugling, der sich wenig bewegt, genügen wenige Minuten Sonneneinstrahlung, um einen Sonnenbrand auszulösen. Dabei kann es nicht nur zur Hautschädigung, sondern auch zu meningitischen Reizerscheinungen (Reizungen der Hirnhäute) kommen.

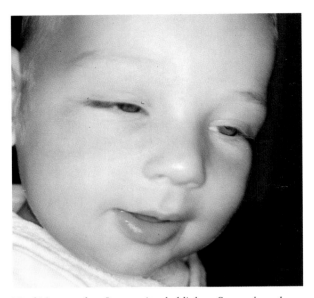

*Fünf Monate alter Junge mit erheblichem Sonnenbrand*

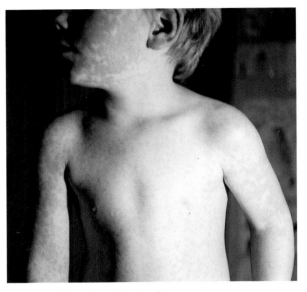

*Arzneimittelexanthem (Luminal)*

Es gibt einige Arzneimittel, besonders das Antibiotikum Tetracyclin, das bei den Patienten, die es genommen haben, schon nach einer sehr kurzen Sonnenbestrahlung eine starke Sonnendermatitis auslösen können.

Bei einem schweren Sonnenbrand muß das Kind zum Arzt; in leichteren Fällen kann man kühlende Umschläge machen und geeignete Mittel aus der Apotheke (Salben, Lotion, Gel) auftragen.

## Arzneimittelexanthem

Es gibt einige Arzneimittel, die besonders häufig Unverträglichkeitserscheinungen hervorrufen. Dazu gehört das seit Jahrzehnten verwendete Schlafmittel Luminal, ein Barbiturat. Die Abbildung rechts oben zeigt einen fünfjährigen Jungen mit einem Barbituratexanthem. Im Unterschied zu Infektionskrankheiten wie Masern oder Ringelröteln ist die Rötung intensiver, die Verteilung ungleichmäßiger, und die einzelnen Effloreszenzen sind größer und konfluieren (fließen zusammen) stärker. Grundsätzlich kann jedes Medikament ein Arzneimittelexanthem auslösen. Relativ häufig kommt das bei Antibiotika oder Rheumamitteln vor.

## Hautreizungen durch Erkältungssalben

Reizungen der Haut durch Einreiben von Erkältungssalben sind häufig, denn derartige Einreibemittel sind sehr beliebt. Sie enthalten eine Reihe von Pflanzenauszügen wie Kamille, Menthol, Kampher und andere. Jeder dieser Stoffe kann die Haut reizen oder allergisierend wirken. Die Wirkung der Erkältungsbalsame dürfte weniger auf den Inhaltsstoffen beruhen als vielmehr psychologisch zu erklären sein. Einreiben bedeutet Streicheln. Der intensive Geruch suggeriert eine starke Heilwirkung.

## Soorinfektion

Soor-Superinfektionen der Windeldermatitis (Hautentzündungen) kommen sehr oft vor. Häufig wird die Nahrung dafür verantwortlich gemacht, doch dies trifft in der Regel nicht zu. In erster Linie ist mangelnde Pflege, das heißt zu seltenes Trockenlegen, verantwortlich zu machen. Besonders die wasserdichten Folienhöschen konservieren das feuchtwarme Milieu, das die Haut schädigt. Meist liegt das

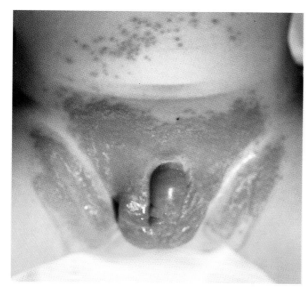

*Windelsoor bei Bauchschläfer*

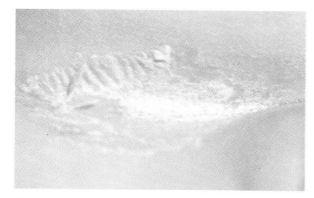

*Pomadenkrusten*

*Schuppenröschen bei zwölfjährigem Jungen*

Kind in der Nacht zu lange in den feuchten Windeln.

Sonstige Schädigungen im Windelbereich durch Obst oder andere Nahrungsbestandteile werden meist überschätzt. Sie kommen lediglich dem Bedürfnis nach einer Erklärung des Windelausschlages entgegen.

Die empfindliche Haut bei einem Ekzem begünstigt die Entstehung einer Windeldermatitis.

## Pomadenkrusten

Pomadenkrusten bilden sich dann, wenn die Pflegeperson zuviel des Guten tut und die Pflegecreme zu dick aufträgt. Es bilden sich in den Oberschenkelfalten bräunliche, festsitzende Krusten, die oft erneut mit noch mehr Creme behandelt werden. Wenn man die Krusten mit Öl aufweicht, kann man sie vorsichtig von der Haut ablösen, ohne diese zu verletzen.

## Schuppenröschen

Schuppenröschen (Pityriasis rosea) sind eine harmlose Erkrankung der Haut, die spontan entsteht und deren Ursache wir nicht kennen. Man vermutet eine Virusinfektion als Auslöser, konnte diese allerdings bisher nicht nachweisen. Der Verlauf ist typisch: Fast immer findet sich, bevor die übrige Haut befallen wird, an einer Stelle ein sogenanntes Primärmedaillon. Es ist münzgroß oder größer, es schuppt leicht und juckt nicht. Nach einigen Tagen kommt es zu zahlreichen ähnlichen, jedoch kleineren Effloreszenzen am gesamten Körper. Sie sind blaßrosa gefärbt und von ovaler Form. Juckreiz und Schmerzen bestehen auch hier in der Regel nicht. Die Pityriasis rosea bildet sich in etwa sechs Wochen spontan zurück.

Auf eine Therapie kann verzichtet werden, sie bringt keine Vorteile. Allenfalls, wenn das Gefühl der Hautspannung besteht, kann eine neutrale Wasser-in-Öl-Emulsion verwendet werden. Durch verschiedene Salben können die Hauterscheinungen gereizt werden und sich ausbreiten.

# Muttermale (Nävi)

Unter einem Nävus (Muttermal) versteht man eine mitunter erbliche, angeborene oder erst nach der Geburt auftretende flächenartige oder vorgewölbte Fehlbildung der Haut oder Schleimhaut. Es handelt sich um eine Entwicklungsstörung, die sich während der Embryonalzeit, das heißt während der ersten acht Schwangerschaftswochen, ausgebildet hat.

Nävi sind in der Regel gutartig. Einige Formen können jedoch maligne (bösartig) entarten, daher sollte man sie beobachten, und, falls man Veränderungen feststellt, mit dem Arzt darüber sprechen.

Zu den Nävi rechnet man sehr unterschiedliche umschriebene Hauterscheinungen:

- Hämangiom (Blutschwämmchen): flach oder erhaben,
- Pigmentfleck,
- den Suttonnävus, eine besondere Art des Pigmentnävus,
- Mongolenfleck,
- den warzenartigen epidermalen Nävus,
- Naevus sebaceus (Talgdrüsennävus).

Sommersprossen (Epheliden) und die Recklinghausen-Erkrankung (Neurofibromatose) werden nicht zu den Nävi gerechnet, sind ihnen aber im Aussehen ähnlich.

# Blutschwämmchen (Hämangiome)

Dabei handelt es sich um gutartige Fehlbildungen, die erweiterte Gefäßstrukturen aufweisen. Man unterscheidet Feuermale und kavernöse Hämangiome. Feuermale sind flach, die kavernösen Hämangiome erhaben. Beide haben eine gute spontane Rückbildungsneigung.

### Feuermale

Die flachen Feuermale finden sich im Gesicht, an der Stirn, über der Nasenwurzel und im Nacken und sind symmetrisch an der Mittellinie orientiert. Gelegentlich gibt es auch nicht symmetrisch gelegene Feuermale. Die symmetrischen Feuermale sind bei

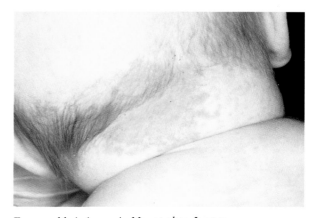

*Feuermal bei einem ein Monat alten Jungen*

der Geburt deutlich ausgebildet, sie gehen aber innerhalb einiger Monate zurück. Im Volksmund werden Feuermale oft als „Storchenbiß" bezeichnet. Die irrige Auffassung, daß es sich um eine Druckstelle durch den Geburtsvorgang handelt, ist weit verbreitet.

### Kavernöse Hämangiome

Das kavernose Hämangiom kann am ganzen Körper lokalisiert sein. Seine Größe ist sehr unterschiedlich, zwischen stecknadelkopfgroß bis zu mehreren Zentimeter Durchmesser. Das kavernöse Hämangiom ist zum Zeitpunkt der Geburt oft noch nicht sichtbar oder sehr klein und nimmt dann in den ersten Lebensmonaten rasch an Größe zu. Erst dann erfolgt die Rückbildung. Diese ist, wie die folgenden Bilder zeigen, in der Regel sehr gut. Lediglich bei Hämangiomen, die im Bereich des Auges, der Nase oder des Mundes stark verunstaltend wirken oder die die Funktion beeinträchtigen, wird man chirugisch vorgehen müssen. Dabei ist abzuwägen, daß der chirurgische Eingriff selbst auch unschöne Narben hinterlassen kann. Neuerdings werden gute Erfolge mit einer Kryochirurgie (Kältenekrotisierung) oder einer Laserbehandlung berichtet.

Ein eindrucksvolles Beispiel dafür, wie sich ein ziemlich großes und auffälliges kavernöses Hämangiom über dem äußeren Fußknöchel eines Jungen im Lauf von etwa dreieinhalb Jahren von selbst zurückgebildet hat, sehen Sie auf den beiden Abbildungen der folgenden Seite (links).

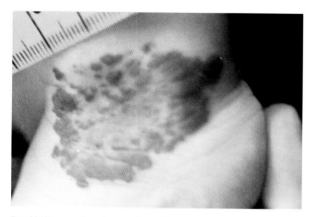

*Rückbildung eines kavernösen Hämangioms über dem äußeren Fußknöchel bei einem Jungen. Diese Aufnahmen entstanden im Alter von einem Monat (oben) und von dreieinhalb Jahren (unten)*

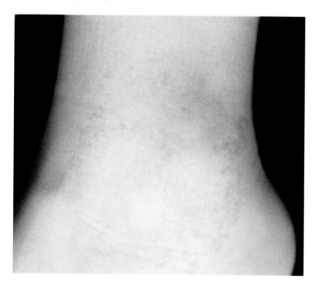

# Spinnwebnävi

Spidernävi (Spinnwebnävi) sind Gefäßfehlbildungen mit spinnenartiger Struktur. Im Zentrum der Gefäßspinne findet sich eine leicht erweiterte kleine Arterie. Die Nävi sind meist am Kopf oder den Händen lokalisiert. Spinnwebnävi finden sich oft bei schweren chronischen Lebererkrankungen (siehe Kapitel „Verdauungsorgane", Seite 110).

Behandlung: Durch Verödung des zentralen Gefäßes gelingt es meist, den Nävus zur Rückbildung zu bringen.

# Pigmentnävi

### Angeborene Pigmentnävi
Diese Nävi enthalten Zellen mit einem schwarzen Farbstoff (Melanozyten). Die Größe variiert zwischen 1 Zentimeter Durchmesser und einer Ausdehnung über ganze Körperregionen. Pigmentflecke neigen gelegentlich zur Entartung, allerdings meist erst im Erwachsenenalter. Bis zum 35. Lebensjahr können immer neue, meist aber kleine, bis zirka 3 Millimeter große Pigmentflecke auftreten. Eine regelmäßige Kontrolle ist anzuraten. Man sollte immer dann an eine Entartung denken, wenn eine starke Zunahme der Größe, eine Veränderung der Oberfläche, eine Verstärkung der Pigmentierung und innerhalb des Flecks eine Knötchenbildung eintreten.

### Suttonnävus
Der Suttonnävus (Halonävus) ist ein Pigmentnävus mit einem peripheren hellen Hof. Er tritt oft in größerer Zahl und in verschiedenen Stadien beim gleichen Patienten auf. Es handelt sich hier um Rückbildungsstadien innerhalb von mehreren Monate. Ein depigmentierter Hautbezirk ist noch nach Jahren zu sehen.

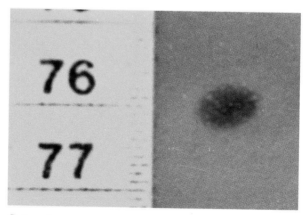

*Suttonnävus*

# Mongolenflecke

Mongolenflecke sind harmlose, im Hautniveau liegende bräunliche Nävi, die sich überwiegend im Bereich des Steißbeines beim Neugeborenen finden. Sie sind vor allem bei gelb- und schwarzhäutigen Kindern, bei weißen nur in Ausnahmefällen zu finden. Innerhalb der ersten Lebensjahre blassen die Flecke immer mehr ab und sind schließlich nicht mehr zu bemerken.

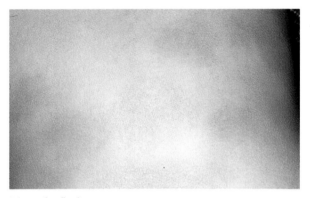

*Mongolenfleck*

# Morbus Recklinghausen (Neurofibromatose)

Hierbei handelt es sich um eine autosomal dominante Erbkrankheit (siehe das Kapitel „Wissenswertes über Vererbung"). Es finden sich mehr oder weniger zahlreiche Café-au-lait-Flecke (Milchkaffeeflecke, Lentigines) am gesamten Körper. Die Prognose auf lange Sicht ist ungewiß. Später können in der Haut oder Unterhaut umschriebene Fibrome (Bindegewebsgeschwülste) auftreten, die in etwa 10 Prozent der Fälle maligne (bösartig) entarten können. Gefürchtet sind Tumoren am Zentralnervensystem, besonders am Sehnerv. Die Neurofibromatose zählt man heute zu den Dysplasien. Es handelt sich dabei um einen angeborenen Gewebsdefekt, dessen Anlage seit der frühen Entwicklungszeit vorhanden ist, der aber erst später Erscheinungen verursacht.

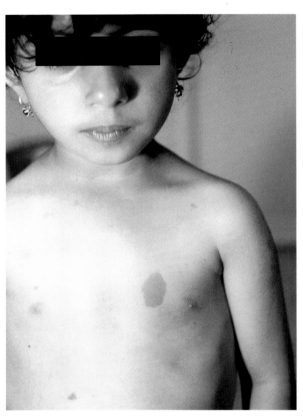

*Morbus Recklinghausen bei einem siebenjährigen Mädchen. Es finden sich zahlreiche Milchkaffeeflecke*

# Mastozytosen

Diese Hautveränderungen kommen als solitäres Mastozytom und als generalisierte Mastozytose bei jungen Kindern vor.

### Solitäres Mastozytom
Hierbei handelt es sich um einen umschriebenen gelblichbraunen Fleck mit einer lokalen Vermehrung von Mastzellen. Die Ursache für diese Erscheinung ist unbekannt.
Auf Reiben wird Histamin freigesetzt. Dadurch wird der Herd hochrot und juckt. Mitunter treten nesselsuchtartige und manchmal blasige Veränderungen auf.

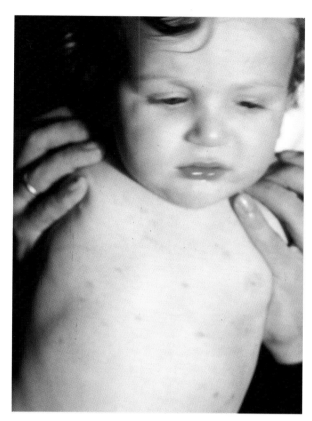

*Mastozytose*

### Mastozytose (Urticaria pigmentosa)

Dies ist eine generalisierte Form des Mastozytoms. Es finden sich zahlreiche linsengroße gelblichbraune Herde mit Anhäufung von Mastzellen. Befallen sind meist der Körper und teilweise auch die Extremitäten (Gliedmaßen).

Die Prognose dieser Krankheit ist in der Regel gut. Es erfolgt meist eine Rückbildung bis ungefähr zum Schulalter.

Eine Therapie der Ursachen ist nicht möglich. Eine vorübergehende Abschwächung der Histaminwirkung kann durch Antihistaminika erreicht werden. Medikamente, die Histamin freisetzen, zum Beispiel Acetylsalicylsäure und Codein, müssen vermieden werden. Das Kind sollte darüber hinaus auch keinen extremen Temperatureinflüssen ausgesetzt werden.

# Hautblutungen und hämorrhagische Diathesen (Blutungsübel)

Unter hämorrhagischen Diathesen versteht man die Neigung zu Blutungen, die an der Haut, aber auch an den inneren Organen auftreten können. Die häufigsten Blutungsübel sind:

- die Hämophilie (Bluterkrankheit), eine geschlechtsgebundene Erbkrankheit,
- Thrombozytopathien (Erkrankungen der Blutplättchen); meist handelt es sich um eine Verminderung der Zahl der Thrombozyten, seltener um eine Funktionsstörung,
- durch erhöhte Gefäßdurchlässigkeit bedingte Blutungen,
- Leukose (Blutkrebs).

Die Leukose (Leukämie, Blutkrebs) zählt man nicht im engeren Sinne zu den Blutungsübeln. Sie ist im Vergleich zu diesen selten, kann aber am Anfang ähnliche Erscheinungen verursachen. Eine Leukose muß bei einer Blutungsbereitschaft immer ausgeschlossen werden. Das Krankheitsbild wird im Kapitel „Erkrankungen des Blutes und Geschwulstkrankheiten", Seite 124, behandelt.

Im folgenden werden einige Beispiele von Blutungen beschrieben, die in der Praxis häufiger sind.

## Purpura Schönlein-Henoch

Hierbei liegt wahrscheinlich eine allergische Immunreaktion vom Typ III (Arthustyp) vor (siehe Kapitel „Allergien"). Diese spielt sich zum Beispiel an den Gefäßwänden und den Gefäßknäueln der Nieren (Glomeruli) ab. Es wird eine Reaktion in Gang gesetzt, die zur Freisetzung von Enzymen mit starker Schädigung der Gefäße führt. Als Auslöser wirkt wahrscheinlich ein vorangegangener Infekt.

Das Allgemeinbefinden ist dabei nur selten gestört. Der Verlauf kann kurz sein oder bis zu mehreren Wochen dauern. Der klinische Befund ist wechselnd. In der Regel kommt es zu fleckförmigen oder

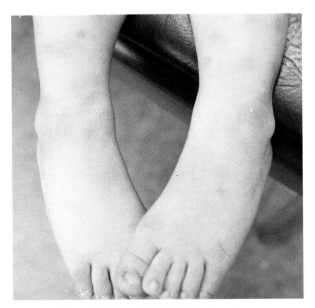

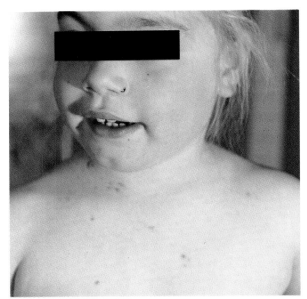

*Purpura Schönlein-Henoch bei fünfjährigem Jungen*

*Postinfektiöse Thrombopenie bei elfjährigem Mädchen*

auch punktförmigen Blutungen, die symmetrisch angeordnet sind. Vor allem Sprung- oder Kniegelenke sind beteiligt (Purpura rheumatica). Die Gelenkschwellungen bilden sich innerhalb einiger Tage symptomlos zurück. Es kann zu Darmblutungen (Purpura abdominalis) und zu einer Nierenentzündung (Glomerulonephritis) mit blutigem Urin (Hämaturie) kommen. Der Schweregrad kann unterschiedlich sein. Bei der überwiegenden Zahl der Kinder ist die Prognose jedoch gut.

## Postinfektiöse Thrombopenie

Die postinfektiöse Thrombopenie (Blutplättchenmangel nach Infekt) ist eine der häufigsten Ursachen für ein Blutungsübel. Die normale Zeit der Blutplättchen von zirka 200 000 geht plötzlich auf Werte von 20 000 und darunter zurück. Es finden sich punktförmige Blutungen und flächige Hautunterblutungen am ganzen Körper. Oft sind die unteren Gliedmaßen bevorzugt beteiligt. Besonders zu Beginn der Krankheitserscheinungen besteht bei niedrigen Thrombozytenzahlen die Gefahr einer Hirnblutung.

## Hautblutungen durch äußere Einwirkungen

### Petechiale Hautblutungen

Solche Blutungen werden von den Angehörigen nicht immer richtig gedeutet. Oft führt heftiges Erbrechen zu punktförmigen Blutungen im Gesicht.

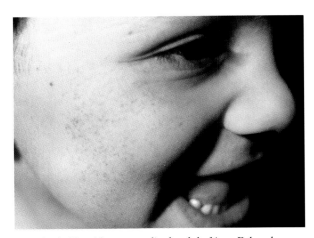

*Petechiale Hautblutungen, die durch heftiges Erbrechen ausgelöst werden*

Der heftige Druck auf die Blutgefäße löst die an sich harmlosen Blutungen aus. Sie bilden sich spontan zurück und bedürfen keiner Behandlung. Ähnliche Befunde finden wir auch bei an Keuchhusten erkrankten Kindern.

Petechiale (punktförmige) Blutungen im Gesichts- und Halsbereich finden wir häufiger bei Kindern mit Down-Syndrom (Mongolismus). Bei diesen liegt offenbar eine erhöhte Gefäßdurchlässigkeit vor. Es handelt sich um eine harmlose Schwäche; Gerinnungs- oder Gefäßstörungen sind nicht nachweisbar.

### Spielhämatome

Spielhämatome sind bei lebhaften Kleinkindern ein häufiger Befund. Die Kinder stoßen sich täglich beim Spielen an, ohne merkliche Schmerzen zu empfinden. Die typische Lokalisation ist die Streckseite der Unterschenkel. Die Kinder werden häufig

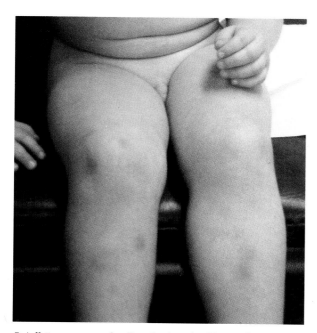

*Spielhämatome an den Streckseiten der Unterschenkel bei einem drei Jahre alten, lebhaften Jungen*

dem Arzt vorgestellt, weil die Eltern eine „Blutkrankheit" vermuten. Diese läßt sich durch das klinische Bild und gegebenenfalls durch ein Blutbild ausschließen.

# Nasenbluten (Epistaxis)

Das Nasenbluten ist häufig, und meist ist es harmlos. Es gibt jedoch auch schwer stillbare Blutungen, die einer klinischen Behandlung bedürfen. Die häufigste Blutungsquelle (in etwa 90 Prozent der Fälle) sind Gefäßverletzungen am sogenannten Kiesselbach-Ort an der Nasenscheidewand. Es gibt eine ganze Anzahl von Kindern und Jugendlichen, die zu Nasenbluten an dieser Stelle disponiert sind. Durch einen Schnupfen kann die Bereitschaft verstärkt werden. Es kommen jedoch noch eine Reihe anderer Ursachen für starkes Nasenbluten in Frage, besonders muß man an die oben genannten Blutungsübel denken.

**Stillen des Nasenblutens:** Kind in aufrecht Körperhaltung bringen, nicht flachlegen. Mit dem flachen Finger so lange gegen den Nasenflügel drücken, bis die Blutung steht.

Bei wiederholtem oder hartnäckigem Nasenbluten sollte der Patient vom HNO-Arzt und auch vom Kinderarzt einschließlich einer Blutuntersuchung angesehen werden.

### Atypische Blutungen

Bei atypischen Blutungen muß immer an Kindesmißhandlung gedacht werden, über die im nächsten Kapitel berichtet wird.

# Ekzem (Neurodermitis)

Ekzem (Neurodermitis) wurde im Kapitel „Allergien und allergische Krankheiten" (Seite 88 ff.) behandelt.

# Unfälle und Erste Hilfe

## Vergiftungen

In der alten Bundesrepublik schätzte man in den achtziger Jahren die Zahl der Vergiftungsunfälle bei Kindern auf 90 000 bis 150 000, wobei 80 bis 85 Prozent davon die Klein- und Vorschulkinder vom ersten bis fünften Lebensjahr betreffen. Es handelt sich also um die Altersgruppe, deren Entdeckerdrang groß ist, deren Erfahrungen und Wissen aber noch gering sind.

Unter den Stoffgruppen, die bei Kindern zu Vergiftungen führen, liegen Haushaltschemikalien mit etwa 50 Prozent an erster Stelle, es folgen Arzneimittel mit 30 Prozent und Pflanzen mit 15 Prozent.

Für Kinder besonders gefährliche Haushaltschemikalien sind Klarspüler und Reinigungsmittel für Geschirrspülmaschinen, Fleckentferner und Reinigungsmittel für Toiletten und verstopfte Abflüsse. Auch Genußmittel wie Tabak und Alkohol erwiesen sich häufig als gefährlich.

## Verhütung und Vorbeugung

In einem Haushalt, in dem Erwachsene und Kinder eng zusammenleben, ist es mitunter schwer, alle giftigen Stoffe unter Verschluß zu halten. Die aufreizende Etikettierung mancher toxischer Haushaltmittel reizt die Neugier der Kinder zum Öffnen und Probieren.

Eine besondere Aufsichtspflicht hat man gegenüber der am stärksten gefährdeten Altersgruppe der 2- bis 5jährigen. In erster Linie sind bei den Kleinkindern bis zu drei Jahren Schutzvorkehrungen geboten. Danach sind erzieherische Maßnahmen genauso wichtig, indem die Kinder auf die Gefahren aufmerksam gemacht werden. Es muß vermieden werden, die Neugier der Kinder zu wecken, damit sie nicht heimlich versuchen, giftige Substanzen zu testen. Eine konsequente Ordnung im Haushalt, die giftige Hausmittel von Lebensmittel streng trennt, ist auch den Kindern im Vorschulalter verständlich

zu machen. Sie müssen wissen, wo die Dinge stehen, die ihnen gefährlich werden können und die sie meiden sollen.

## Übersicht über Erste Hilfe

Besteht eine Vergiftung oder der Verdacht auf eine solche in der Wohngemeinschaft, so führt besonnenes Handeln eher zu einem guten Ziel als unkontrollierte Betriebsamkeit.

**A  Wichtige Informationen für den Arzt
(sechs große „W")**

- WER        ist betroffen (Alter)?
- WAS        wurde genommen? Flasche und Verpackung sicherstellen!
- WIEVIEL    der möglicherweise giftigen Substanz wurde genommen?
- WANN       wurde das mögliche Gift genommen?
- WIE        reagiert der Betroffene: normales Bewußtsein?
- WELCHE     Verletzungen an den Lippen, im Mund oder an anderen Körperstellen sind nachweisbar?

**Erläuterungen zu den Feststellungen**
**zu WAS:** Es ist für eine erfolgreiche Entgiftung in der Klinik wichtig, genau zu wissen, um welches Präparat es sich handelte. Die Originalpackung enthält notwendige Hinweise.

**zu WIEVIEL:** Die Feststellung der zugeführten Menge eines toxischen Stoffes ist deshalb wichtig, weil bei geringen Dosen unter Umständen keine Vergiftungserscheinungen zu erwarten sind und die Durchführung einer Behandlung mitunter gefährlicher sein kann als deren Unterlassung. Oft ist der erste Kontakt des schädlichen Mittels mit den Lippen oder der Zunge für das Kind so unangenehm, daß es sofort alles ausspuckt.

**zu WANN:** Manche Mittel, zum Beispiel ätzende Substanzen oder starke Schlafmittel, können nach der Einnahme längere Zeit noch eine zunehmende Wirkung zeigen. Sind dagegen einige Stunden vergangen, ohne daß überhaupt eine Reaktion eingetreten ist, so ist in der Regel auch nicht mehr mit dem Auftreten von Symptomen zu rechnen.

**zu WIE:** Bei Bewußtlosigkeit darf nur unter ärztlicher Kontrolle und Intubation (Einführung eines Atemschlauches in die Luftröhre) der Magen entleert werden. Bewußtlosigkeit ist meist ein Zeichen, daß die Einnahme des Mittels schon einige Zeit zurückliegt.

**zu WELCHE:** Veränderungen wie Rötungen oder Blasenbildung in der Mundhöhle sind ein Hinweiszeichen, daß ein ätzendes Mittel genommen wurde. Eine Magenspülung ist dann nicht angezeigt, sondern gefährlich.

**B Allgemeine Maßnahmen**
- Arzt anrufen und die getroffenen Feststellungen mitteilen.
- Bei Betroffenem mit klaren Bewußtsein sollte Wasser (ohne Kohlensäure), ein dünner Tee oder Fruchtsaft möglichst reichlich gegeben werden, um das Mittel zu verdünnen. Milch ist nicht geeignet. Die baldmögliche Verdünnung des geschluckten Mittels ist besonders bei Säuren und Laugen wichtig, damit die Ätzwirkung umgehend gemildert wird.
- Bei Spülmitteln, mit Neigung zur Schaumbildung ist ein Entschäumer, zum Beispiel Sab simplex, wenn vorhanden, angebracht.
- Eine Magenentleerung kann zu Hause auf Schwierigkeiten stoßen. Sie sollte vom Laien keinesfalls versucht werden, wenn ätzende Substanzen (Säuren, Basen) eingenommen wurden oder der Patient bewußtlos ist. In anderen Fällen kann nach reichlicher Flüssigkeitszufuhr versucht werden, Erbrechen auszulösen, indem man den Finger in den Rachen steckt oder den Brechsirup Orpec verabreicht, falls dieser in der Hausapotheke vorhanden ist. In jedem Fall ist das Trinken die wichtigste Maßnahme.

- Falls die Haut mit ätzenden Substanzen in Berührung gekommen ist: Kleider entfernen und Haut abspülen, am besten unter der Brause.
- Bei Einführung eines falschen Zäpfchens: Versuch einer Entfernung mit dem Finger oder mit einem Klistier.

Falsche Maßnahmen zu Hause können eher schaden als nützen. Deshalb ist ein baldiger Transport zum Arzt oder in ein Krankenhaus vorzuziehen. Wenn ein Krankenwagen nicht zur Verfügung steht, sollten Kinder bei Erbrechen oder Bewußtlosigkeit auf dem Rücksitz des Autos transportiert werden. Dabei legt man sie, um eine Aspiration (Einatmen) des Erbrochenen zu vermeiden, am besten in Bauchlage über die Knie eines Erwachsenen.
Jeder, der mit mehr oder weniger giftigen Substanzen zu tun hat, sollte sich streng an die Regel halten, diese Substanzen stets in der Originalpackung zu belassen und nicht in andere Gefäße umzufüllen. Gegen diesen Grundsatz wird leider oft verstoßen, zum Beispiel wird Benzin in Bier- oder Limonadeflaschen gefüllt.

**Vergiftungen durch Medikamente**
Die giftige Wirkung ist abhängig von der Dosis. Jedes Medikament ist toxisch, wenn nur die Dosis hoch genug ist. Obgleich die meisten Arzneipackungen heute kindersichere Verschlüsse haben, sollten sie für Kinder nicht erreichbar weggelegt und verschlossen werden. Sollte das Kind trotzdem an Arzneimittel herankommen, so ist es geboten, sofort zu klären, welches Mittel und wieviel davon genommen wurde und sofort einen Arzt zu informieren.
Folgende Arzneimittel können bei Überdosierung bedrohliche Erscheinungen verursachen: Schmerzmittel wie Morphium und Codein (oft im Hustenmitteln), Schlafmittel wie Barbiturate, Psychopharmaka, Neuroleptika, zum Beispiel Truxal, Tranquilizer, zum Beispiel Valium, Stimulantien (Amphetamin, Ritalin).
Weiterhin spielt die Überdosierung folgender häufig verordneter Mittel eine Rolle: Acetylsalicylsäure, Paracetamol, Novalgin, Asthmamittel und Nasentropfen.

### Gefahren durch Tabak

Eltern üben eine positive, aber auch eine negative Vorbildfunktion aus. Deshalb ist es besser, auch im Interesse der eigenen Gesundheit, überhaupt nicht zu rauchen. Wird trotzdem geraucht, rauchen auch die Nichtraucher und Kinder mit. Auf keinen Fall sollten Aschenbecher mit Kippen in der Wohnung herumstehen, sie werden von Kleinkindern gern unter- und versucht.

Vergiftungen durch Tabak machen etwa 10 Prozent aller Vergiftungen aus und sind damit sehr häufig. Der Nikotingehalt einer Zigarette beträgt 15 bis 25 Milligramm, der einer Zigarre 90 Milligramm. 1 Milligramm kann bereits erhebliche Vergiftungssymptome verursachen.

Hat ein Kind von dem Inhalt eines Aschenbechers etwas zu sich genommen, sollte man es zunächst reichlich Wasser, Fruchtsaft oder Tee trinken lassen, danach versuchen, Erbrechen auszulösen, indem man ihn dem Finger in den Rachen steckt. Danach ist sofort ein Arzt aufzusuchen, damit der Magen vollständig entleert wird. Falls in der Hausapotheke vorhanden, kann man Erbrechen auch durch einen Brechsirup (Orpec) auslösen.

### Toxische Haushaltschemikalien

Vergiftungen bei Kindern kommen vor allem mit folgenden Mitteln vor: Benzin, Alkohol, Desinfektionsmittel, Salzsäure, Essigessenz, möglicherweise Wasch- und Spülmittel, Kanal- und Waschbeckenreiniger, Nitrite (Entroster). Eine ganze Reihe von Haushaltsmitteln, die früher eine ätzende Wirkung hatten, sind heute weniger gefährlich. In jedem Einzelfall ist es jedoch notwendig, sich von der Wirkung zu überzeugen. Die Vergiftungszentralen, die allen größeren Kliniken angeschlossen sind, geben telefonisch Auskunft.

**Säuren und Laugen (Basen)** sind für die Magen- und Darmschleimhaut besonders gefährlich. Oft ist auf den Mitteln der pH-Wert angegeben; pH 7 ist normal, dagegen bedeutet ph 1 oder 2 stark sauer und pH 13 oder 14 stark basisch. Basen oder Säuren sind ätzende Substanzen, sie schädigen die Magen- und Darmschleimhaut in kurzer Zeit. Deshalb ist hier sofortiges Verdünnen durch reichlich Wasser ohne Kohlensäure anzustreben. Milch sollte nicht

gegeben werden. Auch eine Magenspülung soll in diesem Fall unterbleiben.

**Flüchtige halogenierte Kohlenwasserstoffe (HKW)** enthalten Chlor- und chlorverwandte Elemente (Halogene). Sie sind in manchen Reinigungsmitteln und Klebstoffen als Lösungsmittel vorhanden und werden hauptsächlich im industriellen Bereich benutzt. Die Vergiftung erfolgt oral oder durch Einatmen, die Ausscheidung über die Lunge. Die Giftstoffe schädigen hauptsächlich die Leber.

Auch für den Garten werden giftige Chemikalien zur Schädlings- und Unkrautbekämpfung verwandt. Sie sollten an einem festen Platz aufbewahrt werden und deutlich als giftig gekennzeichnet sein, damit nicht nur Kinder, sondern auch Erwachsene wissen, womit sie es zu tun haben.

### Vergiftungen durch Pflanzen

Obgleich es zweifellos giftige Pflanzen gibt, erscheinen die veröffentlichten Warnungen über die Gefährdung von Kindern durch Pflanzen mitunter ein zu pessimistisches Bild zu zeichnen. Ich habe in mehreren Jahrzehnten kinderärztlicher Tätigkeit eine große Zahl von Vergiftungen mit Arzneimitteln, mit Haushaltschemikalien und auch schwere Unfälle gesehen, nie aber eine ernsthafte Vergiftung durch Pflanzen oder Pflanzenteile wie Beeren.

Die Gründe dafür mögen sein, daß der ungewohnte, oft auch bittere Geschmack die Kinder veranlaßt, nach einem Versuch den Rest einer Beere auszuspucken und keine weiteren zu essen. Die geringen Mengen, die aufgenommen werden, sind ungiftig. Auch für die giftigen Inhaltsstoffe der Pflanzen gilt, daß die Dosis das Gift macht. Ein großer Teil der giftigen Pflanzen wird noch heute zur Herstellung von Arzneimitteln verwandt.

Trotzdem möchte ich eine Gefährdung der Kinder durch Pflanzen und Beeren nicht ausschließen. An erster Stelle in der Häufigkeit von Ingestionen (Aufnahme in den Darm) stehen rote Beeren der Eberesche (Vogelbeere), des Feuerdorns und der Zwergmispel. Von ihnen können eine Anzahl von Beeren genossen werden, ohne krankhafte Erscheinungen hervorzurufen. Das gilt auch für Zierpflaumen und Zierkirschen. Folgende bei uns vorkommende Pflanzen gelten eindeutig als giftig:

- Goldregen: Samen sind giftig.
- Seidelbast: Hautreizungen durch Saft, Früchte und Blätter, giftig.
- Tollkirsche enthält toxische Alkaloide wie Hyoscamin, Scopolamin und Atropin.
- Buchsbaum: Blätter enthalten Alkaloide (Atemlähmungen).
- Efeu: als schleimlösende Arznei bei Bronchitis verwandt, Beeren rufen Erbrechen hervor, bitterer Geschmack wirkt abstoßend.
- Eibe: giftig sind die roten Beeren und Nadeln.
- Heckenkirsche: bitterschmeckende Beeren, weniger giftig.
- Oleander enthält herzwirksame Glykoside, giftig.
- Pfaffenhütchen: herzwirksame Glykoside, giftig.
- Ginster: bei Herzrhythmusstörungen verwendet.
- Schneeball: beerenartige Früchte, giftig.
- Fingerhut enthält herzwirksame Glykoside, giftig.
- Eisenhut: als Schmerzmittel verwandt, giftig.
- Herbstzeitlose enthält giftiges Colchicin.

Es handelt sich bei den aufgeführten Pflanzen um eine Auswahl relativ häufiger Pflanzen und um keine vollständiges Aufzählung. Wenn auch Vergiftungen durch Pflanzen insgesamt relativ selten sind, so ist im Einzelfall alles Notwendige zur Klärung und Vermeidung von ernsten Folgen zu tun. Es ist ratsam, in Bereichen, in denen sich das Kind oft aufhält (Wohnzimmer, Balkon), keine giftigen Pflanzen aufzustellen. Ähnlich wie die durch Saft der Herkulesstaude verursachte Wiesendermatitis (siehe Kapitel „Hautkrankheiten") können auch andere Pflanzensäfte ähnliche Reizerscheinungen an der Haut auslösen, zum Beispiel die großblättrige Zimmerpflanze Dieffenbachia.

# Verbrennungen und Verbrühungen

Bei den Verbrennungen und Verbrühungen sind ähnliche Altersklassen wie bei den Vergiftungen betroffen. Am meisten gefährdet sind die Kleinkinder, besonders die 2- und 3jährigen mit ihrem Entdeckerdrang, mit ihrer noch ungeschickten Motorik und mit ihrer noch mangelhaften intellektuellen Kontrolle. Die relativ große Zahl von beteiligten Kindern im ersten Lebensjahr spricht für die Unachtsamkeit der Pflegepersonen.

Die Verbrennung- beziehungsweise Verbrühungsunfälle kommen besonders im Haus häufig vor. Sehr oft zieht das Kind ein Gefäß mit heißem Inhalt vom Tisch oder vom Herd. Der Inhalt ergießt sich über Gesicht, Hals und Oberarme mit entsprechenden Folgen. Relativ häufig fassen Kinder auf die heiße Herdplatte und verbrennen sich Finger und Hand. Eine weitere Ursache ist ein auf dem Boden unachtsam abgestelltes Gefäß mit zu heißem Wasser, in das sich das Kind hineinsetzt. Die Folge sind Verbrühungen in der Gesäß- und Genitalgegend. Wärmflaschen, Heizkissen und Bügeleisen sind für Kinder weitere Gefahrenquellen im Haushalt.

Aus dem Gesagten ergibt sich, daß heiße Geräte und Flüssigkeiten für Kinder unerreichbar aufbewahrt werden müssen. Auf Tischdecken, die sich dazu eignen, alles herunterzuziehen, sollte man verzichten, solange Kleinkinder in der Wohnung sind.

## Schweregrad und Ausdehnung

Es ist wichtig, sich ein Bild über die Ausdehnung und die Stärke beziehungsweise die Tiefe einer Verbrennung zu machen, weil von diesen beiden Befunden die Heilungschance und die weiteren Maßnahmen abhängig sind. Es gibt verschiedene Verfahren, wie man die Größe der verbrannten Hautoberfläche schätzen kann. Für praktische Zwecke ist es am einfachsten, wenn man sich folgendes merkt:

**Die Fläche der Hand des Betroffenen einschließlich der Finger entspricht 1 Prozent seiner Körperoberfläche.**

Man unterscheidet drei Stärkegrade in der Tiefe einer Verbrennung (siehe Tabelle folgende Seite). Die tiefen Verletzungen 3. Grades kommen häufig durch Flammenverbrennungen beim Grillen zustande. Kinder spielen gern mit dem Feuer. Beliebt ist es, Benzin hineinzugießen, wobei man die Stärke

| Übersicht über die Verbrennungsgrade | | | |
|---|---|---|---|
| Tiefe | Aussehen | betroffen | Schmerz |
| 1. Grad | Rötung, keine Blasen | Oberhaut | schmerzhaft |
| 2. Grad | Blasenbildung | Lederhaut | schmerzhaft |
| 3. Grad | weißgrau, ev. verkohlt | Unterhaut | wenig schmerzhaft |

der Stichflamme nicht voraussieht. Es entstehen tiefe Verbrennungen im Gesicht und an anderen Körperteilen. Es ist ratsam, jedes Kind mit einer Verbrennung, die 5 Prozent der Körperoberfläche überschreitet, in eine geeignete Klinik zu bringen. Die Sterblichkeit steigt mit Größe und Tiefe der Verbrennungen schnell an. Die Hauptgefahr liegt in einem extrem großen Flüssigkeitsverlust der Kinder, der mit einem Verlust an Salzen und Eiweiß einhergeht. Die Kinder sind durch einen Kreislaufschock stark gefährdet. Hinzu kommen Risiken durch freiwerdende Toxine (Giftstoffe), Gewebsnekrosen (Gewebszerfall) und Gefährdung durch Infektionen. Zum Ausgleich der Flüssigkeitsverluste sind laufende Infusionen, die genau bilanziert (berechnet) werden müssen, erforderlich. Diese und andere Maßnahmen sind bei Verbrennungen einer gewissen Größe nur in der Klinik möglich.

## Erste Hilfe

Die Verbrennungsquelle sowie mit heißer Flüssigkeit getränkte Kleider müssen als erstes sofort entfernt werden.

Die wichtigste Maßnahme ist dann das sofortige Kühlen der betroffenen Stelle über 20 bis 30 Minuten mit kaltem Wasser. Je nach Ausdehnung und Lokalisation wird man ein entsprechendes Gefäß, eventuell die Badewanne, benutzen. Bei kleinen Flächen kann man feuchtkalte Kompressen, die öfter gewechselt werden, auflegen.

Das sofortige Abkühlen über wenigstens 20 Minuten ist wichtig, weil sich gezeigt hat, daß die erhitzte Haut noch Minuten nach dem Ereignis Temperaturen von 40 Grad und darüber zeigt.

### Schmerzstillung

Die Schmerzen bei Verbrennungen sind meist sehr heftig. Die Kühlung ist das wirksamste Schmerzmittel. Mitunter bestehen trotzdem noch starke Schmerzen. Wenn vorhanden, so kann, bevor ein Arzt das Kind sieht, Novalgin, sonst Parcetamol gegeben werden. Unter ärztlicher Aufsicht sind eventuell später auch noch stärkere Schmerzmittel erforderlich.

Für den Transport zum Arzt oder in die Klinik sollte man auf Salbenverbände verzichten und die verbrannten Stellen mit sterilen Mullkompressen abdecken. Bei größeren Arealen schlägt man das Kind in ein sauberes Bettuch, das man vorher mit einem Bügeleisen keimfrei gemacht hat, ein. Es gibt besondere Tücher (Metalline) für diesen Zweck, sie sind nur normalerweise nicht überall greifbar. Bei größeren Verbrennungen entsteht ein Wärmeverlust, so daß Einschlagen und zusätzlich vorsichtiges Zudecken für den Transport angebracht sind.

### Tetanusprophylaxe

Es ist zu überprüfen, ob der Tetanusschutz des Kindes noch ausreicht oder ob es eine Auffrischungsimpfung erhalten muß.

## Unfälle

Unfälle im Kindesalter sind häufig.
- **Säuglinge** fallen relativ oft vom Wickeltisch und erleiden Schädelverletzungen.
- **Kleinkinder** verletzen sich am Spielzeug, scharfen Möbelkanten oder fallen ungesicherte Treppen hinab.

- **Im Alter von fünf bis sieben Jahren** überwiegen Unfälle auf der Straße mit dem eigenen Fahrrad oder durch fremde Autos.
- **Ältere Schulkinder und Jugendliche** erleiden vor allem Sportverletzungen, wobei die Bänderzerrungen an den Sprunggelenken überwiegen.

Bei den Verkehrsunfällen sind etwa zur Hälfte die unteren Gliedmaßen betroffen, bei etwa 20 Prozent liegen Schädel-Hirn-Traumen vor. Meist handelt es sich um Mehrfachverletzungen (Polytraumen).
Bei Sportverletzungen ist dringend zu empfehlen, die Heilung abzuwarten. Es gibt keine Mittel, abgesehen von einer angemessenen Ruhigstellung, den Heilungsprozeß zu beschleunigen. Besonders zu kritisieren ist die Verabreichung schmerzstillender Spritzen, um eine frühzeitige Aufnahme des Trainings zu ermöglichen. Wenn sich Profisportler so verhalten, sind sie in dieser Hinsicht keine Vorbilder. Sie schaden dadurch sich selbst. Sie und ihre Berater haben ihr Handeln selbst zu verantworten.

# Ertrinkungsunfälle

Ertrinken bedeutet Ersticken im Wasser. Das Wasser kann nicht aus der Lunge entfernt werden. Deshalb muß sofort mit Mund-zu-Mund-Beatmung und Herzmassage begonnen werden. Es wäre falsch, die Ankunft des Notarztes abzuwarten, weil jede verlorene Minute die Aussichten einer erfolgreichen Wiederbelebung verschlechtert. Nach vier bis sechs Minuten Atemstillstand sind die Aussichten auf Wiederbelebung noch sehr gut, nach zehn Minuten nur noch mäßig und nach 15 Minuten sehr gering.

# Technik der Wiederbelebung (ABC)

Wiederbelebungsmaßnahmen wird nur der Geübte sicher durchführen können, doch in Notsituationen würde bis zum Eintreffen des Notfallarztes wertvolle Zeit vergehen. Deshalb sollte auch ein nicht Geübter eine Wiederbelebung versuchen. Einen Anhalt für das Vorgehen gibt das A-B-C-Schema, eine Hilfe für den gesunden Menschenverstand:

**A-B-C-Schema**
A= Atemwege freimachen
B= Beatmen (Mund-zu-Mund-Beatmung)
C= Circulation = Kreislauf anregen (Herzmassage)

**Freimachen der Mundhöhle:** Mundhöhle öffnen, Speichel, Blutreste, Schmutzteile, Essensreste oder Gegenstände mit dem Finger entfernen. Wenn vorhanden: Absaugen mit einem Katheter.
**Herzmassage und Mund-zu-Mund-Beatmung** wird im Verhältnis 5:1 vorgenommen:
- 10- bis 15mal Herzmassage,
- dann 2- bis 3mal Mund-zu-Mund-Beatmung.

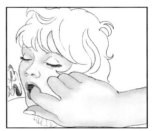

*Zunächst die Luftwege freimachen*

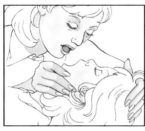

*Dann Kopf nach hinten überstrecken*

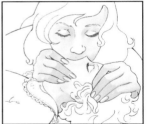

*Bei kleinem Kind Mund und Nase umschließen*

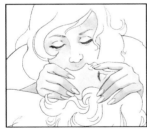

*Bei größerem Kind nur Mund umschließen*

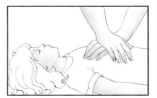

*Herzdruckmassage bei größerem Kind*

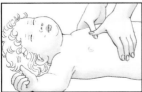

*Herzdruckmassage bei Säugling*

Bei Kindern kann man eventuell am Heben des Brustkorbes sehen, daß die Beatmung Erfolg hat. Sind zwei Helfer vorhanden, so kann der eine die Mund-zu-Mund-Beatmung, der andere die Herzmassage übernehmen.

### Stabile Seitenlagerung

Bewußtlose Patienten, deren Atmung und Kreislauf stabil sind, soll man an der Unfallstelle so lagern, daß sie Erbrochenes nicht aspirieren (nicht in die Luftröhre bekommen). Dies geschieht durch die einfache stabile Seitenlagerung.

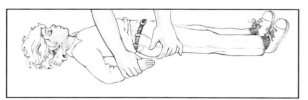

*Den Arm des Kindes gestreckt unter seinen Körper stecken*

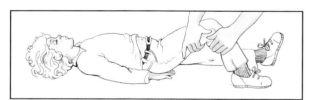

*Das Bein derselben Seite anwinkeln*

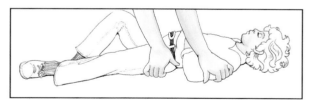

*Das Kind an Schulter und Hüfte der anderen Seite fassen*

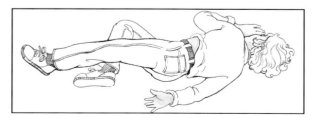

*Das Kind umdrehen, den Hals nach hinten überstrecken und die obenliegende Hand unter die Wange schieben*

# Aspiration

Kinder nehmen Gegenstände gern in den Mund. Dabei kann es vorkommen, daß sie diese aspirieren, das heißt, sie bekommen sie in die Luftwege. Es handelt sich dabei um kleinere oder größere Gegenstände wie Nüsse, Bonbons, Klicker, Münzen. Manche dieser Gegenstände passieren den Kehlkopf, bleiben aber in einem Bronchus hängen. Die Kinder bekommen dann zwar noch Luft, haben aber einen starken Hustenreiz.

In diesem Fall sollte man sofort in eine Kinder- oder HNO-Klinik fahren. Dort kann der Fremdkörper mit einem Endoskop entfernt werden.

Größere Gegenstände bleiben über der Stimmritze stecken. Sie können ein absolutes Atemhindernis sein, an dem das Kind ersticken kann. Meist wird der Fremdkörper ausgehustet. Wenn er sich einklemmt und das Kind nicht mehr atmen kann, muß man versuchen, ihn sofort zu entfernen. Folgende Maßnahmen sind durchzuführen:

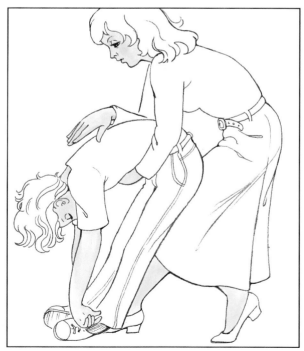

*Bei Gefahr des Erstickens zunächst zwischen die Schulterblätter schlagen*

- kräftig zwischen die Schulterblätter schlagen,
- Kind mit dem Kopf nach unten hängen, schütteln und erneut zwischen die Schultern schlagen,
- wenn kein Erfolg, den Heimlich-Griff anwenden: das Kind von hinten mit beiden Händen umfassen, eine Hand zur Faust ballen, mit mehreren kurzen Stößen unterhalb des Brustbeins und der Rippen die Luft nach oben pressen.

## Sonstige Unfälle

### Nachteile der Kinder im Straßenverkehr

Sie sehen durch ihre Körpergröße nicht ausreichend und werden nicht gesehen. Es fällt ihnen noch schwer, Entfernung und Geschwindigkeit herankommender Fahrzeuge richtig zu schätzen. Daher sind die Erwachsenen sowohl als Autofahrer als auch als Aufsichtspersonen für die Unfallverhütung verantwortlich.

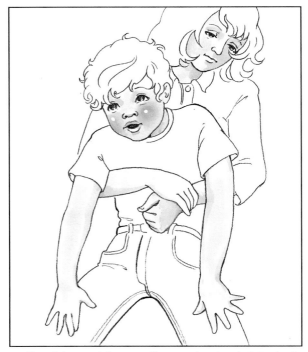

*Stellt sich kein Erfolg ein, sollte man die Heimlich-Technik anwenden*

### Knochenbrüche (Frakturen)

Knochenbrüche sind am häufigsten an Gliedmaßen und Schlüsselbein. Von einem komplizierten Bruch spricht man dann, wenn der gebrochene Knochen die Haut durchbohrt hat. Dies erhöht die Gefahr einer Infektion.

### Ausrenkung des Speichenköpfchens am Ellenbogen

Eine besondere Verletzung, die praktisch nur im Vorschulalter vorkommt, ist die Ausrenkung des Speichenköpfchens (Subluxation des Radiusköpfchens). Dies geschieht beim Ziehen an der Hand, namentlich dann, wenn das Kind sich etwas sträubt und einen Gegenzug ausübt. Das beliebte Spiel „Engelchen, flieg" löst häufig diese Verletzung aus. Nach kurzem Schrei hält das Kind den Arm in Schonhaltung: Es hält ihn im Ellenbogen ruhig, die Hand nach innen gedreht, so daß der Handrücken nach oben zeigt und nach unten fällt. Deshalb besteht fälschlich der Eindruck, das Handgelenk sei verletzt.

In der beschriebenen Schonhaltung spürt das Kind keinen Schmerz. Ein Kinderarzt, der die Verletzung kennt, wird sie mit einem kurzen Griff wieder einrenken.

Die Ursache dieser Ausrenkung beruht auf einem noch lockeren Muskelbandapparat. Nach dem sechsten Lebensjahr ist dieser so gefestigt, daß die Verletzung nicht mehr auftritt.

## Einige Merksätze zur Unfallverhütung

### Häufige Unfälle in der Küche

- Vergiftungen und Verätzungen durch nicht sicher abgestellte Spülmittel und Geschirreiniger für die Spülmaschine.
- Verbrennungen an der Herdplatte und beim Öffnen der Herdklappe,
- Verbrühungen durch Herabziehen von Gefäßen mit heißem Inhalt,
- Kopfverletzungen durch Herabziehen von Bügeleisen und anderen Gegenständen.

### Häufige Unfälle im Kinderzimmer

- Sturz von der Wickelkommode,
- Ersticken von Säuglingen unter einem Kopfkissen,
- Erdrosselung durch quergespanntes Spielzeug im Bett,
- Verletzungen an scharfen Möbelkanten.

### Unfälle im Wohnzimmer

- Vergiftungen durch Tabakwaren,
- Verletzungen durch umkippende Möbel oder Einrichtungsgegenstände.

### Unfälle im Schlafzimmer

- Vergiftungen durch herumliegende Arzneimittel.

### Unfälle im Badezimmer

- Verbrühungen durch Aufdrehen des Heißwasserhahns,
- Stürze in glatter Badewanne,
- Vergiftungen durch Putzmittel,
- Ertrinken von Kleinkindern in der Badewanne.

### Allgemeine Hinweise

- gefährliche Substanzen für Kinder unerreichbar aufbewahren,
- Arzneimittel sicher aufbewahren,
- Steckdosen im Haus mit Schutzvorrichtungen sichern,
- Fenstersicherungen verhindern Sturz aus dem Fenster,
- ein Laufstall kann das Kind vorübergehend in Situationen schützen, in denen eine Beaufsichtigung nicht lückenlos möglich ist,
- von Lauflernhilfen („Gehfrei") ist nach Meinung der „Kommission Unfälle im Kindesalter" wegen der Gefahr von Stürzen mit Kopfverletzungen abzuraten.

Eine große Anzahl der schweren Verletzungen mit dem „Gehfrei" betrifft der Sturz eine ungesicherte Treppe hinunter. Man muß sich allerdings fragen, ob diese Unfälle nicht zu einem großen Teil auf mangelnde Aufsicht und Sicherung des Umfeldes zurückzuführen sind und weniger auf das Laufgerät. Allerdings besteht erheblicher Zweifel, ob das „Gehfrei" für die Förderung des Kindes ein sinnvolles Instrument ist. Das Kind ist ähnlich wie in einem Rollstuhl fixiert, in dem es nur unvollkommen die notwendigen Bewegungen ausführen kann, die es zum Laufenlernen üben muß. Von einer Lauflernhilfe kann also keine Rede sein. Wenn das Gerät überhaupt benutzt wird, dann jeweils nur für kurze Zeit unter strenger Aufsicht.

# Plötzlicher Kindstod

Beim plötzlichen Kindstod (Sudden infant death syndrome) handelt es sich um den unerwarteten Tod eines bis dahin gesunden Kindes, meist im Alter von ein bis sechs Monaten. Die Ärzte stehen seit Jahrzehnten ratlos vor diesen Kindern. Immer wieder neue Untersuchungen haben keine eindeutige Aufklärung über die Ursache gebracht.

Die Kinder werden meist am Morgen tot in ihrem Bett aufgefunden. Jede Wiederbelebung ist in der Regel erfolglos.

Heute vermutet man, daß in einem Teil der Fälle ein länger dauerndes Aussetzen der Atmung im Schlaf (Schlafapnoe) die Ursache sein könnte; zur Zeit ist jedoch eine endgültige Beantwortung der Frage nach der Ursache des plötzlichen Kindstodes noch nicht möglich.

# Medikamente und Hilfsmittel für die Hausapotheke

In den meisten Hausapotheken lagern zuviel Medikamente, von denen noch dazu ein großer Teil das Verfallsdatum überschritten hat. Für Kinder ohne chronische Erkrankungen braucht man nur ganz wenige Medikamente für den Notfall und zur Überbrückung, bis der Arzt gefragt werden kann. Folgende Medikamente und Artikel sollten Sie greifbar haben:

- ein Fieberthermometer,
- Acetylsalicylsäure (Aspirin), Tabletten zu 100 mg,

- Parazetamol-Zäpfchen, je nach Alter für Säuglinge zu 125, für Kleinkinder zu 250, für Schulkinder zu 500 mg. Die größeren Kinder bevorzugen Saft,
- Einmalklistier salinisch Pfrimmer, Mikroklist,
- Betaisodona-Salbe, Betaisodona-Lösung (brennen nicht),
- Sofra-Tüll (antibiotisch imprägnierter Gittertüll),
- Mullkompressen, steril verpackt,
- mehrere Mullbinden, 4, 6 und 10 cm breit,
- Hansaplast, 6 cm breit,
- Leukoplast, 1,25 cm breit,
- Güdeltuben in zwei Größen für Kinder und Erwachsene für eine hygienische Mund-zu-Mund-Beatmung.

**Acetylsalicylsäure und Parazetamol** sind Fieber- und Schmerzmittel. Sie sind angezeigt zum Beispiel bei Zahnschmerzen, akuten Kopfschmerzen und Fieber über 39 Grad. Wenn sie nur kurzfristig verabreicht werden, sind Nebenwirkungen nicht zu befürchten. Trotzdem sollte man immer überlegen, ob eines der beiden Medikamente gegeben werden muß oder ob man darauf verzichten kann. Beide können, wenn auch selten, allergische Hautausschläge verursachen.
Acetylsalicylsäure kann durch Hemmung der Blutplättchenfunktion die Blutgerinnung vermindern. Bei längerer Anwendung kann es Magengeschwüre auslösen. Parazetamol kann bei Überdosierung Leberschädigungen hervorrufen.

**Mikroklist und Einmal-Pfrimmer-Klistier salinisch** sind bei akuten Verstopfungen mit heftigem Bauchweh angebracht. Außerdem dient das Klistier der Entfernung eines Zäpfchens, wenn dieses versehentlich fälschlich verabreicht wurde.

**Betaisodona-Salbe und Betaisodona-Lösung** enthalten wäßrig gelöstes Jod und brennen deshalb nicht. Die desinfizierende Wirkung bei verschmutzten Wunden ist sehr gut. Im Gegensatz zu antibiotischen Salben ist die Jodlösung oder -salbe weniger allergisierend.

**Sofra-Tüll** ist ein antibiotisch imprägnierter steriler Gittertüll. Er eignet sich ebenfalls zur Wundbehandlung. Für die Versorgung von kleineren Brandwunden ist er gut geeignet. Größere Brandwunden, die meist Blasen aufweisen, sollte man weder mit Salben noch mit Mehl oder anderen Mitteln abdecken. Am besten eignen sich saubere Leinentücher, die man vorher durch heißes Überbügeln sterilisiert hat.

**Mullkompressen**, steril verpackt, dienen ebenfalls zur Wundabdeckung.

**Mullbinden** 4, 6 und 10 cm breit, gehören in jeden Verbandskasten. Wenn Mullkompressen fehlen, kann man auch diese Mullbinden an ihrer Stelle verwenden.

**Hansaplast und Leukoplast** dienen der Versorgung kleiner Wunden und der Befestigung von Verbänden.

**Güdeltuben** (in zwei Größen für Kinder und Erwachsene) ermöglichen eine hygienische Mund-zu-Mund-Beatmung und sind einfach zu handhaben. Heute kann jeder einmal in die Verlegenheit kommen, eine Wiederbelebung versuchen zu müssen. Güdeltuben sollten, wenn vorhanden, im Auto mitgeführt werden, weil sie bei Autounfällen häufig gebraucht werden.

# Gefährdung durch Selbstmord, Drogen und Mißhandlungen

## Selbstmord (Suizid) von Jugendlichen

Neben der unfallsmäßig bedingten Einnahme von Chemikalien oder Pharmaka kommt es nicht nur bei Erwachsenen, sondern auch bei Kindern und Jugendlichen zu einer Einnahme einer Überdosis von Medikamenten in Selbstmordabsicht.

Jugendliche ab 13 Jahren, besonders die 16- bis 18jährigen nehmen Gifte oder Arzneimittel, meist Hypnotika oder Psychopharmaka, um sich das Leben zu nehmen. Die Ursachen sind häufig die Unfähigkeit, sich selbst und anderen gerecht zu werden, dem Partner, der Schule, dem Arbeitsplatz, dem Elternhaus. Oft ist ein Streit, meist mit den Eltern, der Anlaß für den Selbstmord. Jeder Selbstmordversuch, auch die Selbstmorddrohung, sollte ernst genommen und nicht als eine demonstrative Geste abgetan werden.

## Drogenabhängigkeit und Sucht

Leider hat die gewohnheitsmäßige Einnahme von Suchtmitteln in den letzten Jahren bei Jugendlichen, aber auch bei Kindern unter zehn Jahren zugenommen. Man kann verschiedene Grade des Medikamenten- oder Drogenmißbrauchs unterscheiden: Gewöhnung, Mißbrauch, Abhängigkeit und Sucht.

**Gewöhnung** liegt dann vor, wenn ein Medikament oder eine Droge laufend schon bei geringen subjektiven Beschwerden genommen wird. Eine Gewöhnung an Arzneimittel kann besonders bei psychosomatischen Beschwerden wie Kopfschmerzen bald eintreten, und es ist deshalb immer sorgfältig darauf zu achten, daß die Gewöhnung nicht zur Abhängigkeit wird.

**Mißbrauch** ist die über ein sachgerechtes Maß hinausgehende Anwendung von derartigen Mitteln.

**Abhängigkeit** ist die regelmäßige Einnahme von Drogen und Pharmaka mit einer deutlichen Bedürfnishaltung. Ohne fremde, sachgerechte Hilfe ist eine Befreiung von der Abhängigkeit kaum möglich. Die unmittelbaren Angehörigen allein sind dazu nicht in der Lage.

**Sucht** ist nach der WHO der Zustand einer chronischen Vergiftung, der durch den wiederholten Genuß eines natürlichen oder synthetischen Arzneimittels hervorgerufen wird. Die Sucht schädigt den einzelnen und die Gesellschaft. Zur Sucht gehören die psychische und körperliche Abhängigkeit, das Verlangen nach einer Dosissteigerung und das Auftreten von Entzugserscheinungen beim Absetzen des Mittels.

Die WHO unterscheidet acht Typen von Drogenabhängigkeit; über einige der häufigeren Typen von Drogenabhängigkeit soll im folgenden berichtet werden.

**Der Morphin-Typ**

Dem Morphin-Typ werden unter anderem folgende Arzneimittel zugeordnet: Opium, Codein, Acedicon, Heroin, Polamidon (Methadon), Valoron, Dolantin. Die Muttersubstanz dieser Mittel ist das Opium, das aus der Kapsel des Schlafmohns gewonnen wird. Sämtliche genannten Mittel werden in der Medizin verwandt, vorwiegend bei starken Schmerzen; Codein ist als Hustenmittel im Handel.

Bei regelmäßiger Einnahme entwickelt sich eine körperliche und psychische Abhängigkeit von den Mitteln. Es kommt zu Unterernährung und vermehrt zu Infektionen. Zur Beschaffung der Mittel gleitet der Betroffene leicht in die Kriminalität ab (Apothekeneinbrüche).

### Der Alkohol-Barbiturat-Typ

Alkohol und Barbiturate zeigen ähnliche Vergiftungserscheinungen. Barbiturate werden in der Medizin seit Jahrzehnten als langwirkende Schlafmittel benutzt und sind als solche im Handel. Sie sind verschreibungspflichtig.

Alkohol verursacht eine psychische Abhängigkeit, die häufiger zum periodischen, aber auch zu einem regelmäßigen Mißbrauch führt. Akuter Mißbrauch führt zu mangelnder Kontrolle des Bewußtseins und des Gleichgewichtssinnes. Chronische Folgen sind: Leber-, Nieren-, Herz-Kreislauf-, Nerven- und psychointellektuelle Schäden.

### Der Halluzinogen-(LSD-)Typ

Halluzinogene bewirken psychotische Zustandsbilder mit krankhaften Phantasien. Bei Einnahme treten Veränderung des Bewußtseins und des Denkens ein. Zu den wirkungsvollsten dieser Mittel gehört das LSD (Lysergsäurediäthylamid).

### Der Cannabis-(Marihuana-)Typ

Cannabis, der indische Hanf, ist eine Pflanze, die in orientalischen Ländern wächst. Haschisch ist ein Extrakt aus dem Harz von Cannabis. Das Mittel wird durch Rauchen (Joint) aufgenommen. Nach der WHO verursacht Haschisch eine mäßige bis starke psychische Abhängigkeit. Außerdem besteht eine relativ geringe Tendenz, die Dosis zu steigern. Dagegen bestehen keine körperliche Abhängigkeit und keine Abstinenzsymptome (keine Symptome beim Absetzen).

## Maßnahmen bei Drogenmißbrauch

Politische Maßnahmen, Drogen zu verbieten, haben bisher leider keinerlei Erfolg gehabt. Das bedeutet jedoch nicht, daß die Anstrengungen einer Drogenbekämpfung eingestellt werden sollten. Besonders bei Cannabis ist die Diskussion, ob man die Droge nicht freigeben sollte, seit Ende der sechziger Jahre immer wieder erneut aufgekommen. Das Für und Wider soll hier nicht erörtert werden. Es sprechen mehr vernünftige Argumente für ein Beibehalten des Verbotes als dagegen.

In den letzten Jahren hat man Heroinabhängige in entsprechenden Einrichtungen unter ärztlicher Kontrolle mit Polamidon (Methadon) versorgt und über Erfolge in der Resozialisierung bis zur Wiederaufnahme einer Arbeit berichtet. Trotzdem müssen derartige Maßnahmen mit großer Kritik gesehen werden, denn es wird ein Mittel vom Morphin-Typ durch ein anderes vom gleichen Typ ersetzt, was praktisch die gleichen Suchtwirkungen hat. Der Süchtige ist nicht mehr auf eine kriminelle Beschaffung angewiesen, weil ihm das Mittel ärztlich verordnet wird. Die Sucht und die absolute Abhängigkeit jedoch bleiben weiter bestehen, sie werden lediglich legalisiert.

Das eigentliche Therapieziel jedes Drogenmißbrauchs ist es, Drogenfreiheit zu erzielen. Das ist nur möglich, wenn Rahmenbedingungen geschaffen werden, den Betroffenen in die Gesellschaft, in Schule oder Arbeit zurückzuführen und ihn für die Zukunft aus der Drogenszene herauszuhalten, um einem Rückfall vorzubeugen. Entziehungsmaßnahmen sind nur in geschlossenen Einrichtungen unter ärztlicher Kontrolle möglich.

Leider sind die zahlreichen Bemühungen, eine Drogenfreiheit zu erzielen, insgesamt gesehen sehr wenig erfolgreich. Nur einzelne, besonders willensstarke Personen schaffen es schließlich, auf Dauer „clean" zu bleiben.

## Kindesmißhandlungen

Kindesmißhandlungen sind von alters her keine Seltenheit. Sie wurden in früheren Jahrhunderten als ein legitimes Recht der Eltern angesehen. Obgleich Mißhandlungen eines Kindes inzwischen unter Strafe stehen, sind sie leider auch heute noch häufig zu beobachten. Man schätzt, daß in der Bundesrepublik 150 000 Mißhandlungen von Kindern jährlich vorkommen.

Drei Arten von Mißhandlungen kann man unterscheiden:
- die körperliche Mißhandlung,
- die Vernachlässigung und
- den sexuellen Mißbrauch.

Diese Kindesmißhandlungen kommen zum überwiegenden Teil innerhalb der Familien vor, und zwar sind sämtliche Bevölkerungsschichten betroffen – von der sogenannten Oberschicht bis hin zu einfachen Bevölkerungskreisen. Man kann annehmen, daß etwa zwei Drittel derartiger Delikte nicht bekannt werden, wobei es den oberen Schichten meist leichter gelingt, die Tat zu verbergen.

Bei Mißhandlungen handelt es sich nicht um ein einmaliges Vorkommnis, sondern um Wiederholungsdelikte, so daß die Kinder oft jahrelangen Torturen ausgesetzt sind.

### Beteiligte Personen

Beim sexuellen Mißbrauch sind in der überwiegenden Zahl Männer, das heißt Väter oder Stiefväter, die Täter. Bei den körperlichen Mißhandlungen sind die Männer in der Überzahl, aber auch Frauen beteiligt. Bei den geschlagenen Kindern handelt es sich überwiegend um Säuglinge und Vorschulkinder. Beim sexuellen Mißbrauch sind die Opfer fast nur Mädchen vom Kleinkindes- bis zum jugendlichen Alter.

Körperliche Mißhandlungen sind unterschiedlich ausgeprägt: Schläge mit und ohne Blutergüsse, schwere Knochenbrüche, Schädeltraumen und lebensbedrohlichen Verletzungen an anderen Organen. Häufig lassen sich bei diesen Kindern noch Jahre nach dem Ereignis bei einer Röntgenuntersuchung des Skelettsystems Spuren alter Verletzungen nachweisen.

Beim sexuellen Mißbrauch kommt es einerseits zu einfachen Manipulationen in der Genitalregion ohne sichtbare nachweisbare Wunden, andererseits zu schweren Verletzungen mit starken Blutungen im Bereich der Geschlechtsorgane und des Afters.

### Auffälligkeiten mißhandelter Kinder

Alle mißhandelten und verwahrlosten Kinder haben gemeinsame Auffälligkeiten. Viele sind körperlich unterentwickelt. Manche nässen und koten lange ein. Sie können sich schlecht konzentrieren, ihre psychointellektuelle Entwicklung, insbesondere die Sprachentwicklung, ist verzögert. Sie sind ängstlich oder aggressiv. Im jugendlichen Alter neigen sie dazu, die notwendigen Schulleistungen oder Anforderungen am Arbeitsplatz zu verweigern, so daß ein Berufsabschluß gefährdet ist.

### Motivation der Täter

Für den Außenstehenden ist das Verhalten der Täter kaum einfühlbar. Es liegen bis heute keine eindeutigen Erklärungen für die Handlungsweise dieser Eltern vor. Oft kann konstatiert werden, daß es Familien gibt, in denen sich die Tradition des Schlagens oder des sexuellen Mißbrauchs von einer Generation auf die andere fortsetzt.

Die Ehefrauen der Täter schweigen lange, weil sie dazu gezwungen werden, weil sie die öffentliche Meinung fürchten oder weil sie glauben, sich selbst schützen zu müssen.

### Die Behandlung

Eine Behandlung von Familien mit mißhandelten Kindern ist schwierig und langwierig. Neben den Ärzten sind die Jugendämter und Selbsthilfeeinrichtungen wie der Kinderschutzbund tätig. Mitunter ist es möglich, einzelne Familien zu resozialisieren, und das Kind kann dann in der Familie bleiben. Häufig müssen die Kinder jedoch aus den Familien herausgenommen werden. Nicht in allen Fällen, aber oft ist ohne eine Gerichtsentscheidung keine tragbare Lösung zu finden.

# Psychosomatische Krankheiten

Unter psychosomatischen Krankheiten versteht man Neurosen oder funktionelle Störungen, die vorwiegend auf seelische Einflüsse zurückzuführen sind. Es handelt sich um sensorische Störungen, Beschwerden im Bereich der Empfindungen, im motorischen oder vegetativen Bereich. Die sonst üblichen Ursachen von Krankheiten wie Erblichkeit, Infektionen, Abnutzung, Stoffwechselstörungen, Verletzungen und andere spielen in der psychosomatischen Medizin keine oder nur eine untergeordnete Rolle.

Beispiele für psychosomatische Störungen bzw. Neurosen sind: Angstneurosen, Agoraphobie (Platzangst), unbegründete Phobie vor Tieren, Schulangst, Kopfschmerzen und viele andere.

Die Psychosomatische Medizin im engeren Sinne wurde ab 1930 von V. von Weizsäcker, T. von Uexküll und anderen entwickelt. Sie prägten den Begriff des Konversionssyndroms und der Konversionsneurose. Konversion heißt Umwandlung. Gemeint ist damit, daß ein psychischer Konflikt in einen organischen Befund umgewandelt wird. Dem Patienten ist der Zusammenhang zwischen seelischer Störung und körperlichen Beschwerden, also zwischen Psyche und Soma, zunächst nicht klar. Solche psychosomatischen Symptome oder Neurosen können sein:

- Kopfschmerzen
- Herzschmerzen oder -beklemmungen
- psychogene Lähmungen (oft abweichend von neurologischen Gesetzmäßigkeiten)
- Tics (unwillkürliche Nervenzuckungen), zum Beispiel: Blinzeln, Räuspern, psychogener Husten, Schulterzucken, Kopfschütteln
- psychogene Heiserkeit
- Einkoten (Enkopresis) oder Einnässen (Enuresis)
- die sogenannte Dreimonatskolik (der schreiende Säugling)

Bei den beiden zuletzt genannten Störungen handelt es sich um jüngere Kinder. Die anderen können jedes Lebensalter betreffen. Aus den genannten Symptomen können sich auch schwerwiegende Krankheiten entwickeln, zum Beispiel Magengeschwüre oder eine Migräne.

In vielen Fällen der Konversionssyndrome kann eine genauere Analyse und ein Gespräch mit dem Betroffenen allein oder mit seinen Eltern einen Zusammenhang zwischen dem Symptom und dem zugrundeliegenden seelischen Konflikt aufzeigen. Das Symptom kann in einer mehr oder weniger offenen Körpersprache – vergleichbar einer pantomimischen Darstellung – Hinweise auf den auslösenden seelischen Konflikt geben. Hierzu möchte ich im folgenden einige Beispiele anführen.

### Blinzeltic

Der Blinzeltic ist eine der häufigsten neurotischen Störungen. Er besteht in häufigem plötzlichem Zusammenkneifen der Augenlider. Bei seelischer Anspannung nehmen die Zuckungen zu, bei Ruhe können sie vorübergehend verschwinden. Es spricht vieles dafür, daß die Ursache dieses Tics der Ausdruck von Angst ist, verbal oder brachial bedroht zu werden.

### Psychogene Heiserkeit

Eine psychogene Heiserkeit tritt oft bei Jugendlichen oder Erwachsenen auf, die darauf angewiesen sind, viel zu sprechen oder zu singen. Durch das Symptom Heiserkeit ist es ihnen möglich, sich der Notwendigkeit, ihre Stimme einzusetzen, zu entziehen. Eine psychogene Heiserkeit findet sich öfter bei Lehrern oder Sängern.

### Psychogener Husten (Hustentic)

Ein 16jähriges Mädchen hat einen hartnäckigen bellenden Husten seit einigen Monaten. Während des Schlafes besteht kein Hustenreiz. Das Allgemeinbefinden ist gut. Sie wird in einer Klinik eingehend untersucht, es findet sich kein organischer Befund, der den Husten erklärt.

Die Art des Hustens, der übermäßig betont und laut ist, bei Ablenkung und im Schlaf nicht auftritt, muß an einen psychogenen Husten denken lassen. Einige Gespräche mit dem Mädchen ergeben, daß es sich von seinem Vater und der Schwester unterdrückt fühlt, wobei keine körperliche Gewalt gebraucht wird. Sie und ihre Mutter versehen die gesamte Arbeit im Haushalt. Der Vater macht es sich bequem, und die Schwester besucht die Disko.

Das Mädchen traut sich nicht, seinen Ärger gegenüber Vater und Schwester zu äußern. Die unterdrückte Wut äußert sich in einer Umwandlung (Konversion) in einen heftigen Husten, der als eine unterdrückte Aggressivität zu deuten ist.

Als mit dem Mädchen darüber gesprochen wird, leuchtet ihm diese Deutung ein. Trotz anfänglicher Hemmungen findet sie nach kurzer Zeit den richtigen Weg und bringt das Problem in der Familie zur Sprache.

Der Erfolg tritt erstaunlich rasch ein: Der Husten verschwindet beinahe schlagartig. Hier ist ein besonders günstig verlaufender Fall eines psychogenen Hustens geschildert. Meist sind die Verläufe komplizierter.

### Psychogene Schreiblähmung

Ein 14jähriger Junge kommt in die Sprechstunde und gibt an, mit der rechten Hand nicht mehr schreiben zu können. In solchen Fällen wird oft eine Sehnenscheidenentzündung vermutet und der Arm ruhiggestellt. Bei diesem Jungen ergibt sich jedoch keinerlei Anhalt dafür, daß eine organische Störung am Arm vorliegt. Es besteht der Verdacht, daß er Angst hat, eine Arbeit zu schreiben. Der Junge erhält zunächst den Rat, in die Schule zu gehen und zu versuchen, mit der linken Hand zu schreiben. Er befolgt den Vorschlag, und die „Schreiblähmung" bessert sich nach einigen Tagen. Im Laufe der nächsten Jahre entwickelt der Junge trotz einer psychotherapeutischen Behandlung eine Protesthaltung gegen alle Autoritätspersonen mit Verweigerung der Zusammenarbeit und Mitarbeit im Elternhaus, in der Schule und später in der Berufsausbildung. Der anfängliche Protest in Form des Konversionssyndroms „Schreiblähmung" wandelte sich später in eine offene totale Leistungsverweigerung um. Jugendliche, die ihre gesamte Umgebung ablehnen, sind einer Therapie nur schwer zugänglich.

### Schulphobie

Eine Schulphobie liegt dann vor, wenn ein Kind aus Angst vor der Trennung (meist von der Mutter) und weniger aus Angst vor der Schule, sich weigert, zur Schule zu gehen. Diese Störung betrifft meist Schüler in den ersten Klassen, auch bei Kindergartenkindern gibt es eine ähnliche Symptomatik. Die Angst äußert sich in Protest, Schreien oder auch organischen Beschwerden, wie zum Beispiel heftigen Bauchschmerzen. Die Trennungsangst wird durch das überbesorgte Verhalten eines Elternteils verstärkt. Letzten Endes steht hinter der Schulphobie die Angst, eine geliebte Person zu verlieren. Man kann sie sogar gelegentlich noch bei 17- und 18jährigen Schülern beobachten.

### Einkoten und Einnässen

Enkopresis (Einkoten) und Enuresis (Einnässen) sind Störungen im Kleinkindes- und Schulalter. Das Einnässen kann nur nachts oder nachts und tagsüber erfolgen. Es gibt fließende Übergänge vom normalen Einnässen zum krankhaften. Viele Mütter verlangen viel zu früh, daß ihr Kind sauber sei. Auch mit fünf Jahren nässen noch 10 Prozent der Kinder ein. Dies ist das Alter, in dem man überlegt, ob eine Behandlung sinnvoll ist.

Sowohl beim Einkoten (siehe das Kapitel „Krankheitszeichen", Seite 47) als auch beim Einnässen sind die Jungen in der Überzahl. Oft besteht eine offene oder verdeckte Konfliktsituation mit der Mutter. Das Einnässen hat die besseren Aussichten, sich zurückzubilden.

Das Einkoten ist schwerer zu beeinflussen. Die zugrunde liegenden Störungen liegen meist tiefer. Sie betreffen nicht nur die Beziehung zwischen Mutter und Kind; häufig spielen die eigenen Probleme der Mutter eine erhebliche Rolle.

Die Therapie des Einnässens beruht auf dem Prinzip, daß das Kind nachts, wenn es einnäßt, sofort geweckt wird. Das geschieht mit Hilfe eines Weckapparates, zum Beispiel dem Enurexgerät. Die Konstruktion ist einfach: Man knöpft dem Kind ein Kontaktläppchen in die Unterhose. Wenn der Urin dieses benetzt, wird ein Stromkontakt geschlossen, der einen Wecker, der sich neben dem Ohr des Kindes befindet, sofort auslöst.

Der Lerneffekt beruht auf dem sofortigen Wecken nach dem Einnässen. Dieses Enurexgerät hat in all den Fällen Erfolg, in denen dem Einnässen des Kindes keine tiefliegende seelische Störung zugrundeliegt. Eine derartige Behandlung verspricht frühestens mit sechs, besser mit sieben Jahren Erfolg. Die Bereitschaft des Kindes zur Mitarbeit ist für ein gutes Ergebnis von entscheidender Bedeutung.

# Verhaltenstherapie

Die geschilderte Behandlung der Enuresis ist ein ausgewähltes Beispiel für die sogenannte Verhaltenstherapie, die heute weit verbreitet ist. Zwei ihrer bekanntesten Vertreter sind Skinner und Eysenck. Skinner hat zunächst an Tierversuchen Beobachtungen gemacht, die sich später auf den Menschen übertragen ließen.

Die Verhaltenstherapie ist ein Lernen am Erfolg, ihr liegen hauptsächlich zwei Arten des Vorgehens zugrunde:

- das Konditionieren und
- das Desensibilisieren.

Unter Konditionieren versteht man die Verstärkung durch materielle oder verbale Belohnung eines erwünschten Verhaltens. Das Kind merkt sich die Belohnung und verhält sich später entsprechend. Für den Erfolg der Behandlung ist es wichtig, daß die Verstärkung möglichst sofort erfolgt und häufiger wiederholt wird.

Belohnungen, die dem Verhalten folgen, verstärken dieses, Bestrafungen schwächen es ab. Beim Einsatz des Enurexgerätes erhält das Kind eine leichte Bestrafung, indem es geweckt wird und aufstehen muß. Deshalb kommt es zum Abschwächen des Einnässens.

Im allgemeinen vermeidet man in der Verhaltenstherapie jedoch Bestrafungen. Generell gilt, daß unerwünschtes Verhalten ignoriert wird, das heißt, es wird nicht beachtet. Das Ignorieren hat auf Dauer einen besseren Erfolg als das Bestrafen.

Verstärkung, das heißt Lob und Belohnung, wirken besser und nachhaltiger als Bestrafung durch Schläge und Schelte. Verstärkung motiviert, Bestrafung demotiviert.

Die Desensibilisierung ist eine Behandlungsmethode, mit der man bei Kindern versucht, Angst abzubauen oder sie zu Verhaltensweisen zu ermutigen, die sie sich nicht zutrauen. Der Therapeut versucht zum Beispiel, Angst vor Tieren durch allmähliche Annäherung und auch durch positive Verstärker abzubauen.

Verhaltensstörungen sind ein unbestimmter Begriff. Man kann alle menschlichen Verhaltensweisen, die von dem als normal empfundenen Verhalten abweichen, darunter verstehen. Die Begriffe psychosomatische Störungen und Verhaltensstörungen sind nicht immer klar zu unterscheiden.

Einige Beispiele von sogenannten Verhaltensstörungen, die bei Kindern vorkommen, sind die folgenden: Neigungen zu Wutausbrüchen, Trotzanfälle, Ängstlichkeit, Daumenlutschen, Lügen, sexuelle Auffälligkeiten, Enuresis (Einnässen), Enkopresis (Einkoten) und andere.

### Behandlung

Vor jeder Behandlung einer psychosomatischen Störung ist es notwendig, organische Erkrankungen durch eine eingehende körperliche Untersuchung auszuschließen.

Die psychotherapeutische Behandlung sollte folgende Inhalte haben:

- Zuwendung und Anerkennung,
- konsequente Erziehung,
- auf Sorgen, Ängste und Probleme eingehen,
- Verhaltensmodifikation,
- Medikamente sind nur in Sonderfällen angezeigt.

**Zuwendung und Anerkennung** ist die Grundlage einer jeden Therapie. Eltern sind sicher die wichtigsten Personen im Leben des Kindes. Der Psychologe versucht, in einer Spieltherapie das Selbstbewußtsein eines Kindes zu stärken. Es wird sich nicht vermeiden lassen, daß das Kind von anderen Personen, Erwachsenen und Kindern, in der Schule und auf der Straße Aggressionen und Zurückweisung erfährt. Diese kann es nur ertragen, wenn es Menschen kennt, die es lieben, auf die es sich verlassen kann.

Die Erziehung, unabhängig von Beschwerden jeglicher Art, sollte immer konsequent sein und bestimmte einmal aufgestellte Regeln einhalten. „Ja" und „nein" sind wichtige Worte.

Auf Sorgen und Ängste des Kindes muß man in Ruhe eingehen. Die oft geäußerte Bemerkung: „Du brauchst ja gar keine Angst zu haben", ist nicht hilfreich, solange nicht über den Inhalt der Angst gesprochen wird.

Eine Verhaltensmodifikation versucht, das als störend empfundene Symptom zu beseitigen oder zu ändern. Dies kann zum Erfolg führen, wenn hinter dem Symptom kein ernster seelischer Konflikt steht.

Autogenes Training wird bei Neurosen oder Verhaltensstörungen oft eingesetzt. Das Verfahren wird unter der Anleitung eines Therapeuten erlernt und ist als eine begleitende Therapie anzusehen.

Medikamente bei psychosomatischen Beschwerden und Verhaltensstörungen sind nur in ganz wenigen Fällen und nur über einen kurzen Zeitraum angezeigt. Die meisten Mittel sind nicht frei von Nebenwirkungen. Die Erfolge, die mitunter gesehen werden, sind meist vorübergehende Scheinerfolge. Die Arzneimittel decken die Symptome zu und sind nicht in der Lage, eine dauerhafte Lösung zu ermöglichen.

**Streß**

Die Auslöser von psychosomatischen Erkrankungen oder Neurosen sind häufig Angst oder Streß. Diesen Begriff hat Selye geprägt und beschrieben. Streß ist heute zu einem häufig gebrauchten Modewort geworden. Er hat Einfluß auf das seelische Befinden. Streß sagt soviel wie Druck, Belastung oder Spannung, die auf den menschlichen Organismus wirken. Er führt zu einer erhöhten Reizung des Eingeweidenervs Sympathicus, der zum vegetativen Nervensystem gehört. Die Folge ist eine verstärkte Tätigkeit vieler Körperfunktionen wie Ausschüttung der Körperhormone Adrenalin, Cortison und Insulin. Damit kommt es zu einer erhöhten körperlichen Leistungsfähigkeit, aber auch zu Blutdrucksteigerung, Erhöhung der Herzfrequenz, Schwitzen, Fingerzittern, Unruhe und schließlich Angst. Wenn diese Streßsymptome einen Menschen, auch ein Kind, zu häufig treffen, dann kann das zu schweren seelischen oder auch organischen Erkrankungen führen.

Die Belastbarkeit der einzelnen Menschen ist sicher sehr unterschiedlich. Was das eine Kind noch erträgt, bedeutet für das andere eine starke Belastung oder Überforderung. Eine dauernde Überforderung im Schulalltag, aber auch zu Hause kann eine schädigende Streßsituation bedeuten.

# Die angemessene Therapie

Eine angemessene Arzneitherapie ist eine solche, die der Arzt für angezeigt hält und die der Patient akzeptieren kann. Sie bedarf einer entsprechenden Aufklärung des Patienten über seine Krankheit sowie über die Art der Behandlung. Angemessene Therapie bedeutet Abwägung von Haupt- und Nebenwirkungen.

Ein Arzneimittel sollte nach Ansicht des Therapeuten wirksam sein. Behandlungsmethoden, die als unwirksam gelten oder deren Wirkung nicht gesichert ist, sind nur dann als angemessen anzusehen, wenn der Arzt eine Wirkung für wahrscheinlich hält. Die eigene Erfahrung des Arztes ist oft dabei von großer Bedeutung. Sie bedarf jedoch einer kritischen Beurteilung, weil eine festgefahrene Erfahrung zu falschen Schlußfolgerungen führen kann und häufig dem Erwerb neuen Wissens im Wege steht.

Jede Behandlung sollte überschaubar sein. Eine einfache Therapie wird vom Patienten leichter angenommen als eine komplizierte. Auf eine Polypragmasie, das heißt eine Behandlung mit vielen Mitteln, muß verzichtet werden. Monopräparaten (Präparate, die nur einen Wirkstoff enthalten) ist der Vorzug vor Kombinationspräparaten zu geben. Begründete Ausnahmen von dieser Regel gibt es zum Beispiel bei der Behandlung der Tuberkulose, des Bronchialasthmas oder der Leukose (Blutkrebs).

Wenn keine wirksamen Mittel zur Verfügung stehen und nur eine Verordnung getroffen wird, damit irgend etwas geschieht, sollte auf eine Pharmakotherapie (Behandlung mit Medikamenten) verzichtet werden. Unter Hinweis auf die Prognose (Voraussage des weiteren Verlaufes) kann abgewartet werden oder auf andere Behandlungsarten zurückgegriffen werden wie Aufklärung, Gesprächstherapie, Diät, Physiotherapie oder Chirurgie.

Es wird häufig zu früh behandelt, wo Abwarten sinnvoller wäre. Der günstige Spontanverlauf vieler banaler Erkrankungen wird zu wenig beachtet, weil Arzt und Patient der Meinung sind, ohne ein Arzneimittel sei die Heilung gefährdet.

Der Arzt sollte sich durch den Leidensdruck des Patienten nicht zu einer unangemessenen Therapie drängen lassen. Dies wird vom Patienten auf die Dauer nicht anerkannt. Besteht dieser auf einer Behandlung, die der Arzt für falsch hält, so sollte er dem Wunsch nicht nachgeben. Unter Umständen muß in einem solchen Fall auch ein Arztwechsel in Kauf genommen werden.

Eine angemessene Arzneimitteltherapie muß auch wirtschaftliche Gesichtspunkte berücksichtigen, jedoch nur in dem Maße, daß eine wirksame und indizierte Therapie nicht beeinträchtigt wird.

In noch unklaren Situationen sollte versucht werden, unter genauer Beobachtung besonnen abzuwarten, ohne einen übertriebenen Aufwand an diagnostischen und therapeutischen Maßnahmen zu treiben. Allerdings erfordern Notfallsituationen, denen wir immer begegnen können, rasches und zielbewußtes Handeln, zum Beispiel bei schweren Asthma- und Croupanfällen, Krampfanfällen, Meningitiden, Schockzuständen, Herzrhythmusstörungen und Vergiftungen.

Hier sind jedesmal für den Arzt die folgenden Fragen zu beantworten: Was muß und was kann ich vor Ort tun? Und: Ist eine Klinikeinweisung erforderlich?

Für den Patienten ist die sachgerechte Information wichtiger als ein Rezept, auch wenn er mitunter einen anderen Eindruck zu erwecken vermag. Erst das Gespräch schafft das besondere Vertrauensverhältnis, das für eine erfolgreiche Behandlung unbedingt notwendig ist.

Eine ärztlich unzureichend begründete und durchgeführte Behandlung wird sich trotzdem nicht immer vermeiden lassen. Letztlich ist es die Angst vor dem Leiden und vor den nicht vorhersehbaren Folgen der Krankheit, die Patient und Arzt immer wieder in die Lage bringen, überstürzt und nicht angemessen zu handeln. Es bedarf eines dauernden Bemühens und einer großen Erfahrung, bis der Arzt lernt, mit den Risiken von Krankheit und Therapie einigermaßen sicher umzugehen.

# Verzeichnis der Fachausdrücke

**Abtreibung = Abort** Schwangerschaftsabbruch
**Achondroplasie** Störung der Knorpelbildung mit Kleinwuchs, dominante Erbkrankheit
**Adaptationsstörung** Anpassungsstörung Neugeborener bei der Umstellung vom uterinen zum extrauterinen Leben
**adaptierte Milch** Fertigmilchpräparat für Säuglinge auf Kuhmilchbasis, das der Frauenmilch angepaßt ist
**Adenotomie** operative Entfernung der Rachenmandeln
**Adipositas** Übergewichtigkeit, Fettsucht
**Adrenalin** Streßhormon aus dem Nebennierenmark
**AIDS** Acquired Immune Deficiency Syndrome = Syndrom der erworbenen Immunitätsschwäche
**Allergen** Stoff, der Allergien auslöst, zum Beispiel Pollen
**Allergenkarenz** Vermeiden des Kontaktes mit einem krankmachenden Allergen, zum Beispiel Katzen
**Allergie** Zustand der Überempfindlichkeit gegen Pollen, Tiere, Nahrungsmittel und anderes
**allergische Alveolitis** allergische Entzündung der Lungenbläschen
**Alopecie** Haarausfall
**Alveolen** Lungenbläschen
**Aminosäuren** Bausteine der Eiweiße
**Amnionzentese** Punktion der Fruchtblase
**Analgetikum** Schmerz-(Fieber-)mittel
**Anämie** Blutarmut
**Anamnese** Vorgeschichte des Patienten
**Anatomie** Lehre vom Bau des Körpers
**Androgene** Hormone der Nebennierenrinde mit vermännlichender Wirkung
**Anorexia nervosa** Pubertätsmagersucht

**Antibiotika** Medikamente, die gegen bakterielle Infektionen eingesetzt werden, zum Beispiel Penicillin
**Antigen** Stoff, der die Bildung von Antikörpern auslöst
**Antikörper** Schutzstoffe, Immunglobuline bei Infektionen, Antigene bei der Allergie
**Aorta** große Körperschlagader
**Apgar-Score (Test)** Test des Neugeborenen auf seine Lebenstüchtigkeit, Punktsystem, maximal 10 Punkte
**Aphthe, habituelle** kleine schmerzhafte Blasen in der Mundschleimhaut
**Apnoe** Atemstörungen
**Appendizitis** Blinddarmentzündung
**Arterien** Blutgefäße, die das Blut vom Herzen weg transportieren
**Aseptische Nekrosen** Wachstumsstörungen an Stellen erhöhter Wachstumsintensität des Skeletts in der Pubertät
**Askariden** Spulwürmer
**Asphyxie** Sauerstoffnot beim Neugeborenen
**Asthma, Bronchialasthma** chronische Erkrankung der Bronchien mit Anfällen von Luftnot, oft allergisch bedingt, erblich
**Atopien** Bezeichnung für die allergischen Krankheiten Asthma, Heuschnupfen, Ekzem
**Atresie** Verschluß eines Hohlorgans, zum Beispiel Ösophagusatresie
**Attrappe** hier: Mutterersatz
**Auskultieren** Abhören (der Lungen mit Stethoskop)
**autosomal dominant** überdeckender Erbgang, an die Autosomen gebunden
**autosomal rezessiv** überdeckter Erbgang, an die Autosomen gebunden
**Autosomen** Chromosomen, die keine Geschlechtschromosomen sind

**BCG-Impfung** Bacille-Calmette-Guerin, Tuberkuloseimpfung
**Betaisodonasalbe** wäßrige Jodsalbe, nicht brennend, antiinfektiös, gehört in die Hausapotheke
**Bilirubin** gelber Blutfarbstoff
**Boosterimpfung** Auffrischungsimpfung, Verstärkung des Impfschutzes
**Borrelien** Schraubenbakterien, werden von Zecken auf den Menschen übertragen, Erreger des Erythema migrans chron.
**Bronchiolitis** Entzündung der feinen Bronchien bei Säuglingen
**Bronchitis** Entzündung der Bronchien
**BSHG** Bundessozialhilfegesetz
**Bulimie** Eß-Brech-Sucht, psychosomatische Erkrankung
**Buphthalmus** grauer Star beim Neugeborenen

**Candidamykose** Soor, eine Pilzerkrankung
**Chorionbiopsie** Untersuchung der Zottenhaut des Mutterkuchens
**Chromosomen** Kernkörperchen, Träger der Gene
**Chromosomen-Aberration** Abweichung der Chromosomen in Zahl und Struktur
**Colitis ulcerosa** entzündliche Dickdarmerkrankung mit Geschwüren
**Colon** Dickdarm
**Colon irritabile** erregbarer Dickdarm mit vermehrter Stuhlentleerung
**Corticoide** Gruppe von Hormonen, die dem Cortisol verwandt sind
**Cortisol** Hormon der Nebennierenrinde
**Coxsackie-A-16-Infektion** Hand-Fuß-Mund-Erkrankung
**Croup, Pseudocroup** Luftnot durch Verengung der Stimmritze

**Crouzon, Morbus** Crouzon-Krankheit, vorzeitiger Verschluß der Schädelnähte mit Störung des Hirnwachstums, seltene Erbkrankheit
**Cyanose** Blausucht bei mangelnder Sauerstoffsättigung des Blutes, zum Beispiel bei schweren Herzfehlern
**Cystische Fibrose = Mukoviszidose** angeborene Erkrankung der Lunge und Bauchspeicheldrüse mit Infektionen und Gedeihstörung

**Deformation** Verformung von Körperteilen des Ungeborenen im Uterus
**Deformität** Fehlbildung, Fehlstellung
**Dermatitis atopica = Ekzem = Neurodermitis** chronische erbliche Hautkrankheit
**Diabetes** Zuckerkrankheit; Typ I: Zuckerkrankheit des Jugendlichen, insulinpflichtig; Typ II: Zuckerkrankheit des Erwachsenen, nicht insulinpflichtig
**Diagnose** Krankheitsbezeichnung
**dominante Vererbung** überdeckende Vererbung
**Dyslalie** Stammeln (Sprachfehler)
**Dyspesie** Durchfallerkrankung des Säuglings
**Dysplasie** Fehlbildung von Gewebe
**Duodenum** Zwölffingerdarm

**EEG = Elektroenzephalogramm** Aufzeichnung der Hirnströme
**Efflorezenzen** wörtlich: Hautblüten, kleinste Einheit eines Hautausschlags, zum Beispiel ein Bläschen bei Windpocken
**EKG = Elektrokardiogramm** Aufzeichnung der Herzströme
**Ekzem = Neurodermitis = Dermatitis atopica** chronische erbliche Hautkrankheit
**Elektrolyte** Salze

**Embryo** Leibesfrucht in den ersten zwei Monaten

**Embryopathie** Erkrankung des Embryos durch Infektionen der Mutter (wie Rötelnembryopathie, Varizellenembryopathie), außerdem durch Medikamente oder toxische Stoffe (zum Beispiel Alkohol)

**Emphysem** Lungenüberblähung

**Endokard** Herzinnenhaut

**Endokarditis** Herzinnenhautentzündung

**endokrine Drüsen** Hormondrüsen

**Endokrinologie** Lehre von den Organen mit innerer Sekretion

**Endoskopie** Spiegelung innerer Organe, zum Beispiel des Darmes

**Enkopresis** Einkoten, psychosomatische Erkrankung des Kleinkindes

**Enteritis** Darminfektion mit Durchfall

**Enzephalopathie** Erkrankung des Hirns, zum Beispiel bei Keuchhusten

**Enzyme = Fermente** lebensnotwendige Stoffe des Organismus, die im Stoffwechsel regulierende Aufgaben haben

**Epidemie** Verbreitung einer Krankheit in einer Bevölkerung

**Epidermis** Oberhaut

**Epiglottis** Kehldeckel

**Epiglottitis** Entzündung des Kehldeckels, schwerwiegende Erkrankung mit Gefahr der Erstickung

**Epikutantest** Allergietest auf der Haut zur Diagnostik einer Kontaktdermatitis

**Erreger, Krankheitserreger** Viren, Bakterien, Pilze und anderes

**Erysipel** Wundrose, umschriebene Infektion der Haut durch Streptokokken

**Erythem** Rötung der Haut durch verstärkte Durchblutung, zum Beispiel Windelerythem, Sonnenerythem, Infekterythem

**Erythema chron. migrans** wandernde Hautrötung, eine Borrelieninfektion, durch Zeckenbiß übertragen

**Erythema infektiosum** Ringelröteln

**Erythema neonatorum** harmloser Ausschlag beim Neugeborenen

**Erythema nodosum** umschriebener Ausschlag von roten, rundlichen, flachen Knötchen, meist an den Streckseiten der Unterschenkel, allergisch bedingt

**Erythroblastose** schwere Erkrankung des Neugeborenen mit Zerfall der roten Blutkörperchen aufgrund einer Blutgruppenunverträglichkeit

**Erythrozyten** rote Blutkörperchen

**Exanthem** Ausschlag

**Exanthema subitum** Dreitagefieberausschlag

**Exsikkose** Austrocknung durch Wasserverlust, zum Beispiel bei Durchfall und Erbrechen

**Facialisparese** Lähmung des Gesichtsnervs

**Feiung = Immunität** Schutz vor einer Wiedererkrankung nach einer überstandenen Infektion

**Fermente = Enzyme** lebensnotwendige Stoffe des Organismus, die im Stoffwechsel regulierende Aufgaben haben

**Fetaler Kreislauf** Kreislauf der Leibesfrucht im Mutterleib

**Fetopathie (Fötopathie)** Erkrankung des Fetus durch Infektionen oder toxische Stoffe über die Mutter

**Fetus (Fötus)** Leibesfrucht nach Vollendung des zweiten Monats

**Frühgeborene** Kinder, die nach einer Schwangerschaft von weniger als 37 Wochen geboren wurden

**FSME** Frühsommer-Meningoenzephalitis, Hirnhautentzündung, die durch Zecken auf den Menschen übertragen wird

**Gastroenteritis** Magen-Darm-Infektion

**Gene** Erbeinheiten, lokalisiert in den Chromosomen

**Genetik** Erblehre

**genetischer Code** biologische Markierung in den Chromosomen, die die Weitergabe des Erbgutes ermöglicht

**Genotyp** Bild der Genkonstellation eines Individuums

**Gestagen = Progesteron** weibliches Hormon, das die zweite Hälfte des Zyklus und die Schwangerschaft steuert

**Glukagon** Hormon, Gegenspieler des Insulin im Zuckerstoffwechsel

**Gonosomen** Geschlechtschromosomen

**Granulozyten** wichtigster Teil der Leukozyten (weiße Blutkörperchen), Bedeutung bei Infektabwehr

**Guthrietest** Blutuntersuchung des Neugeborenen auf Stoffwechselerkrankungen, zum Beispiel die Phenylketonurie

**Habituelles Erbrechen** gewohnheitsmäßiges Erbrechen

**Hämangiom** Blutschwämmchen

**Hämaturie** Ausscheidung von Blut im Urin

**Hämoglobin** roter Blutfarbstoff, transportiert Sauerstoff

**Hämorrhagische Diathese** Blutungsübel verschiedener Ursachen

**Hepatitis** Leberentzündung, infektiöse Gelbsucht

**Herpangina** Angina herpetica, Angina mit Bläschen, Coxsackie-A-Infektion

**Herpes simplex** Ausschlag mit Bläschen am Mund

**Herpes Zoster** Gürtelrose

**Herzinsuffizienz** unzureichende Herzkraft, meist als Folge einer Herzmuskelentzündung

**heterozygot** mischerbig

**Heuschnupfen** allergische Erkrankung mit Schnupfen bei Allergie gegen Gräserpollen und andere Pflanzenpollen

**HIB** Bakterium Haemophilus influenzae B, Erreger von Hirnhautentzündung, Kehldeckelentzündung und Lungenentzündung

**HIV-Virus** Human Immunodeficiency Virus = menschliches Immunmangel-Virus, Erreger von AIDS

**Homöopathie** Ähnlichkeitslehre, Lehre von S. Hahnemann

**homozygot** reinerbig

**Hormone** Wirkstoffe der Drüsen innerer Sekretion

**Humangenetik** Lehre von der menschlichen Vererbung

**hyperreagibles Bronchialsystem** überempfindliches Bronchialsystem, Vorstadium von Asthma

**Hypertrophie** wörtlich: Überernährung, beim Herzen: verstärkte Muskeldicke

**Hypophyse** Hormondrüse an der Schädelbasis

**Hyposensibilisierung** Herabsetzung der Empfindlichkeit des Allergikers durch Injektionen mit Allergenextrakten

**Hypothalamus** Teil des Zwischenhirns, Zentrum der Hormonsteuerung

**Hypotrophie** wörtlich: Unterernährung, zu dünner Muskel

**Ikterus** Gelbsucht

**Ileus** Darmverschluß

**immun** unempfindlich gegenüber einer Infektionskrankheit

**Immunglobuline** Eiweißkörper im Blut, die eine wesentliche Funktion bei der Immunabwehr haben

**Immunität** Unempfindlichkeit für eine Infektionskrankheit

**Immunstimulation = Immunmodulation** Versuch, den Organismus mit verschiedenen Mitteln unempfindlich gegen Infektionen zu machen

**Impetigo contagiosa** eitriger, ansteckender Hautausschlag

**Impfung, aktiv** aktiver Langzeitschutz vor Infektionskrankheiten durch abgetötete oder abgeschwächte Erreger

**Impfung, passiv** vorübergehender Schutz vor Infektionskrankheiten durch Injektion von Immunglobulinen

**Indikation** Anzeige zur Untersuchung oder Verordnung

**Infektionen** ansteckende Krankheiten

**Infektionsmodus** Art der Ansteckung

**Infusion** Einfließenlassen einer Arzneiflüssigkeit in eine Körpervene
**Injektion** Einspritzung
**injizieren** einspritzen
**Inkubationszeit** Zeit zwischen Eindringen des Erregers bis zum Auftreten der Krankheitszeichen bei Infektionskrankheiten
**Inspektion** Betrachtung, Anschauen
**Insulin** Hormon der Bauchspeicheldrüse
**intramuskulär** eine Injektion in einen Muskel verabreichen
**intravenös** eine Injektion oder eine Infusion in eine Vene verabreichen

**Karditis** Herzmuskelentzündung, meist nach Streptokokkeninfektion
**Kernikterus** Schädigung von Hirnkernen durch Bilirubin beim schweren Neugeborenenikterus
**Kernspintomogramm** Computerunterstütztes bildgebendes Verfahren ohne die Nachteile einer Röntgenbestrahlung
**Kinetose** Reise-(Bewegungs-)Krankheit, zum Beispiel Seekrankheit
**Kohlenhydrat** Nahrungsstoff, zum Beispiel Zucker, Stärke
**Kommunikation** Beziehung
**Komplikation** Abweichung vom üblichen Verlauf einer Krankheit durch weitere ernste hinzukommende Krankheitszeichen
**Konjunktivitis** Entzündung der Augenbindehäute
**Kontagionsindex** Maß für die Häufigkeit der Ansteckung bei Kontakt mit Infektionskrankheiten
**konsultieren** (einen Arzt) um Rat fragen
**Korium** Lederhaut
**Kryptorchismus** verborgener oder fehlender (nicht nachweisbarer) Hoden
**Kuhmilchproteinallergie** erworbene Empfindlichkeit gegen Kuhmilcheiweiß beim Kleinkind

**Laryngitis** Kehlkopf-Stimmband-Katarrh
**Leberzirrhose** schwere Lebererkrankung mit bindegewebigem Umbau
**Legasthenie** Lese- und Rechtschreibeschwäche
**Leihimmunität = Nestschutz** durch die Mutter übertragene Antikörper verleihen dem Säugling für einige Monate Schutz vor einer Reihe von Infektionskrankheiten
**Leukose = Leukämie** Blutkrebs
**Leukozyten** weiße Blutkörperchen
**Leukozyturie** Ausscheidung von weißen Blutkörperchen im Urin
**Lichenifikation** Verdickung der Haut mit Vergröberung der Hautfelderung beim Ekzem (Neurodermitis)
**Lues = Syphilis** Geschlechtskrankheit mit chron. Verlauf
**Lymphadenopathie-Syndrom (LAS)** Erkrankung der Lymphdrüsen bei AIDS
**Lymphgefäße** vermitteln den Stoffaustausch zwischen Blut und Körperzellen
**Lymphogranulomatose = Morbus Hodgkin** bösartige Erkrankung des Lymphsystems mit guter Heilungschance
**Lymphozyten** besondere Art der weißen Blutkörperchen mit Bedeutung für die Immunität
**makulös** fleckförmig (Ausschlag)

**Maldescensus testis** Hodenhochstand
**Mangelgeborene** Kinder, die für das Geburtsdatum zu leicht und zu unreif sind
**Mastozystose** Hautkrankheit mit umschriebener Ansammlung von Mastzellen
**MdE** Minderung der Erwerbsfähigkeit nach dem Schwerbehindertengesetz
**Megacolon** durch Stuhl erweiterter Dickdarm
**Megacolon congenitum** Hirschsprung-Krankheit
**Menigoenzephalitis** Hirn-Hirnhaut-Entzündung

**Meningitis** Hirnhautentzündung
**Miliaria** Schweiß- oder Hitzefriesel
**Miliartuberkulose** schwere Verlaufsform der Tuberkulose mit Streuung der Bazillen auf dem Blutweg in Lunge und andere Organe
**MMR Schutzimpfung** aktive Impfung gegen Masern-Mumps-Röteln
**Mollusca contagiosa** Dellwarzen
**Monogene Vererbung** Vererbung, die nur an ein Gen gebunden ist
**Mononukleose, infektiöse** Pfeiffer-Drüsenfieber
**Monozyten** besondere Art der weißen Blutkörperchen
**Morbilli** Masern
**Morbus** Krankheit
**Morbus Crohn** chronisch entzündliche Darmerkrankung
**Morbus Hodgkin** bösartige Erkrankung der Lymphdrüsen
**Morbus Perthes** Wachstumsstörung am Hüftgelenk
**Morbus Recklinghausen** angeborene Hauterkrankung mit braunen Tumoren im Bereich der Nerven
**motorische Entwicklung** Entwicklung der Bewegungsfähigkeit
**Mukoviszidose = cystische Fibrose** angeborene Erkrankung der Lunge und Bauchspeicheldrüse mit Infektionen und Gedeihstörung
**multifaktorielle Vererbung** Vererbung, die an mehrere Gene gebunden ist
**Mykoplasmen** Erreger von Infektionen und Lungenentzündungen
**Mykose** Pilzerkrankung
**Myokard** Herzmuskel
**Myokarditis** Herzmuskelentzündung

**Nahrungsstoffe** Bestandteile der Nahrung: Eiweiße, Fette, Kohlenhydrate
**Nävus** Muttermal
**Nephritis, Glomerulonephritis** Nierenentzündung nach Streptokokkeninfekt

**Nephrolithiasis** Nierensteine
**Nephrotisches Syndrom** Gruppe von Nierenerkrankungen mit starker Eiweißausscheidung
**Neurodermitis = Dermatitis atopica = Ekzem** chronische, erbliche Hautkrankheit
**Nystagmus** schnelle, unwillkürliche Hin- und Herbewegung der Augäpfel

**Obstipation** Stuhlverstopfung
**Obstruktion, Broncho-Obstruktion** Verengung der Bronchien, besonders bei Asthma
**opportunistische Infektionen** komplizierende Infektionen, zum Beispiel bei AIDS
**Ösophagus** Speiseröhre
**Ösophagusatresie** angeborener Verschluß der Speiseröhre
**Östrogene** weibliche Keimdrüsenhormone
**Orchitis** Hodenentzündung, zum Beispiel bei Mumps
**Ornithose** Infektionskrankheit, die durch Papageienvögel übertragen wird
**Oxyuren** Madenwürmer

**Palpation** Betasten
**papulös** knötchenförmig (bei Ausschlag)
**Parotitis epidemica** Mumps oder Ziegenpeter
**Patient** der Leidende, der Kranke
**Peristaltik** fortschreitende Muskelkontraktionen im Darm oder anderen Hohlorganen zum Transport des Inhalts
**Peritonitis** Bauchfellentzündung
**Perkussion** Abklopfen der Lunge oder des Bauches, um den Schall zu beurteilen
**Perlèche** Faulecken
**Perthes, Morbus** Perthes-Krankheit, Wachstumsstörung am Hüftgelenk
**Pertussis** Keuchhusten
**Pharyngitis** Rachenkatarrh
**Phänotyp** Erscheinungsbild eines Individuums, unabhängig von seinem Erbgut
**Phenylketonurie (PKU)** erbliche Erkrankung des Eiweißstoffwechsels

**Physiologie** Lehre von der Funktion des Körpers
**Phytotherapie** Behandlung mit pflanzlichen Mitteln
**Placebo** Scheinmedikament
**Pleuritis** Rippenfellentzündung
**Plexuslähmungen** Armlähmungen des Neugeborenen
**Pneumonie** Lungenentzündung
**Poliomyelitis** Kinderlähmung
**Pollen** Blütenstaub, häufiger Auslöser von Allergien
**Pollinose** Allergie auf Pflanzenpollen, Asthma oder Heuschnupfen
**polygene Vererbung** Vererbung, die an mehrere Gene gebunden ist
**Prävention** Vorsorge
**Prognose** Vorhersage über den Krankheitsverlauf
**Prophylaxe** Verhütung einer Krankheit, zum Beispiel durch Schutzimpfung
**Proportion, Körperproportion** Ebenmaß der Verhältnisse
**Proteinurie** Eiweißausscheidung im Urin
**Pseudoallergie** Intoleranzreaktion mit einem der Allergie ähnlichen Bild, keine Allergie
**Psyche** Seele
**psychische Entwicklung** seelische Entwicklung
**Psychologie** Wissenschaft vom Erleben und Verhalten des Menschen
**Psychosomatik** Krankheitslehre, die psychische Einflüsse auf körperliche (somatische) Symptome berücksichtigt
**psychosomatische Störung** seelischer Konflikt, der für ein organisches Leiden verantwortlich ist
**Pustel** eitrig gefülltes Bläschen
**Pylorus** Magenpförtner (Ausgangsmuskel des Magens)
**Pylorospasmus** Magenpförtnerkrampf
**Pylorotomie** Operation am Pylorus bei Magenpförtnerkrampf

**Quincke-Ödem** allergische Reaktion mit starker Schwel-

lung, besonders im Bereich der Lippen

**Rachitis** „englische Krankheit" mit Störung des Kalkstoffwechsels und des Knochenwachstums
**Rehydratation** Wiederauffüllen des Organismus mit Flüssigkeit nach starkem Wasserverlust
**rezessiver Erbgang** Erbgang, bei dem ein krankes Gen unterdrückt wird
**Rezidiv** das Wiederauftreten einer Krankheit
**rezidivierend** immer wieder auftretend
**Rhesusinkompatibilität** Blutgruppenunverträglichkeit bei Mutter und Neugeborenem, kann zu Erythroblastose führen
**Rheumatisches Fieber** Krankheit mit Herz- und Gelenkbeteiligung nach Scharlach oder einer Streptokokkeninfektion
**Risikokinder** Kinder, die aufgrund des Verlaufs der Schwangerschaft, der Geburt, des Gewichts und des Vorliegens von Krankheiten in ihrer Entwicklung gefährdet sind
**Röntgenuntersuchung** bildgebendes Verfahren mit ionisierenden Strahlen
**Rubeolen** Röteln

**Scabies** Krätze
**Schlatter, Morbus** Schlatter-Krankheit, Wachstumsstörung am Kniegelenk
**Screening** preiswerter Suchtest nach Krankheiten, meist im Rahmen der Vorsorgeuntersuchung
**Selbsthilfegruppe** Zusammenschluß von Personen, die ein gemeinsames Anliegen (Krankheit, Außenseiterrolle) vertreten
**Serumkrankheit** allergische Reaktion mit Ausschlag und Schocksymptomatik nach wiederholter Gabe von Tierserum
**Skelett** Knochensystem
**Skorbut** Vitamin-C-Mangelkrankheit
**Somatogramm** Kurven über Wachstum, Gewicht, Kopfumfang

**Spannungskopfschmerz** durch Streß bedingter Kopfschmerz
**Sperma** männlicher Samen
**Spermien** Samenzellen des Mannes
**SSPE** Spätkomplikation der Masern: zum Tode führende chronische Hirnentzündung
**Stenose** Verengung eines Hohlorgans, zum Beispiel Dünndarmstenose, Aortenstenose
**Stomatitis aphthosa** Mundfäule, eine Herpesvirus-Infektion
**Streptokokken** Erreger von Scharlach und Angina
**Strophulus** knötchenartige allergische Schwellung der Haut, meist auf Insektenstiche
**Subkutis** Unterhaut
**Symptom** Krankheitszeichen
**Synostose, prämature** vorzeitiger Nahtverschluß der Schädelnähte
**Syphilis = Lues** Geschlechtskrankheit mit chronischem Verlauf

**Testosteron** männliches Keimdrüsenhormon
**Tetanie** Muskel- und Stimmritzenkrampf bei Rachitis infolge Calciummangels
**Tetanus** Wundstarrkrampf
**Thallassämie** Mittelmeeranämie, erbliche Anämie in leichter und schwerer Form
**Therapie** Behandlung
**Thrombozyten** Blutplättchen, kleinste Blutbestandteile, Bedeutung für die Blutgerinnung
**Thrombozytopenie** Blutplättchenmangel mit Neigung zu Blutungen
**Thyreoidea** Schilddrüse
**Tinea corporis, capitis** Pilzbefall des Körpers, des Kopfes
**Tonsillektomie** operative Entfernung der Gaumenmandeln
**Tracheitis** Luftröhrenkatarrh
**Tracheobronchitis** Entzündung der Luftröhre und Bronchien
**Tragling** Entwicklungsstufe des jungen Menschen und Affen
**Trichophytie, Tinea** Flechte = Pilzerkrankung

**Tuberkulose** chronisch verlaufende Infektionskrankheit mit vorwiegendem Befall der Lungen
**Turmschädel** vorzeitiger Verschluß einer Schädelnaht

**Ulcus** Geschwür, zum Beispiel Magengeschwür
**Ultraschallgerät** Gerät zur Darstellung innerer Organe; Schallwellen jenseits der Hörgrenze werden reflektiert und verstärkt
**Uterus** Gebärmutter

**Varizellen** Windpocken
**Veganer** Mensch, der sich völlig frei von tierischen Produkten ernährt
**Vegetarier** Mensch, der sich weitgehend frei von tierischen Produkten ernährt
**Venen** Blutgefäße, die das Blut zum Herzen hin transportieren
**Ventrikel** beim Herz: Herzkammer
**Vitamine** Stoffe, die dem Körper zugeführt werden müssen und lebensnotwendige Aufgaben im Stoffwechsel haben; bei ihrem Fehlen entwickeln sich Vitaminmangelkrankheiten
**Vitamin D** antirachitisches Vitamin
**Verrucae vulgares** juvenile Warzen
**vesiculös** bläschenartig (Ausschlag)

**Zecke = Holzbock** blutsaugender Parasit, Überträger der FSME und Borrelieninfektion
**Zöliakie** chronische Gedeihstörung bei Unverträglichkeit gegenüber Weizen, Roggen, Hafer, Gerste
**Zoonosen** Infektionskrankheiten, die durch Tiere übertragen werden
**Zoster** bläschenartiger Ausschlag, Zweiterkrankung der Windpocken

# Register